高等医学院校实践实验系列教材

护理学综合实验操作标准及流程

（上册）

主　编　姬栋岩　王春森

副主编　赵妤聪　张弘强　郭生春　鄂兰秀

编　者（按姓名汉语拼音排序）

鄂兰秀（内蒙古医科大学）

冯耀清（内蒙古医科大学）

郭生春（河套学院）

姬栋岩（内蒙古医科大学）

李　翀（内蒙古医科大学）

刘薇薇（内蒙古医科大学）

任贵强（内蒙古医科大学）

田　间（内蒙古医科大学）

王春森（内蒙古医科大学）

杨佼佼（内蒙古医科大学）

张弘强（内蒙古医科大学）

赵妤聪（内蒙古医科大学）

北京大学医学出版社

HULIXUE ZONGHE SHIYAN CAOZUO BIAOZHUN JI LIUCHENG (SHANG CE)

图书在版编目（CIP）数据

护理学综合实验操作标准及流程 . 上册 / 姬栋岩，王春森
主编 . —北京：北京大学医学出版社，2016.1（2018.7重印）
高等医学院校实践实验系列教材
ISBN 978-7-5659-1240-5

Ⅰ. ①护… Ⅱ. ①姬… ②王… Ⅲ. ①护理学—高等学校—教学
参考资料 Ⅳ. ① R47

中国版本图书馆 CIP 数据核字 (2015) 第 229609 号

护理学综合实验操作标准及流程（上册）

主　　编：姬栋岩　王春森
出版发行：北京大学医学出版社
地　　址：（100191）北京市海淀区学院路 38 号　北京大学医学部院内
电　　话：发行部 010-82802230；图书邮购 010-82802495
网　　址：http：//www.pumpress.com.cn
E － mail：booksale@bjmu.edu.cn
印　　刷：中煤（北京）印务有限公司
经　　销：新华书店
责任编辑：畅晓燕　　责任校对：金彤文　　责任印制：李　啸
开　　本：787 mm×1092 mm　1/16　　印张：19.25　　字数：484 千字
版　　次：2016 年 1 月第 1 版　2018 年 7 月第 2 次印刷
书　　号：ISBN 978-7-5659-1240-5
定　　价：45.00 元

内容简介

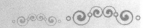

《护理学综合实验操作标准及流程》（上册）涉及护理学基础、人文护理及其他实验内容，包括人际沟通、护理研究、护理教育、护理心理及护理科研等课程，其以护理程序为主线，培养学生动手能力及综合分析问题、解决问题的能力。

本教材适用于护理专业各层次学生。其可根据教学大纲要求选择相应的实验项目，根据本教材操作程序进行规范操作。

序

实践技能训练是各类医学院校护理专业人才培养的基础。实践能力及素养是护理专业学生实习、工作的重要组成部分。为此，各位编委精心编写了这套《护理学综合实验操作标准及流程》（上、下册）实践教材，教材涵盖了学生们在校期间各学习阶段需要掌握的实践技能及训练内容，图文并茂，并按照标准的操作规范强化学生的动手能力，激发学生的学习热情，提高学生的综合技能水平及专业素养。

该教材以护理程序为主线，根据护理学专业学生的需求编写，分为上、下2册内容。上册包含护理学基础实验、人文护理实验及其他实验内容，下册包含临床专科护理实验内容。在认真总结同行经验的基础上，教材创新性地将护理学基础、人文护理和临床专科护理实验中的各项操作按照护理程序实施，注重实践教学中人文关怀的体现及实验效果的评价，其中各项操作的评分标准更是便于护理学专业学生按照标准进行技能训练。本教材增加了护士执业考试及相关技能的知识链接，有助于强化学生操作记忆的准确性，进一步巩固课堂理论及扩充学生实践技能知识。书后附有实验项目报告书写格式，便于学生按照统一格式书写实验报告。

该教材内容新颖、设计严谨，能为不同层次、不同学习阶段的护理专业学生进行实践技能训练提供指导，为学生们今后的临床护理工作奠定扎实的基础。

希望广大师生对该教材提出宝贵的意见或建议，以便今后进一步修订和完善，满足师生的需求。

邢彩霞

2015 年 7 月 5 日

目　录

第一篇　护理学基础实验

第二篇　人文护理及其他实验

第一篇

护理学基础实验

项目一　铺床法

一、铺备用床法（图 1-1-1）

【实验目的】

保持病室整洁、准备接收新病人。

【操作过程及评分】

操作程序	操作内容	操作注意事项礼仪与沟通	评分细则	分值
评估	* 床单位设备是否完好无损，床上用品符合要求，适应季节需要			4
计划				
1.护士准备	* 着装整洁，应用七步洗手法洗双手，戴口罩	* 符合护士仪表，干净、整洁，不佩戴首饰，不留长指甲、不涂指甲油	若佩戴首饰，留长指甲或涂指甲油，符合其中任意一项则此项不得分	4
2.用物准备	* 床、床垫、床褥、棉胎或毛毯、枕芯、大单、被套、枕套（按使用顺序放置在护理车上）		用物准备齐全，缺少 1 件 -1 分；顺序不合理 -2 分	4
3.环境准备	* 病室内无病人进行治疗或进餐，清洁、通风	* ×× 您好，为了迎接新病人入院，我们要为您旁边的这张床更换清洁的床单，操作时我会尽量的手法轻巧，希望您能配合一下我的工作。您的水杯、餐具等物品尽量不要暴露在外面，以免我们在铺床时给您带来不方便，谢谢您的合作		4

实施				
1.放置用物	* 将铺床用物按照操作顺序放于治疗车上，推至病人床旁。将床旁椅放于床尾正中，距床尾约15 cm，再将棉胎、床褥、枕芯等连同其他用物按铺床顺序，叠放于床旁椅上	* 棉胎竖折三折（对侧折在上），再按"S"形横折三折（床头侧折在上）叠好 * 床褥自床尾至床头"S"形叠好，床尾在上 * 物品准备有序，便于操作一次性拿取，动作要稳、准	取用大单、被罩、棉胎等物品时叠好的物品未被翻乱，物品弄乱一次 -1分，减完为止	4
2.移开床旁桌	* 移开床旁桌离床约20 cm	* 留有空间，便于操作		2
3.翻转床垫	* 翻转床垫（纵翻或横翻）上缘紧靠床头	* 保持床垫松软，避免床垫局部长期受压而凹陷		2
4.铺床褥	* 铺床褥，上缘齐床头，将床尾下拉	* 床褥平整铺于床垫上，中线与床中线对齐		2
5.铺大单	* 大单正面向上，中缝对齐床中线，分别向床头、床尾散开	* 正确运用力学原理，双下肢前后或左右分开，扩大支撑面，增加稳定性	中线 歪>2 cm -2分，>4 cm -4分	4
	* 将靠近护士一侧（近侧）大单中段的1/4打开，再将大单其余3/4向床对侧打开			2
	* 铺近侧床头，床内侧的手将床头的床垫托起，外侧手伸过床头中线，将大单塞入床垫下	* 先铺床头，后铺床尾；先近侧，后对侧。如需做低平面的操作时，尽量采取蹲姿，减少弯腰动作	顺序错误 -4分	2
	* 在距床头约30 cm处，向上提起大单边缘，使其同床边垂直，呈等边三角形，以床沿为界将三角形分为两半，上半三角形覆盖于床上，下半三角形平整地塞入床垫下（图1-1-2）		折角手法正确，角平紧，四角折叠整齐，一角不合要求 -2分	8
	* 同法铺近侧床尾大单			2
	* 沿床边拉紧大单中部边缘，双手掌心向上，呈扇形将大单塞入床垫下			6

	* 从床尾转至对侧同法铺对侧大单	* 从床的右侧转至床的左侧只一次，完成一侧所有操作后再回到原点，以减少来回走动的次数，达到省力、省时的目的	大单不平整，有皱褶 -8 分，走动次数多 -4 分	8
6.套被套（S形）	* 被套正面向外，中线对齐，上缘齐床头，开口端朝向床尾，将近侧被套向近侧床缘下拉开，远侧被套向远侧床缘拉开，使其平铺于床面上			2
	* 被套开口端向上打开约 1/3，将折好的"S"形棉胎放于开口处，拉棉胎上端至封口处对齐，再将竖折的棉胎两边打开和被套平齐，充实远侧棉胎角于被套两上角	* 便于放入棉胎 * 被头充实，盖被平整，两边内折对称，套被套时，填充棉胎角于被套两上角采取站姿，避免弯腰	被头虚 -(3~5)分	6
	* 盖被上缘与床头平齐，至床尾逐层拉平，系带	* 被套内外平整，无皱褶	不平整 -4 分	4
	* 边缘向内折和床沿平齐，铺成被筒，尾端内折齐床尾或压在床垫下			4
7.套枕套	* 至床尾套好枕套，四角充实轻拍枕芯，系带，平放于床头，开口处背门	* 枕头平整、充实，开口背门	开口向门放置 -2 分	4
8.还原桌椅	* 将床旁桌、椅放回原处	* 统一放置，使病室整齐 * 向同室病人道谢 * ××，这张床的床单我已经更换干净了，打扰您了，非常感谢您的合作	桌未归位 -1 分，椅位置错误 -1 分	2
9.整理用物	* 整理用物，洗手			2

评价	* 手法正确，动作轻巧，操作熟练 * 利用人体力学：两下肢随身体动作的方向前后左右分开，屈膝屈髋，上身直立减少弯曲。无多余无效动作，减少走动次数 * 中线与床中线对齐，大单四角整齐、紧扎，被头充实	* 操作过程中站姿、走姿、蹲姿、持物姿态优美，符合护士姿态礼仪的要求	最后铺的床非备用床 -10 分，操作时间＜5min（每超30s，-1分，超过7分，此项不得分）	10
	* 物品准备齐全，操作计划周密，操作动作协调、连贯，省时、节力	* 表情运用恰当，适时微笑		4
	* 病床符合平整、美观、舒适、安全、实用、耐用的原则。病室及床单位环境整洁、美观	* 主动交流，声音柔和，语言表达恰当		4

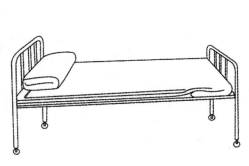

图 1-1-1　备用床

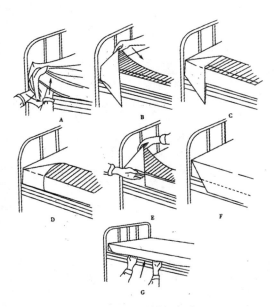

图 1-1-2　折角方法

二、铺暂空床法（图 1-1-3）

【实验目的】

1. 供新入院病人或暂时离床病人使用。
2. 保持病室整洁、美观。

【操作过程及评分】

操作程序	操作内容	操作注意事项礼仪与沟通	评分细则	分值
评估	* 床单位设备是否完好无损，床上用品符合要求，适应季节需要			4
计划				
1.护士准备	* 着装整洁，应用七步洗手法洗双手，戴口罩	* 符合护士仪表，干净、整洁，不佩戴首饰，不留长指甲、不涂指甲油	若佩戴首饰，留指甲或涂指甲油，符合其中任意一项则此项不得分	4
2.用物准备	* 床、床垫、床褥、棉胎或毛毯、枕芯、大单、被套、枕套、必要时准备橡胶单、中单（按使用顺序放置在护理车上）		用物准备齐全，缺少1件-1分；顺序不合理-2分	4
3.环境准备	* 病室内无病人进行治疗或进餐，清洁、通风	* 如室内有病人，则应采取恰当的方式与其沟通，取得配合		2
实施				
1.放置用物	* 将铺床用物按照操作顺序放于治疗车上，推至病人床旁。将床旁椅放于床尾正中，距床尾约15 cm，再将棉胎、床褥、枕芯等连同其他用物按铺床顺序，叠放于床旁椅	* 棉胎竖折三折（对侧折在上），再按"S"形横折三折（床头侧折在上）叠好 * 床褥自床尾至床头"S"形叠好，床尾在上 * 物品准备有序，便于操作取用大单、被罩、棉胎等物品时叠好的物品未被翻乱，一次性拿取，动作稳、准	物品弄乱一次-1分，减完为止	4
2.移开床旁桌	* 移开床旁桌离床约20 cm	* 留有空间，便于操作		2
3.翻转床垫	* 翻转床垫（纵翻或横翻）上缘紧靠床头	* 保持床垫松软，避免床垫局部长期受压而凹陷		2
4.铺床褥	* 铺床褥，上缘齐床头，将床尾下拉	* 床褥平整铺于床垫上，中线与床中线对齐		2

5.铺大单	* 大单正面向上，中缝对齐床中线，分别向床头、床尾散开	* 正确运用力学原理，双下肢前后或左右分开，扩大支撑面，增加稳定性	中线歪>2cm，-2分；>4cm，-4分	4
	* 将靠近护士一侧（近侧）大单中段的1/4打开，再将大单其余3/4向床对侧打开			2
	* 铺近侧床头，床内侧的手将床头的床垫托起，外侧手伸过床头中线，将大单塞入床垫下	* 先铺床头，后床尾；先近侧，后对侧		2
	* 在距床头约30cm处，向上提起大单边缘，使其同床边垂直，呈等边三角形，以床沿为界将三角形分为两半，上半三角形覆盖于床上，下半三角形平整地塞入床垫下	* 如需做低平面的操作时，尽量采取蹲姿，减少弯腰动作	折角手法正确，角平紧，四角折叠整齐，一角不合要求 -2分	8
	* 同法铺近侧床尾大单			2
	* 沿床边拉紧大单中部边缘，双手掌心向上，呈扇形将大单塞入床垫下			6
	* 从床尾转至对侧同法铺对侧大单	* 从床的右侧转至床的左侧只一次，完成一侧所有操作后再回到原点，以减少来回走动的次数，达到省力，省时的目的	大单不平整，有皱褶 -8分，走动次数多 -4分	8
6.套被套（S形）	* 被套正面向外，中线对齐，上缘齐床头，开口端朝向床尾，将近侧被套向近侧床缘下拉开，远侧被套向远侧床缘拉开，使其平铺于床面上			2
	* 被套开口端向上打开约1/3，将折好的"S"形棉胎放于开口处，拉棉胎上端至封口处对齐，再将竖折的棉胎两边打开和被套平齐，充实远侧棉胎角于被套两上角	* 便于放入棉胎 * 被头充实，盖被平整、两边内折对称，套被套时，填充棉胎角于被套两上角采取站姿，避免弯腰	被头虚 -(3～5)分	6
	* 盖被上缘与床头平齐，至床尾逐层拉平，系带	* 被套内外平整，无皱褶	不平整 -4分	4

	* 边缘向内折和床沿平齐，铺成被筒，尾端内折齐床尾或压在床垫下			4
	* 将盖被上端内折 1/4，然后扇形三折于床尾，并使之平齐			2
7.套枕套	* 至床尾套好枕套，四角充实轻拍枕芯，系带，平放于床头，开口处背门	* 枕头平整、充实，开口背门	开口向门放置 -2 分	4
8.还原桌椅	* 将床旁桌、椅放回原处	* 统一放置，使病室整齐	桌未归位 -1 分，椅位置错误 -1 分	2
9.整理用物	* 整理用物，洗手	* 感谢病人的配合，向其道谢		2
评价	* 手法正确，动作轻巧，操作熟练 * 利用人体力学：两下肢随身体动作的方向前后左右分开，屈膝屈髋，上肢直立减少弯曲。无多余无效动作，减少走动次数 * 中线与床中线对齐，大单四角整齐，紧扎，被头充实	* 操作过程中站姿、走姿、蹲姿、持物姿态优美，符合护士姿态礼仪的要求	非暂空床 -10 分，操作时间 <5min（每超时 30s，-1 分；>7min，此项不得分）	10
	* 物品准备齐全，操作计划周密，操作动作协调、连贯、省时、节力			4
	* 病床符合平整、美观、舒适、安全、实用、耐用的原则。病室及床单位环境整洁、美观	* 主动交流，声音柔和，语言表达恰当		4

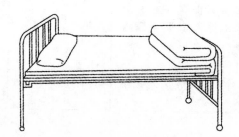
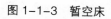

图 1-1-3　暂空床

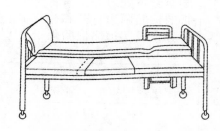

图 1-1-4　麻醉床

三、铺麻醉床法（图 1-1-4）

【实验目的】

1. 便于接收和护理麻醉手术后的病人。
2. 使病人安全、舒适、预防并发症。
3. 避免床上用物被污染，便于更换。

【操作过程及评分】

操作程序	操作内容	操作注意事项礼仪与沟通	评分细则	分值
评估	* 床单位设备是否完好无损，床上用品符合要求，适应季节需要			4
计划				
1. 护士准备	* 着装整洁，应用七步洗手法洗双手，戴口罩	* 符合护士仪表，干净、整洁，不佩戴首饰，不留长指甲、不涂指甲油	若佩戴首饰，留指甲或涂指甲油，符合其中任意一项则此项不得分	2
2. 用物准备	* 备用床基础上增加橡胶单 2 块、中单 2 块（按使用顺序放置在护理车上），另需准备麻醉护理盘、输液架、必要时备吸痰装置、给氧装置、胃肠减压器等，天冷时备热水袋、毛毯等	* 麻醉护理盘：治疗巾内有开口器、舌钳、通气导管、牙垫、治疗碗、吸痰导管、氧气导管、棉签、压舌板、镊子、纱布。治疗巾外有手电筒、心电监护仪（血压计、听诊器）、治疗巾、弯盘、胶布、护理记录单、笔	用物准备齐全，缺少 1 件 -1 分；顺序不合理 -2 分	
3. 环境准备	* 病室内无病人进行治疗或进餐，清洁、通风	* 如室内有病人，则应采取恰当的方式与其沟通，取得配合		2
实施				
1. 放置用物	* 将铺床用物按照操作顺序放于治疗车上，推至病人床旁。将床旁椅放于床尾正中，距床尾约 15 cm，再将棉胎、床褥、枕芯等连同其他用物按铺床顺序，叠放于床旁椅上	* 棉胎竖折三折（对侧折在上），再按"S"形横折三折（床头侧折在上）叠好 * 床褥自床尾至床头"S"形叠好，床尾在上 * 物品准备有序，便于操作 * 取用大单、被罩、棉胎等物品时叠好的物品未被翻乱，一次性拿取，动作稳、准	物品弄乱一次 -1 分，减完为止	4

2.移开床旁桌	＊ 移开床旁桌离床约20 cm	＊ 留有空间，便于操作		2
3.翻转床垫	＊ 翻转床垫（纵翻或横翻）上缘紧靠床头	＊ 保持床垫松软，避免床垫局部长期受压而凹陷		2
4.铺床褥	＊ 铺床褥，上缘齐床头，将床尾下拉	＊ 床褥平整铺于床垫上，中线与床中线对齐		2
5.铺大单	＊ 大单正面向上，中缝对齐床中线，分别向床头、床尾散开	＊ 正确运用力学原理，双下肢前后或左右分开，扩大支撑面，增加稳定性	中线歪＞2cm，-2分；＞4 cm，-4分	4
	＊ 将靠近护士一侧（近侧）大单中段的1/4打开，再将大单其余3/4向床对侧打开			2
	＊ 铺近侧床头，床内侧的手将床头的床垫托起，外侧手伸过床头中线，将大单塞入床垫下	＊ 先铺床头，后铺床尾；先近侧，后对侧。如需做低平面的操作时，尽量采取蹲姿，减少弯腰动作		2
	＊ 在距床头约30 cm 处，向上提起大单边缘，使其同床边垂直，呈等边三角形，以床沿为界将三角形分为两半，上半三角形覆盖于床上，下半三角形平整地塞入床垫下		折角手法正确，角平紧，四角折叠整齐，一角不合要求 -2分；手法错误 -2分	8
	＊ 同法铺近侧床尾大单			2
	＊ 沿床边拉紧大单中部边缘，双手掌心向上，呈扇形将大单塞入床垫下			2
6.铺橡胶垫和中单	＊ 其中一块橡胶单和中单对齐床中线铺于床中部或床尾，余下部分塞于床垫下 ＊ 若需要铺在床中部，则橡胶单的上缘距离床头应为45～50 cm	＊ 腹部手术铺在床中部；下肢手术铺在床尾 ＊ 中单完全覆盖橡胶单，避免接触病人皮肤 ＊ 非全麻手术病人，只需在床中部铺橡胶单和中单	根据病人的情况正确铺单，铺错位置此项不得分	2
	＊ 另一块橡胶单和中单铺于床头，中线对齐，橡胶单和中单的上缘与床头平齐，余下部分塞于床垫下下缘应压在中部的橡胶单和中单上		橡胶单和中单位置错误 -4分，顺序或方法错误 -3分	2

	＊ 转至对侧，同法铺好对侧大单、橡胶单和中单	＊ 各层单应铺平、拉紧，无皱褶		1
	＊ 从床尾转至对侧同法铺对侧大单	＊ 从床的右侧转至床的左侧只一次，再回到原点，以减少来回走动的次数，达到省力、省时的目的	大单不平整，有皱褶-4分；走动次数多-4分	6
7.套被套（S形）	＊ 被套正面向外，中线对齐，封口端齐床头，开口端朝向床尾,将近侧被套向近侧床缘下拉开，远侧被套向远侧床缘拉开，使其平铺于床面上			2
	＊ 被套开口端向上打开约1/3，将折好的"S"形棉胎放于开口处，拉棉胎上端至封口处对齐，再将竖折的棉胎两边打开和被套平齐，充实远侧棉胎角于被套两上角	＊ 便于放入棉胎 ＊ 被头充实，盖被平整、两边内折对称 ＊ 套被套时，填充棉胎角于被套两上角采取站姿，避免弯腰	被头虚-(3～5)分	6
	＊ 盖被上缘与床头平齐，至床尾逐层拉平，系带	＊ 被套内外平整，无皱褶	不平整-4分	6
	＊ 边缘向内折和床沿平齐，铺成被筒，尾端内折齐床尾或压在床垫下			4
	＊ 将盖被纵向三折于背门一侧，开口处向门	＊ 盖被纵折，外侧齐床沿，便于术后病人移至床上	开口方向错误-4分	4
8.套枕套	＊ 至床尾套好枕套，四角充实轻拍枕芯，系带，横立于床头，开口处背门	＊ 枕头平整、充实，开口背门 ＊ 天气寒冷可于盖被上加盖毛毯	开口向门，放置错误-2分	4
9.放好桌椅	＊ 床旁桌归位，床旁椅放于盖被同侧床尾 ＊ 将麻醉护理盘放于床旁桌上，其他物品按需放于妥善处	＊ 统一放置，使病室整齐	桌子未归位-1分，椅子位置错误-2分，麻醉护理盘未放置妥当-2分	2
10.整理用物	＊ 整理用物，洗手	＊ 感谢病人的配合，向其道谢		2

评价	* 手法正确，动作轻巧，操作熟练 * 利用人体力学：两下肢随身体动作的方向前后左右分开，屈膝屈髋，上肢直立减少弯曲。无多余无效动作，减少走动次数 * 中线与床中线对齐，大单四角整齐，紧扎，被头充实	* 操作过程中站姿、走姿、蹲姿、持物姿态优美，符合护士姿态礼仪的要求	非麻醉床-10分，操作时间<8min（从移开床旁桌开始至口述其他用物放置妥善为止，每超时30s，-1分，>10min，此项不得分）	10
	* 物品准备齐全，操作计划周密，操作动作协调、连贯，省时、节力	* 表情运用恰当，适时微笑		4
	* 病床符合平紧、美观、舒适、安全、实用、耐用的原则。病室及床单位环境整洁、美观	* 主动交流，声音柔和，语言表达恰当		4

【护考对接】

1.病人，男性，42岁，近日低热，食欲缺乏，住院治疗。接到住院通知，病区护士应为病人准备的床单位是：

A.麻醉床　B.备用床　C.暂空床　D.专用床　E.暂空床加床档

2.病人，男性，50岁，肺炎球菌肺炎。上午在护士陪送下前往放射科拍摄X线胸片，其病床应铺成：

A.备用床　B.暂空床　C.麻醉床　D.盖被扇形折叠置于床的一侧

E.盖被折叠成被筒

3.病人，女性，31岁，急性肠梗阻，拟行急诊手术。外科护士为其准备麻醉床，操作不正确的是：

A.输液架置于床尾　B.中单要遮住橡胶单　C.盖被纵向三折置于门对侧床边

D.枕头横立于床头　E.椅子放于近门侧的床尾

项目二　卧床病人更换床单法

【实验目的】

1. 保持病床的清洁，使病人感觉舒适。
2. 预防压疮等并发症。
3. 保持环境整洁、美观。

【适应证】

适用于由于各种原因长期卧床，且不能下床活动的病人。

【操作过程及评分】

操作程序	操作步骤	操作注意事项礼仪与沟通	评分细则	分值
评估	* 病人的病情、意识状况、活动能力及配合程度等			2
计划				
1.护士准备	* 着装整齐，修剪指甲，洗手，戴口罩，取下手表	* 符合护士仪表，干净、整洁，不佩戴首饰，不留长指甲、不涂指甲油	若佩戴首饰，留长指甲或涂指甲油，符合其中任意一项则此项不得分	2
2.用物准备	* 大单、中单、被套、枕套、床刷、床刷套，需要时备清洁衣裤（按使用顺序放置在护理车上）		用物准备齐全，缺少1件 -1分；顺序不合理 -2分	4
3.环境准备	* 同病室内无病人进行治疗或进餐，按季节调节室内温度，酌情关好门窗			2
4.病人准备	* 了解更换床单的目的、方法、配合要点等			2
实施	口述：卧床病人更换床单法有两种：第一种：床单可自床的一侧向另一侧更换，此法适用于卧床不起但病情允许翻身侧卧的病人；第二种：床单可自床头向床尾更换，此法适用于病情不允许翻身侧卧的病员			2

1.核对解释	* 携用物至床旁，核对床尾卡、床号、姓名，向病人及家属解释操作目的、过程及配合事项	* 请问您叫什么名字？哦，××您好，您的床单被套脏了，我来帮您更换，您不用下床，按我说的配合我好吗？	未与病人核对 −5分，沟通不良 −2分	2
2.放置用物	* 将铺床用物按照操作顺序放于治疗车上，推至病人床尾	* 护理车与床尾之间的距离以方便护士走动为宜 * 物品准备有序，便于操作；取用大单、被罩等物品时叠好的物品未被翻乱，一次性拿取，动作稳准	物品弄乱一次 −1分，减完为止	2
3.协助排便	* 按需要协助病人使用便盆	* ××您需要方便一下吗？如果需要，不用太过难为情，我可以帮助您	未与病人有效沟通 −1分	1
4.放平支架	* 如病情允许时，放平床头和膝下支架，松被尾	* ××：我先帮您把支架放平，以便于我的操作，可以吗？	未征求病人意见 −1分	1
5.移开床旁桌椅	* 移开床旁桌离床约20 cm，将椅子放在床尾右侧，距床约50 cm	* 留有空间，便于操作 * 动作轻柔，避免声响过大，影响病人休息		1
6.协助病人移至对侧	* 将病人枕头移向对侧，协助病人翻身，侧卧，背向护士	* ××：我先帮您侧身躺在左侧床边好吗？ * 注意观察病情及皮肤有无异常改变，带引流管的病人要防止引流管扭曲受压或脱落 * 必要时，可立起床档，以防病人坠床 * 翻身动作轻巧安全	病人卧位舒适，如卧位不稳 −2分；未与病人沟通 −2分；翻身不规范 −2分	2
7.松近侧各单	* 将近侧大单、中单、橡胶单等松开			1
8.卷中单	* 中单卷入病人身下（污染面向上向内卷）	* 正确运用力学原理，双下肢前后或左右分开，降低高度		2

9.清扫	* 从近床头处开始扫尽橡胶单上的渣屑，搭于病人身上	* 清扫原则：自床头至床尾；自床中线至床外缘	如未套床刷套 -2分	2
	* 大单卷入病人身下（污染面向上内卷） * 从床头至床尾清扫床褥	* 如需做低平面的操作时，尽量采取蹲姿，减少弯腰动作 * 清扫原则同上		2 2
10.铺近侧各单	* 大单中线与床中线对齐打开，近侧大单向下拉平散开，对侧大单内折后卷至床中线处，塞于病人身下	* 对侧大单清洁面向内翻卷		2
	* 铺近侧大单，自床头、床尾、中间先后展平，将床角折成45°斜角，塞入床垫下	* 同备用床铺大单的方法		2
	* 铺平橡胶单			1
	* 中单中线与床中线对齐打开，近侧中单向下拉平散开，塞于床垫下，对侧中单内折后卷至床中线处，塞于病人身下	* 对侧中单清洁面向内翻卷		2
11.移病人至近侧	* 协助病人平卧，将病人枕头移向近侧，并协助病人移向近侧，病人侧卧、面向护士，躺卧于已铺好床单的一侧	* 病人卧位安全，防止坠床，必要时加床档 * ××：现在我协助您侧躺在右侧床边，您躺好了吗?	未与病人沟通 -2分	2
12.	* 拆松对侧各单			2
13.	* 从床尾转至对侧同法铺对侧大单			1
14.	* 上卷中单至中线处，取出污中单，放于护理车或污衣袋内			2
15.清扫橡胶单	* 清扫橡胶单，搭于病人身上			1
16.取出污单	* 将大单自床头内卷至床尾处，取出污大单，放于护理车污衣袋内（若无护理车，可将污大单卷至床尾做成污衣袋，将同侧两角打结于床尾栏杆上，污中单在此袋中，将污衣袋从床尾栏杆内转到栏杆外）			2

17.	* 清扫床褥			2
18. 铺 对侧各层单	* 依顺序将清洁大单、橡胶单和中单铺好	* 各层单应铺平、拉紧，无皱褶	大单不平整，-4分；中线歪-(2~4)分	4
19. 协 助病人躺卧舒适	* 协助病人平卧，将病人枕头移向床中间	* ××，您躺到床中间吧，我帮您，感觉舒服点吗? * 动作敏捷轻稳、利落，减少翻动和暴露病人，以免病人疲劳及受凉	未与病人沟通，直接操作 -2分；过多暴露病人 -4分	2
20. 更换被套	* 解开污被套尾端带子			1
	* 在污被套内将棉胎纵折三折（先折外侧、后折内侧），再按扇形横折三折放于椅上	* 棉胎不可接触污被套外面	棉胎被污被套污染 -2分	2
	* 清洁被套正面向上铺于床上，打开尾端，被套开口端向上打开约 1/3	* 便于放入棉胎		2
	* 将棉胎置于清洁被套内，拉棉胎上端至封口处对齐，再将竖折的棉胎两边打开和被套平齐，充实棉胎角于被套两上角	* 避免棉胎接触病人的皮肤 * 避免病人着凉 * 被头充实，盖被平整、两边内折对称 * 套被套时，填充棉胎角于被套两上角采取站姿，避免弯腰	被头虚-(3~5)分	4
	* 盖被上缘与床头平齐，至床尾逐层拉平、系带	* 被套内外平整、无皱褶	不平整 -2分	2
	* 清醒病人可配合抓住被头两角，协助操作 * 如病人不能配合可将盖被上缘压在枕下 * 从床尾处撤出污被套	* ××，请您配合我一下，两手抓住被头两角，抓紧了，我从床尾把脏的被套抽出来		4
	* 污被套放于护理车下层或污衣袋内			1
	* 将盖被边缘向内折和床沿平齐，铺成被筒，尾端内折齐床尾或压在床垫下	* 协助病人躺卧舒适		2
21. 更换枕套	* 一手托起病人的头颈部，另一手迅速将枕头取出			2
	* 撤掉污枕套，更换清洁的枕套，平放于床头，开口处背门，置于病人头下	* 枕头平整、充实，开口背门	开口向门放置 -2分	2

	* 将污枕套放于污衣袋内或护理车内		污枕套乱放 -2 分	1
22.	* 支起床头、床尾支架，协助病人取舒适体位	* ××，您这样躺着舒服吗？有什么不适可随时按呼叫器叫我	未执行此操作 -2 分，未与病人妥善沟通 -2 分	2
23.	* 将床旁桌、椅放回原处	* 轻拿轻放，切忌弄出声响	桌、椅未放回原处 -2 分，声响大 -2 分	2
24.	* 酌情开窗通风			1
25. 整理用物	* 整理用物：解下污衣袋，放入护理车，推车离开病室	* 向病人致谢：××，感谢您的配合，祝您早日康复	未向病人致谢 -2 分	2
	* 将污床单送入污物室或洗衣房（口述） * 洗手		未口述 -2 分，未洗手 -2 分，污物处理不当 -2 分	2
评价	* 手法正确，动作轻巧，操作熟练 * 利用人体力学，上身直立减少弯曲，无多余无效动作，减少走动次数 * 中线与床中线对齐，大单四角整齐，紧扎，被头充实	* 操作过程中站姿、走姿、蹲姿、持物姿态优美，符合护士姿态礼仪的要求	操作错误 -10 分；操作时间 <14 min（从口述卧床病人更换床单法有两种开始，至口述整理用物，洗手为止），每超时 30s -1 分	6
	* 病床符合平紧、美观、舒适、安全、实用、耐用的原则。病室及床单位环境整洁、美观	* 表情运用恰当，适时微笑	床单、被套反面向外各 -1 分；操作过程表情僵硬，不自然 -2 分	3
	* 棉胎不接触污被套外面 * 病人躯体、四肢暴露适度 * 污物放置合理 * 病人安全舒适	* 主动交流，声音柔和，语言表达恰当，沟通效果良好	病人过度暴露 -4 分；与病人沟通不良 -4 分；污物放置不当 -4 分；如导致病人不慎坠床，此操作不合格	2

【重点提示】

卧床病人更换床单法是日常护理中一项最基本的工作，操作过程中应注意：使病人感觉舒适、安全；并恰当地与病人进行有效地沟通，满足病人的身心需要；告知病人在操作过程中如有不适立刻向护士说明，防止意外发生。

项目三　运送病人法

一、平车运送法

【实验目的】

运送不能起床的病人入院，做各种特殊检查、治疗、手术或转运。

【操作过程及评分】

操作程序	操作步骤	操作注意事项 礼仪与沟通	评分细则	分值
评估	* 平车各部件性能 * 病人的年龄、病情、意识状况等一般情况 * 病人的体重、躯体活动能力及受损的部位和配合程度			3
计划				
1.护士准备	* 着装整洁，修剪指甲并应洗手，按要求戴好帽子、口罩	* 符合护士仪表，干净、整洁，不佩戴首饰，不留长指甲、不涂指甲油	未戴帽子、口罩任意一项 -2分；不符合护士仪表要求，此项不得分	3
2.用物准备	* 平车，车上配备垫子、毛毯或棉被、枕头等 * 必要时还需准备木板、帆布中单（口述）	* 如是骨折病人，应备有木板；如是颈椎、腰椎骨折病人或病情较重的病人，应备有帆布中单	用物准备齐全，缺少1件 -1分；未口述 -2分	3
3.环境准备	* 移开障碍物，保证环境宽敞，便于操作			2
4.病人准备	* 了解操作目的及配合方法			1
实施				
1.核对解释	* 推平车至床尾，与病人核对床尾卡，向病人或家属解释操作的目的与配合方法等	* 您好，请问您叫什么名字？哦，××，因为医生开出医嘱要给您做一个CT，我现在用平车把您推过去，您配合我搬运好吗？	未核对 -2分，未解释 -2分	2
2.安置导管	* 如病人的身上有导管，应先安置好病人身上的导管（口述）	* 避免导管脱落、受压或液体逆流	未口述 -2分	2
3.搬运病人		* 根据病人的病情与体重，确定采用不同的方法将病人搬运到平车上		1

4. 挪动法	* 移开床旁桌椅至方便操作处，松开盖被	* 适用于病情较轻，能配合的病人		1
	* 平车与床平行放置，将车闸制动	* 病人头部朝向大轮端，大轮端较平稳，小轮灵活易控制方向	平车位置放置错误 -1 分，未制动车闸 -2 分	3
	* 调节平车高度与床处于同一水平面		未调节高度 -2 分	2
	* 操作者站于平车一侧，抵住平车，使平车与床紧靠	* 平车应贴近床边缘，便于病人挪动	未抵住平车 -2 分	2
	* 协助病人依次挪动上身、臀部和下肢到平车上	* ××，请您配合我，咱们先挪上身，再挪臀部和腿，很好！您做得很棒	挪动顺序错误 -2 分	3
	* 协助病人躺卧舒适，盖好盖被，先足部，再两侧，头部盖被折成衣领状	* 为病人保暖，保持舒适 * 包裹整齐、美观		3
	* 下车时依次挪动下肢、臀部、上身到病床	* ××：咱们检查结束了，请您躺好了，好好休息，谢谢您的配合	未向病人道谢 -2 分，挪动顺序错误 -2 分	4
5. 一人搬运法	* 移床旁椅至对侧，松开床尾盖被	* 适用于上肢活动自如，小儿或体重较轻者 * ××：您好，因检查需要，我要用平车将您推过去，好吗？您没有什么不舒服吧？	接近病人床旁一定要注意先与病人沟通，未沟通 -2 分	2
	* 协助病人穿好衣物	* ××：您准备好了吗？我帮您穿好外套		2
	* 推平车至床尾，大轮端靠近床尾，与床成钝角，车闸制动	* 缩短搬运距离，节力		2
	* 将病人移至近护士一侧的床边			2
	* 操作者一手自病人的腋下伸至对侧肩部，一手伸入病人的臀下，病人双手交叉于操作者颈后（图 1-3-1）	* 护士双脚前后分开，扩大支撑面，降低重心 * ××：您抱紧我，我这就把您抱过去，您别担心，我会很小心的	姿势不正确，稳定性差 -2 分；沟通不良 -2 分	4
	* 操作者抱起病人放置于平车中央，协助病人躺卧舒适，盖好盖被	* 为病人保暖，保持舒适 * 包裹整齐、美观	不平整 -4 分	4
	* 用同样的方法再将病人从平车搬至床上			2

6. 两人搬运法	* 移床旁椅至对侧，松开床尾盖被	* 适用于不能活动，体重较重者		2
	* 推平车至床尾，大轮端靠近床尾，与床成钝角，车闸制动	* 缩短搬运距离，节力 * ××：我们俩将您抬到平车上，请您放心	未沟通 -1 分，平车位置摆放错误 -2 分	3
	* 甲、乙两人站在床边，病人双手放于胸腹部	* 身高较高者，站在床头侧，使病人头部处于较高位置，以减轻不适	站位错误 -2 分	2
	* 协助病人移至床缘			1
	* 甲一手托病人的头颈肩部，一手托病人腰部；乙一手托病人的臀部，一手托病人的腘窝处（图1-3-2）	* 搬运过程中保持平稳，减少意外伤害		2
	* 两人同时将病人抬起，移步走向平车，同时屈膝，手臂至平车伸直，搬运至平车中央	* 抬起病人时，应尽量使其向操作者倾斜	两人配合不同步 -2 分	2
	* 协助病人躺卧舒适，盖好盖被	* 为病人保暖，保持舒适 * 包裹整齐、美观		2
7. 三人搬运法	* 移床旁椅至对侧，松开床尾盖被	* 适用于不能活动，体重较重者 * 将您抬到平车上，请您配合 我们三人一起	未沟通 -1 分，平车位置摆放错误 -1 分	2
	* 推平车至床尾，大轮端靠近床尾，与床成钝角，车闸制动	* 缩短搬运距离，节力		2
	* 搬运者甲、乙、丙三人站在同一侧，将病人的双手交叉放于胸腹间，协助其移至床缘	* 按身高由高到低依次站立，身高较高者，站在床头侧，使病人的头部处于较高位置，以减轻不适	站位错误 -1 分，未将病人移至床缘 -1 分，病人双手未放于胸腹间 -1 分	3
	* 甲托病人的头、颈、肩、胸背部，乙托病人的腰、臀部，丙托病人的双膝、足部	* 抬起病人时，应尽量使病人靠近操作者，节力		2
	* 中间一位搬运者喊口令，三人同时抬起将病人移步走向平车，同时屈膝，手臂置平车上伸直，使病人平卧于平车中央（图1-3-3）	* 三人同时抬起病人，应保持平稳移动，减少意外伤害	三人配合不同步 -2 分	2

	*协助病人躺卧舒适，盖好盖被	*为病人保暖，保持舒适 *包裹整齐、美观		2
8.四人搬运法	*移开床旁桌椅，松开床尾盖被	*适用于颈椎、腰椎骨折和病情较重的病人		2
	*病人的腰部、臀下铺帆布中单			2
	*将平车紧靠床边，大轮端靠床头,将车闸制动	*大轮端与病人的头部在同一侧，大轮端较平稳，小轮灵活易转弯	一项不符合要求-1分	2
	*搬运者甲站在床头，托病人的头、颈、肩部；乙站在床尾，托病人的双下肢；丙、丁两人分立于平车与床两侧，紧握中单四角（图1-3-4）	*搬运颈椎损伤病人时，头部应保持中立		3
	*由一人喊口令，四人同时抬起病人，轻放于平车中央	*四人同时抬起病人，应保持平稳移动，减少意外伤害		2
	*协助病人躺卧舒适，盖好盖被	*为病人保暖，促进舒适 *包裹整齐、美观		1
9.铺暂空床	*在病人离开后,将其床铺成暂空床			1
10.运送病人	*松开平车制动闸，推病人至目的地	*推送时，护士站在病人头侧，便于随时注意病人的病情变化 *平车上下坡时，病人的头部应始终处于高处一端 *进出门时，要避免碰撞房门引起震动；车速适宜，保证病人安全、舒适 *有输液、引流者保持管路通畅 *颅脑损伤、颌面部外伤及昏迷病人，将头偏向一侧 *运送骨折病人时，车上应垫木板，固定骨折部位		2

评价	* 搬运时注意动作轻稳，保证病人病情无变化、无损伤等并发症，安全舒适 * 病人持续治疗不受影响 * 物品准备齐全；操作计划周密；操作动作协调、连贯，省时、节力，符合人体力学原理	* 操作过程中姿态优美，符合护士姿态礼仪的要求 * 主动交流，声音柔和，语言表达恰当 * 表情运用恰当，适时微笑	如将病人摔倒则此项操作不合格；持续性治疗受影响 -5分，有并发症发生 -10分	5

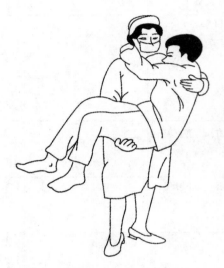

图 1-3-1　一人搬运法

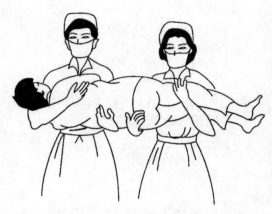

图 1-3-2　二人搬运法

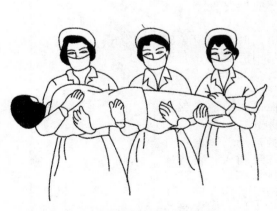

图 1-3-3　三人搬运法

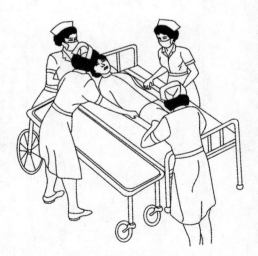

图 1-3-4　四人搬运法

二、轮椅运送法

【实验目的】

1. 护送不能行走但能坐起的病人入院、出院、检查、治疗或室外活动。

2. 帮助病人活动，促进血液循环和体力恢复。

【适应证】

各种疾病所引起的身体虚弱、不能行走，但能坐起的病人。

【操作过程及评分】

操作程序	操作内容	操作注意事项 礼仪与沟通	评分细则	分值
评估	* 轮椅性能良好 * 病人年龄、病情、意识状态、体重、损伤部位、躯体活动能力与合作程度			6
计划				
1. 护士准备	* 着装整洁，应用七步洗手法洗双手，戴口罩、修剪指甲	* 符合护士仪表，干净、整洁，不佩戴首饰，不留长指甲、不涂指甲油	不符合护士仪表其中任意一项，则此项不得分	4
2. 用物准备	* 轮椅（轮椅性能良好），根据季节酌情准备毛毯、别针，根据病人的情况准备软枕		用物准备齐全，缺少1件-1分；顺序不合理-2分	4
3. 环境准备	* 移开障碍物，保证环境宽敞，便于操作			4
4. 病人准备	* 病人了解轮椅运送的方法和目的，能够主动配合操作			2
实施				
1. 核对与解释	* 与病人核对床尾卡、姓名，向病人解释操作的目的与配合方法等	* 请问您叫什么名字？哦，××（阿姨、大爷……根据年龄、性别、职业等给予合理的称谓），我用轮椅推您去做检查，请您扶住我的肩膀，慢点配合我就好了（交流过程中，应面带微笑）	未核对此项不得分	4
2. 放置轮椅	* 使轮椅椅背与床尾平齐，椅面朝向床头；翻起脚踏板；闸制动	* 缩短距离，便于病人坐上轮椅，防止轮椅滑动	任意一项不符合要求-1分	4

3. 适时保暖	* 铺毛毯（视需要而定），毛毯铺于轮椅上，上端高过病人颈部15cm左右（边做边口述）	* 寒冷季节注意给病人保暖		4
4. 协助病人下床	* 撤掉盖被，扶病人坐起 * 协助病人穿好衣物	* 询问、观察病人有无眩晕和不适 * ××（阿姨……），我先扶您坐起来，您感觉怎么样？	任意一项未做到-1分，未沟通-2分	4
5.	* 协助病人手撑床面，双足下垂，维持坐姿	* 方便病人下床		2
6.	* 协助病人穿好鞋子			2
7. 协助病人上轮椅	* 病人双手置于护士肩上。护士双手环抱病人腰部，协助病人下床	* ××，您如果不舒服尽管告诉我，请您抱住我的肩 * 注意观察病情变化	姿势方法错误-2分，未沟通-2分	6
	* 协助病人转身，嘱病人扶住轮椅扶手，坐于轮椅中		病人体位不正确-2分	6
	* 翻下脚踏板，协助病人将脚置于其上（图1-3-5）	* 使用毛毯时，将毛毯上端翻折，围住病人颈部；毛毯两侧包裹病人双臂，分别用别针固定；余下毛毯包裹病人上身、下肢和双足 * ××，您尽量向后坐满轮椅，双手抓紧轮椅扶手，坐好了吗？咱们出发	未沟通-2分，未翻下脚踏板-2分	8
8. 整理床铺	* 病人离开后，将床铺成暂空床			2
9. 推送病人	* 病人无不适，松开制动闸，推送至目的地	* 推行中注意病人病情变化 * 过门槛时，翘起前轮，避免过大震动 * 下坡时，嘱病人头和肩向后靠并抓紧扶手，保证安全		8
10. 协助病人下轮椅	* 推轮椅至床尾，使椅背与床尾平齐；使病人面向床头，翻起脚踏板；闸制动	* ××，咱们回来了，我扶您下车，您扶好了	任意一项未做到-1分，未沟通-2分	6
	* 取下别针，打开包裹用的毛毯			2

	* 协助病人站立、转身、坐于床缘；脱下鞋子及保暖外衣；躺卧舒适，盖好盖被	* 防止病人摔倒	任意一项未做到 -1 分	6
11.整理用物	* 整理床单位，轮椅归位	* 观察病人的病情 * 便于其他病人使用		4
评价	* 搬运时注意动作轻稳，病人病情无变化、无损伤，安全舒适 * 病人持续治疗不受影响 * 物品准备齐全；操作计划周密；操作动作协调、连贯、省时、节力	* 操作过程中姿态优美，符合护士姿态礼仪的要求 * 主动交流，声音柔和，语言表达恰当 * 表情运用恰当，适时微笑	如将病人摔倒则此项操作不合格；持续性治疗受影响 -5 分，有并发症发生 -10 分	12

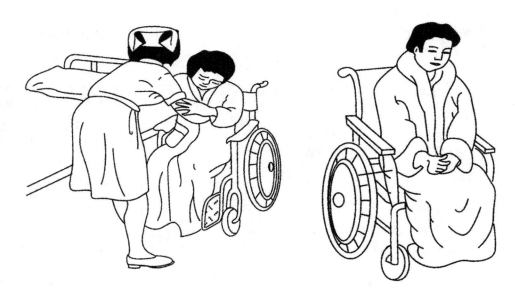

图 1-3-5　轮椅运送法

【知识链接——医用过床器】

　　医用过床器也叫医用转移板、医用过床易，分为常规型和高落差型，是目前应用于临床辅助搬运、过床的器具。它是采用轻型材料作载体，并利用特殊的光滑材料作外罩，利用两者之间的平滑移动帮助病人平稳、安全地达到过床或移位的目的。因病人的脊椎及颈部被平移，避免在搬运病人的过程中产生意外，从而实现轻松过床。过床器主要用于卧床病人，适用于病人在病床、平车、手术台、各种检查台之间的换床、移位等。

　　具体的方法是：移开床旁桌、椅，推平车与床平行并紧靠床边，使平车与床处于同一水平面，然后将平车制动。负责搬运的两名护士，一人站在平车一侧，一人站在床一侧；站在床侧的护士，协助病人向床侧翻身，将"过床器"平放在病人身下 1/3 处，后向斜上方 45° 轻推病人；站于车侧的护士，可同时向斜上方轻拉病人，等病人移到平车上后，协助病人向车侧翻身，再将"过床器"从病人身下取出。

项目四　变更卧位法

一、变更卧位法：协助病人翻身侧卧

【实验目的】

1. 协助不能活动的病人更换卧位，使病人感觉舒适。
2. 预防并发症，如压疮、坠积性肺炎等。
3. 满足检查、治疗、护理的需要，如背部皮肤护理，便于更换床单或整理床单位。

【操作过程及评分】

操作程序	操作内容	操作注意事项礼仪与沟通	评分细则	分值
评估	* 病人的年龄、体重、病情、治疗情况，心理状态及合作程度		少评估一项 -1 分，减完为止	4
计划				
1. 护士准备	* 着装整洁，应用七步洗手法洗双手，戴口罩，视病人情况决定护士人数	* 符合护士仪表，干净、整洁，不佩戴首饰，不留长指甲、不涂指甲油	不符合其中任意一项则此项不得分	4
2. 用物准备	* 根据卧位准备软枕等物品		用物准备齐全，缺少 1 件 -1 分	4
3. 环境准备	* 整洁、安静，温度适宜，光线充足			4
4. 病人准备	* 了解翻身侧卧的目的、过程及配合要点 * 情绪稳定，愿意合作			4
实施				
1. 核对与解释	* 与病人核对床号、姓名，向病人及家属解释操作目的、过程及配合事项	* 音量适中，柔和、清晰，面带微笑，向病人核对并解释操作的目的、过程及配合要点	缺少核对 -2 分；缺少解释 -2 分	4

2.固定床脚轮	* 将病床的四个轮脚给予制动固定或刹车制动	* 动作轻柔，避免产生太大的响声		4
3.安置	* 将各种导管及输液等装置安置妥当，必要时将盖被折叠至床尾或一侧 * 视病人病情放平床头支架或靠背架，将枕头横立于床头	* 动作轻柔，安置合理，避免导管脱落 * 病人仰卧，双手放于腹部		4
4.移动病人	* 根据病人的情况，选择不同的方法协助病人翻身侧卧			2
一人协助法		* 音量适中，柔和、清晰，面带微笑，向病人解释操作的目的、过程及配合要点 * 适用于体重较轻的病人		2
	* 将病人的肩部和臀部移向护士侧床沿，再将病人双下肢移向护士侧的床沿并协助病人屈膝	* 正确运用力学原理，双下肢前后或左右分开，扩大支撑面，增加稳定性，边操作边向病人解释配合的要点，操作时动作要轻柔而稳定		4
	* 护士一手托肩，一手扶膝，轻轻地将病人转向对侧，使病人背向护士	* 不可拖拉，以免损伤皮肤		2
二人协助法		* 音量适中，柔和、清晰，面带微笑，与病人核对并解释操作的目的、过程及配合要点 * 适用于病情较重或体重较重的病人		2
	* 两名护士站在床的同一侧，一人托住病人的颈肩部和腰部，另一人托住病人的臀部和腘窝，同时将病人抬起移向近侧床沿	* 护士靠近床侧，两腿适当分开，重心放低，扩大支撑面，确保病人卧位稳定安全，两人动作协调平稳		2
	* 两名护士分别托扶病人的肩、腰、臀和膝部，轻轻将病人翻向对侧			4

轴线翻身法		* 适应于颅骨牵引、脊椎损伤、脊椎手术、髋关节术后的病人在床上翻身。 * 预防脊椎再损伤及关节脱位		2
二人协助轴线翻身法		* 音量适中，柔和、清晰，面带微笑，与病人核对并解释操作的目的、过程及配合要点 * 适用于脊椎受损或脊椎手术后病人		2
	* 移动病人：两名护士站在床的同一侧，将大单置于病人身下，分别抓紧靠近病人肩、腰背、髋部、大腿等处的大单，将病人拉至近侧并放置床档			2
	* 安置体位：护士绕至对侧，将病人近侧手臂置于头侧，远侧手臂置于胸前，两膝间放软枕			2
	* 协助侧卧：护士双脚前后分开，两人双手分别抓紧病人的肩、腰背、髋部、大腿等处的远侧大单，一名护士发口令，两人动作一致地将病人整个身体以圆滚轴式翻转至对侧			2
三人轴线翻身法	* 帮助病人移去枕头，松开床尾盖被			2
	* 三位操作者站于病人同侧，将病人平移至操作者同侧床旁			2
	* 病人有脊椎损伤时，一操作者固定病人头部，沿纵轴向上略加牵引，使头、颈随躯干一起缓慢移动 * 第二操作者将双手分别置于肩部、腰部 * 第三操作者将双手分别置于病人的腰部、臀部，使病人的头、颈、肩、腰、髋保持在同一水平线上，翻转至侧卧位。病人无颈椎损伤时，可由两位操作者完成轴线翻身		任意一位操作者操作不当 -2 分	8

操作程序	操作内容	操作注意事项 礼仪与沟通	评分细则	分值
	* 将一软枕放于病人背部支持身体，另一软枕放于两膝之间并使双膝呈自然弯曲			10
5. 促进舒适	* 为增进病人舒适感，在病人的背部、胸前及两膝间垫上软枕	* 使病人舒适，预防关节痉挛及压疮		2
6. 检查安置	* 检查各种导管，保持通畅；安置病人的肢体处于功能位	* 整理各种导管处于通畅，且无安全隐患的状态		2
7. 整理床单位	* 将床单位整理妥当	* 询问病人有无不适及有无其他需要		2
8. 洗手，记录	* 记录翻身时间及皮肤状况	* 记录翻身时间和皮肤状况，并对病人的配合表示感谢	未与病人沟通 -2分	2
评价	* 物品准备齐全，操作计划周密，操作动作协调、连贯、省时、节力 * 护士操作动作协调、准确、符合力学原理，节力、省力 * 移动病人时，动作协调、轻、稳、无拖拉，无擦伤皮肤。各项步骤遵守操作规程，操作过程中病人无不良反应，操作结束后病人无不适 * 翻身后病人的各种导管安置妥当，无不良事件发生。 * 轴线翻身符合要求 * 病人体位舒适，无并发症的发生	* 操作过程中站姿、走姿、蹲姿、持物姿势节力稳定，符合护士姿态礼仪的要求 * 表情运用恰当，适时微笑，主动交流，声音柔和，语言表达恰当 * 护患沟通效果良好	一项不符合 -2分	10

二、变更卧位法：协助病人移向床头法

【实验目的】

协助滑向床尾且不能自行移动的病人移向床头，恢复舒适而安全的卧位。

【操作过程及评分】

操作程序	操作内容	操作注意事项 礼仪与沟通	评分细则	分值
评估	* 病人的年龄、体重、病情、治疗情况，心理状态及合作程度		少评估一项 -1分，减完为止	4

计划				
1.护士准备	* 着装整洁，应用七步洗手法洗双手，戴口罩，视病人的情况决定护士人数	* 符合护士仪表，干净、整洁，不佩戴首饰，不留长指甲、不涂指甲油	不符合其中任意一项，则此项不得分	4
2.用物准备	* 根据卧位准备软枕等物品		用物准备齐全，缺少1件-1分	4
3.环境准备	* 整洁、安静，温度适宜，光线充足。			4
4.病人准备	* 了解移向床头的目的、过程及配合要点 * 情绪稳定，愿意合作			4
实施				
1.核对与解释	* 与病人核对床号与姓名，向病人及家属解释操作目的、过程及配合事项		未核对-2分；未解释-2分	4
2.固定床脚轮	* 将病床的四个轮脚给予制动固定或刹车制动	* 动作轻柔，避免产生太大的响声		6
3.安置	* 将各种导管及输液等装置安置妥当，必要时将盖被折叠至床尾或一侧 * 视病人的病情放平床头支架或靠背架，将枕头横立于床头	* 动作轻柔，安置合理，避免导管脱落 * 病人仰卧，双手放于腹部	操作不符-2分	4
4.移动病人	* 根据病人的情况，选择不同的方法，协助病人翻身侧卧			4
一人协助法		* 用于体重较轻，有一定活动能力的病人		
	* 协助病人屈膝仰卧，双手握住床头栏杆或抓住床沿，也可搭在护士肩上	* 动作轻柔，面带微笑，语气适中，边操作，边告知病人配合的要点，并适当运用语言性沟通安抚病人由于操作导致的紧张情绪		6
	* 护士一手托住病人的肩背部，一手托住病人的臀部	* 正确运用力学原理，双下肢前后或左右分开，扩大支撑面，增加稳定性		6
	* 护士在托起病人的同时，嘱病人脚蹬床面，挺身上移	* 不可拖拉病人，以免损伤病人的皮肤	拖、拉病人-2分	6

二人协助法		* 适用于病情较重或体重较重的病人		
	* 协助病人屈膝仰卧			4
	* 两名护士分别站在床的两侧，交叉托住病人的颈肩部和臀部，或一人托住病人的颈肩及腰部，一人托住病人的臀部及腘窝，两人同时抬起病人移向床头	* 动作轻柔，面带微笑，语气适中，边操作，边告知病人配合的要点，并适当运用语言性沟通安抚病人由于操作导致的紧张情绪 * 注意动作协调、轻稳 * 不可拖拉病人，以免损伤病人的皮肤	拖、拉病人 -2分	8
5. 促进舒适	* 放回枕头，视病人的病情需要支起靠背架		一项错误 -1分	4
	* 在病人的背部、胸前及两膝间垫上软枕，促进舒适	* 垫软枕，预防关节疼挛及压疮		6
6. 检查安置	* 检查各种导管，保持通畅；安置病人肢体处于功能位	* 整理各种导管处于通畅且无安全隐患的状态	一项错误 -1分	4
7. 整理床单位	* 将床单位整理妥当	* 询问病人有无不适及有无其他需要 如：王大爷，您还有其他不舒服的吗？您还有其他需要吗？		4
8. 洗手记录	* 记录翻身时间及皮肤状况			4
评价	* 物品准备齐全，操作计划周密，操作动作协调、连贯，省时、节力 * 护士操作动作协调、准确、符合力学原理，节力、省力 * 轴线翻身符合要求 * 病人体位舒适，无并发症的发生	* 护患沟通效果良好	一项错误 -2分	10

【重点提示】

1. 协助手术后病人翻身前，应检查伤口敷料，先换药后翻身。

2. 颅脑手术后的病人，头部转动过剧可致脑疝，导致突然死亡，因此一般只能卧于健侧或平卧。

3. 进行骨牵引的病人，翻身时不可放松牵引。

项目五　约束带的使用

【实验目的】

防止高热、谵妄、昏迷、躁动及危重病人因虚弱、意识不清或其他原因导致坠床、撞伤、抓伤等意外而采取必要的保护措施，以确保病人的安全。

【适应范围】

1. 小儿病人，易发生坠床、撞伤、抓伤等意外或不配合治疗等行为。

2. 易发生坠床的病人，如麻醉未清醒的病人，及意识不清、躁动不安、眼部疾病、痉挛、年老体弱的病人等。

3. 精神疾病病人，如躁狂症、自我伤害者。

4. 皮肤瘙痒者，全身或局部瘙痒难忍者。

【操作过程及评分】

操作程序	操作内容	操作注意事项 礼仪与沟通	评分细则	分值
评估	* 评估病人的病情、意识状态及不配合程度		少评估一项 -1 分，减完为止	4
计划				
1.护士准备	* 着装整洁，应用七步洗手法洗双手，戴口罩	* 符合护士仪表，干净、整洁，不佩戴首饰，不留长指甲、不涂指甲油	不符合其中任意一项则此项不得分	4
2.用物准备	* 治疗盘内放：宽绷带、剪刀、棉垫（根据不同部位准备6块），肩部约束带一对、膝部约束带		用物准备齐全，缺少1件 -1分	4
3.环境准备	* 环境安静、舒适、安全			4
4.病人或家属	* 能够理解并积极配合			4
实施				
1.核对与解释	* 与病人核对床号与姓名，解释并取得病人或家属的同意	* 如：××您好，我是病人的责任护士，我叫李丽，为了病人的安全，需要给他使用约束带，请您协助我好吗?		4
2.约束带				

肩部约束带	* 将肩部约束带袖筒套在病人的两肩上	* 用于固定肩部，限制病人坐起（口述）	口述错误 -2 分	4
	* 腋下衬棉垫	* 必要时枕头横立于床头		4
	* 两袖筒上的系带在胸前打结			4
	* 两条较宽的长带系于床头			4
宽绷带	* 打好双套结			4
	* 用棉垫包裹手腕或踝部		每个肢体约束错误 -1 分	4
	* 将双套结套于手腕或踝部棉垫外，稍拉紧	* 用于固定病人的手腕、踝部，限制病人的肢体活动（口述） * 以不脱出、不影响血液循环为宜（口述）	一个口述错误 -1 分	4
	* 将绷带系于床缘上			2
膝部约束带	* 移开床旁椅离床约 50 cm，松开床尾盖被并上拉，露出膝部	* 用于固定膝部，限制病人的下肢活动（口述）	口述错误 -1 分	4
	* 病人两膝衬棉垫			2
	* 膝部约束带横放于病人两膝上			2
	* 宽带下两头带在腘窝打结，各固定一侧膝关节	* 打结于膝盖两侧，切勿打结于腘窝		2
	* 宽带两端系于床缘上，盖好盖被			2
	* 同上法约束另一手腕			2
	* 需要时同腕部约束法约束踝部（口述）			2
尼龙搭扣约束带	* 将约束带置于关节处	* 用于固定病人的手腕、上臂、踝部及膝部		4
	* 被约束部位衬棉垫			2
	* 对合约束带上的尼龙搭扣，松紧适宜			2
	* 将带子系于床缘			2

3.整理床单位	* 整理床单位，移回床旁椅	* ××您好，我们已经给您绑好了约束带，我们会定时过来查看并松解，呼叫器就在您的枕边，如果您有什么需要，请及时呼叫我		2
	* 清理用物，将治疗盘送回处置室			2
4.洗手，记录	* 记录病人使用保护具的时间，约束部位的皮肤及血液循环情况（口述）			2
评价	* 操作熟练，动作轻巧，使病人暴露适度 * 约束时病人的肢体处于功能位置 * 松紧适宜		1项错误-2分；约束错误-10分	4 4 6

【重点提示】

护考历年相关知识点重现——保护具的应用：

1. 为固定病人的双肩，限制病人坐起，应使用：肩部约束带。
2. 烧伤病人暴露疗法时应使用：支被架。
3. 使用宽约束带约束病人的手腕，应重点观察的是：病人的局部皮肤颜色。
4. 协助手术后病人翻身前，应检查病人的伤口敷料，先换药后翻身。

项目六　无菌技术基本操作

【实验目的】

防止一切微生物侵入人体，防止无菌物品、无菌区域被污染。

【操作过程及评分】

操作程序	操作内容	操作注意事项礼仪与沟通	评分细则	分值
评估	* 操作环境清洁宽敞，工作人员仪表符合要求，无菌物品摆放有序规范		少评估一项-1分，减完为止	4

计划				
1. 护士准备	* 着装整洁，应用七步洗手法洗双手，戴口罩	* 符合护士仪表，干净、整洁，不佩戴首饰，不留长指甲、不涂指甲油	不符合其中任意一项则此项不得分	4
2. 用物准备	* 无菌持物钳、盛放无菌持物钳的容器、无菌包一个（内放至少一块无菌治疗巾）、无菌储物罐（内放无菌治疗碗 2 个）、油膏缸一个（内盛无菌纱布）、无菌溶液一瓶、无菌手套一副（型号适合）、开瓶器、消毒用 2% 碘酊和 75% 乙醇或聚维酮碘、笔		用物准备齐全，缺少 1 件 -1 分	4
3. 环境准备	* 清洁、宽敞、明亮、定期消毒			4
实施				
1. 无菌包的使用	* 将治疗盘置于操作台上 * 查看无菌包名称、灭菌日期、化学指示胶带、无菌包有无潮湿（口述） * 正确打开无菌包，取出内置化学指示条 * 取治疗巾放于治疗盘内 * 将剩余物品按原折痕包好 * 标注开包日期时间，放于操作台上		未做一项 -3 分	20
2. 铺无菌盘	* 将取出的治疗巾双折铺于治疗盘内 * 将治疗巾上层向远端呈扇形折叠，开口端向外 * 放入无菌物品，将上层盖于物品上边缘对齐 * 将治疗巾向上翻折两次，两侧边缘向下翻折一次 * 注明铺盘日期时间，将铺好的治疗盘放于治疗车上		未做一项 -3 分	18

3.取用无菌溶液	* 再次查看无菌包名称、灭菌日期、化学指示胶带、无菌包有无潮湿（口述） * 打开无菌包将无菌容器放于操作台上 * 取无菌溶液并核对（口述） * 消毒瓶盖及其边缘 * 打开无菌容器取纱布 * 垫纱布将胶塞打开 * 手握瓶签，倒少量溶液于弯盘冲洗瓶口 * 由原处倒所需液量于无菌容器中 * 盖胶塞 * 记录开瓶时间及日期		未做一项 -1 分	12
4.戴脱无菌手套	* 戴手套：核对手套灭菌日期，选择大小合适的手套 * 双手分别捏住袋口外层，打开，一只手持手套翻折部分（手套内面）取出，对准另一只手的五指带上 * 将戴好手套的手指插入另一只手套的翻折面（手套外面）取出，同时将手套戴好 * 将手套的翻转处拉平 * 双手对合交叉调整手套的位置 * 检查手套是否有破损 * 戴手套的手应保持在腰部和视线之间		未做一项 -2	12
评价	* 动作正确轻巧，操作熟练 * 用物摆放及操作有序 * 方法正确，无菌观念强，跨越无菌区算一次污染		污染一次 -3 分	6 6 10

【护考对接】

护士王某，在执行 PICC 过程中发现手套破损，她应：
A.加戴一副手套　B.用消毒液消毒破损处　C.用胶布粘贴破损处
D.用无菌纱布覆盖破损处　E.立即更换手套

项目七　手卫生

一、一般洗手法

【实验目的】

清除手部皮肤污垢和大部分暂居菌，切断通过手传播感染的途径。

【操作过程及评分】

操作程序	操作内容	操作注意事项礼仪与沟通	评分细则	分值
评估	* 双手所接触的人、事物		少评估一项 -1 分，减完为止	4
计划				
1.护士准备	* 着装整洁，修剪指甲，取下手表，卷袖过肘	* 符合护士仪表，干净、整洁，不佩戴首饰，不留长指甲、不涂指甲油	不符合其中任意一项则此项不得分	4
2.用物准备	* 流动水洗手设备、清洁剂、干手物品、必要时备护手物品		用物准备齐全，缺少 1 件 -1 分	4
3.环境准备	* 整洁、安静，温度适宜，光线充足			4
实施				
1.调节水温	* 打开水龙头，调节合适水流及水温	* 水龙头最好为感应式、脚踏式或用肘、膝控制的开关 * 水流不可过大，以免溅湿工作服		4
2.润湿双手	* 在流动水下，使双手充分淋湿			4
3.涂抹清洁剂	* 取清洁剂均匀涂抹双手的手掌、手背、手指和指缝			4
4.洗手	* 掌心相对，手指并拢相互揉搓	* 必要时增加对手腕的清洗，握住手腕回旋揉搓手腕及腕上 10 cm 的部位，交换进行		8
	* 掌心对手背沿指缝相互揉搓，交换进行			8
	* 掌心相对，双手手指交叉沿指缝相互揉搓			8

	* 弯曲手指使关节贴于另一只手掌心旋转揉搓，双手交替进行			8
	* 一只手握另一只手的大拇指旋转揉搓，双手交换进行			8
	* 五个手指尖并拢在另一掌心旋转揉搓，交换进行			8
	* 认真揉搓双手至少15s（口述）			8
5.冲洗	* 保持双手指尖向下，在流动水下彻底冲净双手	* 流动水可避免污水沾污双手 * 冲净双手时注意指尖向下		4
6.干手	* 关闭水龙头，以擦手纸或毛巾擦干双手或在干手机下烘干双手；必要时取护手液护肤	* 干手巾应保持清洁干燥，一用一消毒		2
评价	* 洗手方法正确，尤其要认真清洗手背、指尖、指缝、指关节			10

二、卫生手消毒

【实验目的】

清除致病性微生物，预防感染和交叉感染，避免污染无菌物品和清洁物品。

【操作过程及评分】

操作程序	操作内容	操作注意事项礼仪与沟通	评分细则	分值
评估	* 双手所接触的人、物，有无病人的血液、体液和分泌物；接触被传染性致病微生物污染的物品；直接为传染病病人进行检查、治疗、护理后；处理传染病人的污物		少评估一项 -1分，减完为止	4
计划				
1.护士准备	* 着装整洁，修剪指甲，取下手表，卷袖过肘	* 符合护士仪表，干净、整洁，不佩戴首饰，不留长指甲、不涂指甲油	不符合其中任意一项则此项不得分	4

2.用物准备	* 流动水洗手设备、清洁剂、干手物品、速干手消毒剂		用物准备齐全，缺少1件-1分	4
3.环境准备	* 清洁、宽敞			4
实施				
1.洗手	* 按洗手方法洗手并保持双手干燥	* 符合洗手要求与要点		20
2.涂速干手消毒剂	* 取速干手消毒剂于掌心，均匀涂抹双手的手掌、手背、手指和指缝，必要时涂抹手腕和腕上10 cm			18
3.揉搓	* 按照揉搓洗手的步骤揉搓双手，直至双手干燥	* 揉搓时间不少于15s		18
4.干手	* 自然干燥			18
评价	* 卫生手消毒前先洗手并保持双手干燥，遵循洗手的注意事项 * 揉搓双手时方法正确，手的各个部位都需要揉搓到		洗手方法错误-5分，揉搓方法错误-5分	10

项目八　隔离技术

一、口罩、帽子的使用

【实验目的】

保护工作人员和病人，防止感染和交叉感染。

【操作过程及评分】

操作程序	操作内容	操作注意事项礼仪与沟通	评分细则	分值
评估	* 医务工作者所要接触病人的病情，可能接触到的污染物		少评估一项 -1 分，减完为止	4
计划				
1.护士准备	* 着装整洁，修剪指甲，洗手	* 符合护士仪表，干净、整洁，不佩戴首饰，不留长指甲、不涂指甲油	不符合其中任意一项则此项不得分	4
2.用物准备	* 根据需要准备合适的帽子、口罩		用物准备齐全，缺少 1 件 -1 分；顺序不合理 -2 分	4
3.环境准备	* 清洁、宽敞			4
实施				
1.洗手		* 按揉搓洗手步骤洗手		4
2.戴帽子	* 应遮住全部头发，戴稳	* 帽子大小合适，能遮住全部头发	不合适 -2 分	4
3.戴口罩		* 根据需要选择不同口罩，口罩应干燥、无破损、无污渍		4
戴纱布口罩	* 口罩罩住口鼻及下巴，口罩下方系带系于颈后，上方系带系于头顶部中央	* 将口鼻完全遮住	不符合要求 -2 分	6
戴外科口罩	* 口罩罩住口鼻及下巴，口罩下方系带系于颈后，上方系带系于头顶部中央	* 如系带是耳套式，分别将系带系于左右耳后		4
	* 塑造鼻夹：将双手指尖放在鼻尖上，由中间向两侧鼻翼用手指向下按压，塑造鼻夹	* 不可一只手按压鼻夹		4
	* 检查闭合性 确保无漏气			4

戴医用防护口罩	* 一只手托住口罩，有鼻夹的一面向外			4
	* 将口罩罩住口鼻及下巴，鼻夹部位向上紧贴面部			6
	* 将下方系带拉过头顶，放在颈后双耳下			6
	* 将上方系带拉过头顶中部			6
	* 用手指向下按压鼻夹，从中间位置开始分别向两侧移动和按压	* 根据鼻梁的形状塑造鼻夹		4
	* 检查闭合性　将双手完全盖住口罩，快速呼气，确保无漏气	* 如有漏气应调整鼻夹位置到不漏气为止		4
4.脱口罩	* 洗手后取下口罩，先解下面的系带，再解上面的系带	* 如为一次性帽子、口罩，脱下后放入污物袋；如为布制帽子或纱布口罩，应每日更换，清洗消毒		6
	* 用手指捏住系带将口罩丢入医疗垃圾袋内	* 不要接触口罩外面（污染面）		4
5.脱帽子	* 洗手后取下帽子			4
评价	* 操作熟练，佩戴方法正确 * 穿戴美观 * 松紧适宜	* 操作过程中站姿、走姿、蹲姿、持物姿态优美，符合护士姿态礼仪的要求		10

二、穿脱隔离衣

【实验目的】

保护医务人员避免受到血液、体液和其他感染性物质的污染，或保护病人避免感染。

【操作过程及评分】

操作程序	操作内容	操作注意事项礼仪与沟通	评分细则	分值
评估	* 病人的病情、治疗与护理、隔离的种类及措施、穿隔离衣的环境		少评估一项 -1分，减完为止	4
计划				

1.护士准备	* 着装整洁，修剪指甲，取下手表，卷袖过肘，洗手，戴口罩	* 符合护士仪表，干净、整洁，不佩戴首饰，不留长指甲、不涂指甲油	不符合其中任意一项则此项不得分	4
2.用物准备	* 隔离衣、挂衣架、手消毒用物		用物准备齐全，缺少1件-1分，减完为止	4
3.环境准备	* 清洁、宽敞			4
实施				
1.取隔离衣	* 检查隔离衣是否干燥、完好，大小是否合适，有无穿过 * 手持衣领取下，将隔离衣清洁面朝向自己，污染面向外，衣领两端向外折齐，对齐肩缝，露出肩袖内口	* 隔离衣的衣领和隔离衣内面视为清洁面		4 6
2.穿衣袖	* 一只手持衣领，另一只手伸入一侧的衣袖内，举起手臂，将衣袖穿好；换手持衣领，同法穿好另一只衣袖		方法错误-2分	4
3.系衣领	* 两手持衣领，由前向后理顺领边，系好系带	* 系衣领时污染的袖口不可触及衣领、面部和帽子	污染一次-3分	6
4.系袖口	* 系上袖带			2
5.系腰带	* 自一侧衣缝腰带下约5 cm处将隔离衣逐渐向前拉，见到衣边捏住，同法将另一侧衣边捏住			3
	* 两手在背后将衣边边缘对齐，向一侧折叠，一只手按住折叠处，另一只手将腰带拉至背后折叠处，腰带在背后交叉，回到前面打一活结系好	* 后侧边缘须对齐，折叠处不能松散，手不可触及隔离衣的内面 * 穿好隔离衣后，双臂保持在腰部以上视线范围内 * 不得进入清洁区，避免接触清洁物品	手触及隔离衣的内面-5分，穿隔离衣进入清洁区或接触清洁物品此操作不合格	6
脱隔离衣				
1.解腰带	* 解开腰带在前面打一活结	* 解开隔离衣腰带		4

2. 解袖口	* 解开袖口系带，在肘部将部分衣袖塞入工作服衣袖内，暴露双手	* 不可使隔离衣衣袖外面塞入袖内	若使隔离衣衣袖外面塞入袖内 -5 分	8
3. 消毒双手或刷手	* 用手刷刷手	* 消毒手时不能沾湿隔离衣	沾湿隔离衣 -5 分，刷手的方法错误 -5 分	10
4. 解衣领	* 解开领带	* 保持衣领清洁	衣领被污染 -3 分	3
5. 脱衣袖	* 一只手伸入另一侧袖口内，拉下衣袖遮住手，再用由衣袖遮住的手在外面拉下另一只衣袖，两手在袖内使袖子对齐，双臂逐渐退出	* 双手不可触及隔离衣外面	脱衣袖的方法错误 -5 分，手接触隔离衣外面 -5 分	10
6. 挂隔离衣	* 双手持衣领，将隔离衣两边对齐，挂在衣钩上 * 如隔离衣挂在半污染区，清洁面朝外；若挂在污染区，则污染面朝外（口述）		未口述 -2 分，挂隔离衣方法错误 -2 分	4
	* 不再穿的隔离衣或脱下即更换，脱下后清洁面向外，卷好投入污物袋中			2
7. 洗手	* 按照一般洗手法洗净双手			2
评价	* 隔离衣穿、脱方法正确 * 操作过程中操作者未受到污染，隔离衣清洁面未被污染	* 操作过程中站姿、走姿、蹲姿、持物姿态优美，符合护士姿态礼仪的要求	污染一次 -3 分	10

【重点提示——穿脱隔离衣的口诀】

穿：挽袖过肘摘手表，帽子口罩要戴好，一左二右三抖袖，四扣领子五扣袖，六拉左来七拉右，两边对齐向后抖，一手压一手折，带子系在腰前右。

脱：先解腰带前面束，松开袖口拉高袖，拉高袖后洗双手，洗净手后解领扣，先脱左来后脱右，两边对齐挂上钩。

项目九　口腔护理

【实验目的】

1. 使病人口腔保持清洁、湿润，预防口腔感染等并发症。
2. 预防或减轻病人的口腔异味，清除牙垢，增进食欲，使病人感到舒适。
3. 观察病人的口腔变化（如口腔黏膜、舌苔、牙龈等），提供病人病情变化的动态信息。

【适应证】

高热、昏迷、危重、禁食、鼻饲、口腔疾患、术后及生活不能自理的病人。

【操作过程及评分】

操作程序	操作内容	操作注意事项礼仪与沟通	评分细则	分值
评估	* 评估病人的年龄、病情、意识、心理状态、配合程度及口腔卫生状况	* 不用医学名词或者医学术语提出或回答问题	少评估一项 -1 分，减完为止	2
计划				
1. 护士准备	* 着装整洁，洗手，戴口罩	* 符合护士仪表，干净、整洁，不佩戴首饰，不留长指甲、不涂指甲油	不符合其中任意一项则此项不得分	2
2. 用物准备	* 铺无菌盘：治疗碗 2 个（分别盛漱口溶液和浸湿的无菌棉球）、镊子、弯止血钳、压舌板、吸水管、纱布数块，必要时备开口器 * 另备：棉签、弯盘、治疗巾、液体石蜡、手电筒，根据病人的病情准备漱口溶液及口腔外用药（常用的有口腔溃疡膏、西瓜霜、维生素 B_2 粉末、锡类散等）、手消毒液；治疗车下层备生活垃圾桶、医用垃圾桶（图 1-9-1）		用物准备齐全，缺少 1 件 -1 分；棉球至少准备 16 个，少于 16 个 -1 分；减完为止	2
3. 环境准备	* 宽敞、光线充足或有足够的照明			2
4. 病人准备	* 使病人了解口腔护理的目的、方法、注意事项及配合要点 * 取舒适、安全且易于操作的卧位			2

实施				
1.核对与解释	* 与病人核对床号、姓名,向病人及家属解释,取得合作	* ××（阿姨,大爷…）您好,我是您的责任护士,我叫××,请问您是××号床的××(姓名)吗? 为了增进您的舒适度、增强食欲,我现在要给您清洁口腔,在操作的过程中,如果您感到任何不适,麻烦您及时和我沟通,谢谢您的配合 * 语言温和,眼神友好,使用各种礼貌用语	未核对 -2分,未解释 -2分	2
2.体位	* 协助病人侧卧或仰卧,头偏向一侧,面向护士;侧卧位协助病人翻身后,在背部及两膝之间各垫一软枕	* 防止反流造成误吸	不垫枕 -1分	2
3.铺巾置盘	* 铺治疗巾于病人颌下及枕上,置弯盘于口角旁 * 如有活动的义齿应取下并做好义齿的护理（口述）	* 防止床单、枕头及病人的衣服被浸湿	未口述此项不得分	2 2
4.湿润口唇	* 以弯血管钳夹漱口溶液浸湿的棉球润湿上下口唇	* 防止口唇干裂者直接张口时破裂出血		2
5.漱口	* 协助病人用吸水管吸漱口水,漱口水吐入弯盘内 * 昏迷病人禁止漱口,以防吸入呼吸道引起呛咳（口述）			4
6.评估口腔	* 嘱病人张口,护士一只手持压舌板,一只手持手电筒,观察口腔黏膜有无出血、溃疡等情况	* ×× 请您张开口,我来给您检查一下口腔情况,很好,谢谢您的配合 * 对长期应用激素、抗生素者,应注意观察有无真菌感染	未与病人沟通 -2分	4
7.擦拭口腔	* 用镊子传递棉球并协助拧干棉球,止血钳夹紧拧干的棉球进行擦拭	* 棉球应包裹止血钳尖端,以免尖端直接触及口腔黏膜及牙龈	如未拧干一个棉球 -1分	4
	* 用压舌板轻轻撑开左侧颊部			2

	* 嘱病人咬合上、下牙齿	* ××，请您紧闭牙齿，我来帮您擦洗一下牙齿的外侧面，很好，谢谢您的配合		2
	* 以弯血管钳夹漱口溶液浸湿的棉球，擦洗左外侧面，沿牙齿纵向擦洗，顺序由内向外擦到门齿	* 一个棉球擦洗一个部位	如一个棉球擦洗两个或者更多部位，则此项不得分；擦洗的方法、顺序错误此项不得分	2
	* 同法擦洗右外侧面	* ××：请您咬合上下牙，龇牙，我来帮您擦右外侧面，很好，谢谢您的配合		2
	* 对于昏迷、牙关紧闭的病人要用开口器协助张口，开口器从臼齿处放入（口述）			2
	* 嘱病人张口，纵向擦洗牙齿左上内侧面	* 擦洗时应动作轻稳，特别对凝血功能障碍的病人，应防止碰伤黏膜和牙龈	一次只夹一个棉球，否则 -2 分	2
	* 擦洗左上咬合面（边操作边口述）			1
	* 纵向擦洗左下内侧面			1
	* 擦洗左下咬合面			1
	* 弧形擦洗左侧颊部			1
	* 若是昏迷病人，则换张口器于左侧臼齿（口述）			1
	* 同法擦洗右侧牙齿及颊部	* 共用 5 个棉球		1
	* 对于昏迷的病人可用压舌板和张口器配合，使病人张口，张口器放于擦洗牙齿对侧的臼齿之间（口述）	* 勿用暴力使病人张口	张口方法错误，此项不得分	2
	* 由内向外纵向擦洗硬腭、舌面和舌下面			2
	* 勿过深，以免触及咽部引起恶心（口述）			2
	* 擦洗口腔底部，由内而外，先左后右，擦洗舌系带两侧（边操作边口述）			2

8. 漱口	* 再次协助病人漱口	* 使口腔清爽，对昏迷病人则禁止漱口		2
9. 擦拭水渍	* 用治疗巾拭去病人口角处的水渍	协助有义齿的病人佩戴义齿		2
10. 再次评估	* 擦洗完毕，用手电照射检查口腔	* 检查口腔清洁是否有效，有无溃疡、真菌感染		2
	* 酌情涂药于患处			2
	* 病人如有溃疡应涂 1% 甲紫溶液，或涂冰硼散	* 边操作边口述		2
	* 对昏迷病人要取出张口器（口述）	* 先将张口器闭合，用压舌板撑开口腔后，再取出		2
	* 口唇干裂者涂液状石蜡	* 边操作边口述		2
11. 操作后	* 撤去弯盘及治疗巾	* ××：我现在已经为您做好了口腔护理，您现在感觉有什么不舒服的地方吗？如果没有，我就暂时离开，如果您有什么需要我帮忙的，请您按床头的呼叫器，我会马上过来。谢谢您的配合		2
	* 协助病人取舒适体位，整理床单位	* 确保病人的舒适、安全		2
	* 清理用物	* 弃口腔护理用物于医疗垃圾桶内		2
	* 洗手	* 减少致病菌传播		2
	* 记录	* 记录执行时间、口腔卫生状况和护理效果	少记录一项 -1 分	2
评价	* 操作正确规范，手法正确，动作轻巧，操作熟练 * 物品准备齐全，操作计划周密 * 口腔清洁、湿润	* 操作过程中站姿、走姿、蹲姿、持物姿态优美，符合护士姿态礼仪的要求 * 交流过程中，语言温和，眼神友好，使用各种礼貌用语，不要轻易打断病人的讲话，注意聆听	如一个棉球擦洗两个或者以上部位 -5 分，每错 1 项 -2 分，护理错误 -10 分	8 4 6

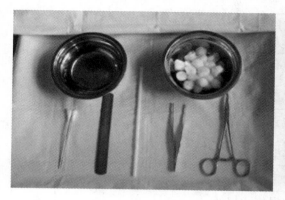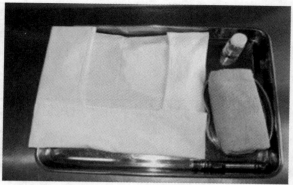

图 1-9-1　口腔护理用物

【护考对接】

为昏迷病人进行口腔护理时，必须准备的用物是：
A.开口器　B.食醋　C.液状石蜡　D.溃疡散　E.吸水管

项目十　头发的清洁护理

一、床上梳发

【实验目的】

1.去除头皮屑和污秽，保持头发清洁和整齐，减少感染机会。

2.按摩头皮，促进头部血液循环，促进头发的生长和代谢。

3.维护病人的自尊，增加病人的自信，建立良好的护患关系。

【操作过程及评分】

操作程序	操作内容	操作注意事项礼仪与沟通	评分细则	分值
评估	* 评估病人的年龄、病情、意识、自理能力、合作程度及梳洗习惯 * 评估头发及头皮状态	* 不用医学名词或者医学术语提出或回答病人问题	少评估一项 -1分，减完为止	4
计划				
1.护士准备	* 着装整洁，洗手，戴口罩	* 符合护士仪表，干净、整洁，不佩戴首饰，不留长指甲、不涂指甲油	不符合其中任意一项则此项不得分	8

2.用物准备	* 治疗巾、纸袋、梳子（病人可自备），必要时备30%乙醇、发卡、橡皮圈、手消毒液；治疗车下层备生活垃圾桶、医疗垃圾桶		用物准备齐全，缺少1件-1分；减完为止	8
3.环境准备	* 环境宽敞，光线充足			4
4.病人准备	* 了解梳发的目的、方法、注意事项及配合要点 * 根据病人的病情，采取平卧位、坐位或半坐卧位			4
实施				
1.核对解释	* 与病人核对床号、姓名，向病人及家属解释	* ××（阿姨，大爷…），我是您的责任护士，我叫××，请问您是×号床的××吗？为了增进您的舒适度，我现在要给您梳理头发，在操作的过程中，如果您感到任何不适，麻烦您及时和我沟通，谢谢您的配合 * 语言温和，眼神友好，使用各种礼貌用语	未核对-2分，未解释-2分	4
2.体位	* 根据病人的病情，协助其取坐位或半坐位	* ××，麻烦您配合我，顺着我的力量，向上坐起，很好，谢谢您的配合		4
	* 对于病情较重的病人，可协助其取侧卧位或平卧位，头偏向一侧（口述）			2
3.铺治疗巾	* 病人取坐位或半坐位者，治疗巾铺于病人肩上；侧卧位或平卧位者，治疗巾铺于枕上（边操作边口述）	* 避免碎发和头皮屑掉落在枕头或床单上	未口述-2分	4

4.梳发	* 将头发从中间分成两股，护士一只手握住一股头发，一只手持梳子，由发根逐渐向发梢梳理	* 梳头时尽量使用圆钝齿的梳子，以防损伤头发 * 如发质较粗，或烫成卷发，可选用齿间较宽的梳子 * 如是长发或头发打结不易梳理者应由发梢向发根梳理。可用30%乙醇湿润打结处，再慢慢梳顺，避免过度牵拉，使病人感到疼痛	梳发方法错误 -4分	8
5.编辫子	* 根据病人的需要将长发扎成束或编辫	* 发辫不可扎得太紧，以免产生疼痛 * ××，请问您是想把长发扎成束还是编辫?	未与病人沟通 -2分	6
6.操作后处理	* 将病人脱落的头发置于纸袋中，撤去治疗巾	* ××，我现在已经为您梳好头发了，您现在感觉有什么不舒服的地方吗? 如果没有，我就暂时离开，如果您有什么需要，请您按床头的呼叫器，我会马上过来，谢谢您的配合		2
	* 将纸袋弃于生活垃圾桶内（口述）			2
	* 协助病人取舒适卧位，整理床单位	* 确保病人舒适，保持病室整洁		4
	* 整理用物			4
	* 洗手	* 减少致病菌传播		4
	* 记录执行时间及护理效果			4
评价	* 操作正确规范，动作轻巧、熟练	* 操作过程中站姿、走姿、蹲姿、持物姿态优美，符合护士姿态礼仪的要求，主动交流，声音柔和，语言表达恰当	操作错误 -10分	8
	* 病人的头发清洁、整齐，梳发后精神愉悦，自我感觉良好	* 表情运用恰当，适时微笑		8
	* 与病人沟通，语言温和，眼神友好，使用各种礼貌用语	* 不轻易打断病人的讲话，注意聆听	沟通过程中，生硬打断与病人的对话 -4分	8

二、床上洗发

【实验目的】

1. 去除头皮屑及污物，清洁头发，减少感染的机会。

2. 按摩头皮，促进头部血液循环及头发的生长和代谢。

3. 促进病人舒适，增进身心健康，建立良好的护患关系。

【操作过程及评分】

操作 程序	操作内容	操作注意事项 礼仪与沟通	评分细则	分值
评估	* 评估病人的年龄、病情、意识、心理状态、配合程度及头发卫生状况	* 不用医学名词或者医学术语提出或回答病人问题	少评估一项 -1分，减完为止	4
计划				
1.护士准备	* 着装整洁，洗手，戴口罩	* 符合护士仪表，干净、整洁，不佩戴首饰，不留长指甲、不涂指甲油	不符合其中任意一项则此项不得分	4
2.用物准备	* 治疗盘内备：大、小橡胶单、浴巾、毛巾、别针、眼罩或纱布、耳塞或不吸水棉球、量杯、洗发液、梳子、纸袋 * 治疗盘外备：橡胶马蹄形卷或自制马蹄形垫或洗发槽，水壶（内盛43～45℃热水或按病人的习惯调节水温），脸盆或污水桶，手消毒液，必要时备电吹风机。扣杯式洗头发另备搪瓷杯、橡胶管 * 治疗车下层备生活垃圾桶、医疗垃圾桶		用物准备齐全，缺少1件 -1分，减完为止	4
3.环境准备	* 移开床旁桌椅，根据季节关窗，室温以（24±2）℃为宜			4
4.病人准备	* 使病人了解洗头的目的、方法、注意事项及配合要点 * 按需给予便器，协助病人排便			4
实施				

1.核对解释	* 与病人核对床号、姓名，向病人及家属解释	* ××（阿姨，大爷…）您好，我是您的责任护士，我叫××，请问您是×号床的××吗？为了增进您的舒适度，我现在要给您清洁头发，在操作的过程中，如果您感到任何不适，麻烦您及时和我沟通，谢谢您的配合 * 语言温和，眼神友好，使用各种礼貌用语	未核对 -2分；未解释 -2分	4
2.围毛巾	* 将病人衣领解开向内折，将毛巾围于颈下，用别针固定			4
3.铺橡胶单	* 铺橡胶单和浴巾于枕上	* 保护床单、枕头及盖被不被沾湿		4
4.体位	* 马蹄形垫床上洗发：协助病人取仰卧位，上半身斜向床边，将小橡胶单和浴巾铺于枕上，将枕垫于病人肩下，大橡胶单围于马蹄形垫上形成水槽，病人颈部枕于马蹄形垫的突起处，头部置于水槽中，水槽下端置于面盆或污水桶中	* ××，麻烦您配合我，顺着我的力量，向床边移动，很好，谢谢您的配合	选择其中一种床上洗发体位即可，每种方式的得分均为4分，注意无需重复加分	4
	* 扣杯式床上洗发：协助病人取仰卧位，枕垫于病人肩下。将小橡胶单和浴巾铺于病人头部位置。取脸盆一个，盆底放一块毛巾，搪瓷杯倒扣于盆底，杯上垫毛巾。病人头枕于毛巾上，橡胶管一端放于脸盆内，一端接污水桶	* 利用虹吸原理，将污水排入污水桶内		4
	* 洗头车床上洗发：协助病人取仰卧位，上半身斜向床边，头枕于洗发车的头托上，将接水盘置于病人头下			4
5.保护眼耳	* 用棉球或耳塞塞好双耳，用眼罩或纱布遮盖双眼	* 防止操作中水流入耳内和眼睛		4
6.洗发	* 松开头发，将水壶内的温水倒入量杯中			4

	* 试水温后，用少量温水沾湿病人的头发，询问病人的感觉	* 确保水温合适（43～45℃，或符合病人的习惯） * ××，您现在觉得这样的水温合适吗？	边操作边询问，未与病人沟通 -2分 4
	* 用温水充分湿润头发	* 操作过程中勿反复转动病人的头部，以防引起病人不适	4
	* 将洗发液均匀地涂在头发上，由发际向脑后部反复揉搓，并用指腹按摩头皮	* 揉搓力度适中，避免指甲搔抓头皮，以免损伤头皮 * 按摩可促进头部血液循环	4
	* 一只手抬起头部，一只手洗净头后部头发	* ××，您现在这样的姿势，觉得还舒服吗？	4
	* 用温水冲洗头发，直至洗净洗发液	* 头发上若残留洗发液，会刺激头发和头皮，并使头发变得干燥	4
7. 擦干头发	* 解下颈部毛巾，擦干头发上的水分	* 及时擦干头发，避免病人着凉感冒	4
	* 取下眼上的纱布或眼罩及耳道内的棉球或耳塞	* 记录执行时间及护理后的效果	4
	* 用毛巾包好头发，擦干面部		4
8. 操作后处理	* 撤去洗发用物		2
	* 将枕从病人肩下移向床头，协助病人取舒适体位		2
	* 解下包头的毛巾，再用浴巾擦干头发，必要时可用吹风机吹干头发		2
	* 将头发梳理整齐，除去落发，置于纸袋中	* ××，我现在已经为您梳好头发了，您现在感觉有什么不舒服的地方吗？如果没有，我就暂时离开，如果您有什么需要，请您按床头的呼叫器，我会马上过来，谢谢您的配合	2
	* 协助病人躺卧舒适，整理床单位	* 确保病人舒适，保持病室整洁	2

	* 整理用物，洗手，记录	* 记录执行时间及护理效果，利于评价		2
评价	* 操作正确规范，动作轻巧、熟练 * 操作后，病室及床单位环境整洁、美观	* 操作过程中站姿、走姿、蹲姿、持物姿态优美，符合护士姿态礼仪的要求	各2分	4
	* 病人头部清洁、舒适，无不良反应		操作错误 -10分	4
	* 护患沟通效果良好，主动交流，声音柔和，语言表达恰当	* 不轻易打断病人讲话，注意聆听 * 表情运用恰当，适时微笑		4

【护考对接】

床上梳头的目的：
A.使头发整洁　B.除去脱落的头屑　C.预防和灭除头虱
D.除去头发上的污秽　E.增加头部血液循环

项目十一　床上擦浴

【实验目的】
1. 去除皮肤污垢，保持皮肤清洁，促进身心舒适，增进健康。
2. 促进皮肤血液循环，增强皮肤排泄功能，预防感染、压疮、肌肉挛缩、关节僵硬等并发症的发生。
3. 使肌肉得到放松，并增加病人活动的机会。
4. 观察病人的一般情况，促进建立良好的护患关系。

【适应证】
适用于病情较重、长期卧床、制动或活动受限以及身体过于衰弱的病人。

【操作过程及评分】

操作程序	操作内容	操作注意事项 礼仪与沟通	评分细则	分值
评估	* 评估病人的年龄、意识、心理状态、合作程度及皮肤卫生状况 * 评估病人的病情及全身情况，如果病情稳定，全身情况较好，可以进行床上擦浴 * 评估病人是否在1h内进餐，以免影响消化	* 不用医学名词或者医学术语提出或回答病人的问题 * 沐浴应在进食1h后进行，以免影响消化功能	少评估一项 -1分，减完为止	4
计划				
1.护士准备	* 着装整洁，洗手，戴口罩	* 符合护士仪表，干净、整洁，不佩戴首饰，不留长指甲、不涂指甲油	不符合其中任意一项则此项不得分	4
2.用物准备	* 治疗盘内备：毛巾2块、浴巾2块、毛毯、皂液、指甲刀、梳子、50%乙醇、护肤用品（爽身粉等） * 治疗盘外备：洗脸洗足盆、水桶2只（一只桶盛50～52℃温水，一只桶盛污水）、清洁衣裤和被服、便盆和盖巾、手消毒液、屏风；所有用物放于护理车上 * 治疗车下层备生活垃圾桶、医疗垃圾桶		用物准备齐全，缺少1件-1分，减完为止	4
3.环境准备	* 调节室温24℃以上，关闭门窗，用屏风遮挡	* 保暖，以免病人受凉 * 保护病人隐私		4
4.病人准备	* 了解床上擦浴的目的、方法、注意事项及配合要点 * 病情稳定，全身状况较好 * 根据需要协助病人排便			4
实施				
1.核对解释	* 核对病人床号、姓名，向病人解释操作的目的、方法及配合要点	* ××（阿姨，大爷…）您好，我是您的责任护士，我叫××，请问您是××号床的××，为了增进您的舒适度、预防压疮的发生，我现在要给您进行床上擦浴，在操作的过程中，如果您感到任何不适，麻烦您及时和我沟通，谢谢您的配合 * 语言温和，眼神友好，使用各种礼貌用语	未核对 -1分，未解释 -1分	2

2.按需给予便盆	* 询问病人有无排便需求	* ××，您现在需要排便吗？ * 擦洗时，易引起病人排尿和排便反射		1
3.体位	* 视病情放平床头及床尾支架，将病人移向护士一侧，取舒适体位	* 确保病人舒适，同时避免操作中护士身体过度伸展，减少肌肉紧张和疲劳		1
4.盖浴毯	* 将盖被折叠至床尾，盖浴毯	* 移去盖被可防止洗浴时弄脏或浸湿盖被，浴巾用于保暖和维护病人的隐私		1
5.调节水温	* 将脸盆和皂液放在床旁桌上，倒入温水 2/3 满	* 温水可以促进病人的身体舒适和肌肉放松，避免受凉		1
6.擦洗面部及颈部	* 在病人枕上铺一块浴巾，将另一块浴巾盖于胸部	* 避免擦浴时弄湿床单和盖被 * ××，我先为您洗脸和颈部，水温还合适吗？		2
	* 毛巾折叠成手套形，包在护士手上，浸湿	* 毛巾折叠可保持擦浴时毛巾的温度，避免毛巾边缘过凉刺激病人的皮肤		1
	* 擦洗眼部：先用温水擦洗病人的眼部，由眼内眦至眼外眦，使用毛巾不同部位轻轻擦干眼部	* 避免使用皂液，以免刺激眼睛，避免交叉感染 * 防止眼部分泌物进入鼻泪管	顺序错误 -1 分	2
	* 询问病人面部擦洗是否使用皂液。按顺序擦洗病人的前额、面颊、鼻部、耳后、下颌及颈部	* 因面部皮肤比身体其他部位的皮肤更容易暴露于外界，皂液容易使面部皮肤干燥，应特别注意洗净耳部及皮肤褶皱处 * 除眼部外，其他部位擦洗时一般顺序为：先用清水和皂液各擦洗一遍，再用清水擦净皂液，最后擦干	顺序错误 -2 分	2
7.擦洗上肢和双手	* 为病人脱去上衣，盖好浴毯	* 擦洗时，充分暴露擦洗部位，便于擦浴 * ××，我现在为您脱去上衣，麻烦您配合我一下，谢谢		2

	* 先脱近侧，后脱对侧；肢体有疾患时，先脱健侧，后脱患侧，穿衣反之（边操作边口述）		操作顺序错误 -1 分，未口述 -1 分	2
	* 移去近侧上肢浴毯，将浴巾铺于擦洗部位的下面			1
	* 将毛巾涂好皂液，擦洗病人的上肢，直至腋窝，而后用清水擦净，并用浴巾擦干	* 碱性残留液可破坏皮肤正常菌群的生长	少擦洗一遍 -1 分	2
	* 由远心端向近心端擦洗，特别注意擦净腋窝、肘窝等皮肤皱褶处，力度适度，能刺激肌肉组织，以促进皮肤血液循环（边操作边口述）		操作顺序错误 -1 分，未口述 -1 分	2
	* 将浴巾对折，放于病人床边处，置脸盆于浴巾上，协助病人将手浸于脸盆中，洗净并擦干	* 浸泡可软化皮肤角质层，便于清除指甲下的污垢		1
	* 根据情况修剪指甲（口述）			1
	* 操作后移至对侧，同法擦洗对侧上肢（边操作边口述）			1
8. 擦洗胸、腹部	* 根据需要换水，测试水温			1
	* 将浴毯向下覆盖病人的脐部以下，胸部覆盖浴巾，擦洗病人的胸部	* 浴巾盖于病人的胸部，保护病人的隐私并避免着凉		1
	* 女性病人擦洗乳房时应环形擦洗，注意擦净乳房下皮肤皱褶处（边操作边口述）		操作顺序错误 -1 分，未口述 -1 分	2
	* 将浴毯向下覆盖病人的会阴部以下，胸、腹部覆盖浴巾，擦洗病人的腹部	* 浴巾盖于病人的腹部，保护病人的隐私并避免着凉 * 注意洗净脐部和腹股沟处的皮肤皱褶		2
9. 擦洗背部	* 协助病人侧卧，背向护士，露出背部和臀部，浴巾纵向铺于病人的身下	* 暴露病人的背部和臀部，便于擦洗 * ××，麻烦您配合我，顺着我的力量，向床边移动，背部面向我，很好，谢谢您的配合	未沟通 -1 分	2
	* 将浴毯盖于病人的肩部和腿部	* 保暖，减少身体不必要的暴露		1
	* 依次擦洗后颈、背、臀部			1
	* 用 50% 乙醇进行背部按摩	* 详细内容见："背部按摩"		1

10. 协助穿衣	* 协助病人穿好清洁上衣	* 确保病人温暖，舒适		1
	* 先穿对侧，后穿近侧；如有肢体外伤或活动障碍，应先穿患侧，后穿健侧（边操作边口述）	* 先穿患侧，可减少肢体关节的活动，便于操作	操作顺序错误-1分，未口述-1分	2
	* 将浴毯盖于病人的胸腹部			1
11. 擦洗下肢、足部	* 协助病人平卧，脱去裤子	* ××，麻烦您配合我，顺着我的力量，平卧，很好，我现在要为您脱去裤子，谢谢您的配合	未沟通-1分	2
	* 将浴毯盖于对侧下肢，浴巾铺于近侧下肢下	* 确保遮盖会阴部，保护病人的隐私		1
	* 依次擦洗病人的踝部、小腿、膝部、大腿，并擦干	* 由远心端向近心端擦洗可以促进静脉回流	操作顺序错误-1分	2
	* 护士转至对侧，同法擦洗下肢（边操作边口述）			1
	* 将盆移至足部，盆下垫浴巾			1
	* 擦洗足部：护士将病人的双脚放于盆内，浸泡后擦洗足部	* 确保足部接触盆底，以保持稳定，浸泡可软化角质层，确保洗净趾间部位，因趾间比较潮湿，有分泌物存在		1
	* 若足部过于干燥，可使用润肤剂，必要时修剪趾甲（口述）	* 润肤剂可保持皮肤湿润，软化皮肤		1
12. 擦洗会阴部	* 换水，暴露病人的会阴部，清洁并擦干会阴部	* 换水可防止微生物从肛门传播到会阴部		1
13. 穿裤	* 协助病人穿好清洁裤子			1
14. 梳头	* 协助病人取舒适体位，为病人梳头	* 维护病人的个人形象		1
15. 操作后处理	* 整理床单位，按需要更换床单。整理用物，放回原处	* 为病人提供清洁环境 * ××，我现在已经为您做完操作了，您现在感觉有什么不舒服的地方吗？如果没有，我就暂时离开，如果您有什么需要，请您按床头的呼叫器，我会马上过来，谢谢您的配合		2
	* 洗手 * 记录执行时间及护理效果	* 减少致病菌的传播		2

评价	* 操作正确规范，动作轻巧，熟练 * 物品准备齐全，计划周密	* 操作过程中站姿、走姿、蹲姿、持物姿态优美，符合护士姿态礼仪的要求	操作错误各 -3分	6
	* 病人皮肤清洁、身心舒适、无并发症的发生		操作错误 -10分，眼部感染 -10分，减完为止	10
	* 操作后，病室及床单位环境整洁、美观			4
	* 能与病人主动交流，声音柔和，语言表达恰当，不轻易打断病人的讲话，注意聆听，沟通效果良好	* 表情运用恰当，适时微笑		4

【护考对接】

床上擦浴时适宜的水温是：
A. 38～40℃　B. 41～43℃　C. 44～46℃　D. 47～49℃　E. 50～52℃

项目十二　背部按摩法

【实验目的】

1. 促进病人皮肤的血液循环，预防压疮等并发症的发生。
2. 观察病人的一般情况、皮肤有无破损，满足病人的身心需要。

【适应证】

适用于病情较重，长期卧床、制动或活动受限以及身体过于衰弱的病人。

【操作过程及评分】

操作程序	操作内容	操作注意事项 礼仪与沟通	评分细则	分值
评估	* 评估病人的年龄、病情、意识、心理状态、合作程度及背部皮肤状况	* 不用医学名词或者医学术语提出或回答病人的问题	少评估一项 -1分，减完为止	4
计划				
1.护士准备	* 着装整洁，洗手，戴口罩	* 符合护士仪表，干净、整洁，不佩戴首饰，不留长指甲、不涂指甲油	不符合其中任意一项则此项不得分	4

2. 用物 准备	* 脸盆（内盛 50～52℃ 温水 ）、毛巾、浴巾、 50% 乙醇、爽身粉、手 消毒液；必要时备清洁 衣物；治疗车下层备生 活垃圾桶、医疗垃圾桶		用物准备齐全，缺 少 1 件 -1 分，减完 为止	4
3. 环境 准备	* 关好门窗，调节室温 24℃以上，使用屏风遮 挡			4
4. 病人 准备	* 了解背部按摩的目的、 方法、注意事项及配合 要点 * 病情稳定，全身状况 较好			4
实施				
1. 核 对 解释	* 核对病人的床号、姓 名，解释操作目的及配 合方法	* 请问您是 ×× 号床 的 ××，您好，我是 您的责任护士，我叫 ××，为了增进您的 舒适度、促进皮肤的 血液循环及预防压疮 的发生，我现在要给 您背部按摩，在操作 的过程中，如果您感 到任何不适，麻烦您 及时和我沟通，谢谢 您的配合 * 语言温和，眼神友 好，使用各种礼貌用 语		2
	* 按需给予便器	* ××，请问您现在 需要方便吗？		2
2. 备水	* 将盛有温水的脸盆置 于床旁桌或椅上			4
3. 体位	* 协助病人取俯卧位或 侧卧位，背向操作者	* ××，麻烦您配合 我，顺着我的力量， 向床边移动，背部面 向我，很好，谢谢您 的配合 * 有利于背部按摩， 保护病人的隐私，并 有利于病人的放松		4
4. 检 查 皮 肤 情 况	* 检查受压部位血液循 环情况，皮肤有无破损， 有无禁忌证（边操作边 口述）	* 背部按摩的禁忌证 有：背部手术或肋骨 骨折	未操作 -2 分，未口 述 -2 分	4

5.按摩：俯卧位背部按摩	* 铺浴巾：暴露病人的背部、肩部、上肢及臀部，将身体其他部位用盖被盖好。将浴巾纵向铺于病人的身下	* 减少病人不必要的身体暴露，防止液体浸湿床单	过度暴露病人的身体 -4 分	4
	* 清洁背部：用毛巾依次擦洗病人的颈部、肩部、背部及臀部	* ××，您现在有什么不舒服的地方？如果有，一定要及时和我沟通，我会马上为您解决的		4
	* 全背按摩：两手掌蘸乙醇，用大小鱼际以环形方式由骶尾部开始沿着脊柱旁按摩至肩部，再沿背部两侧向下按摩至髂嵴部	* 按摩病人的肩胛部位时，应用力稍轻，手勿离开病人皮肤，至少按摩 3 min		4
	* 如此有节律地按摩数次，促进皮肤血液循环			2
	* 脊柱旁按摩：用拇指指腹蘸乙醇，由骶尾部开始沿脊柱旁按摩至颈肩部，继续向下按摩至骶尾部	* 正确运用力学原理，双下肢前后或左右分开，扩大支撑面，增加稳定性		4
	* 对受压部位局部按摩：以手掌大小鱼际蘸乙醇，按向心方向，由轻到重，再由重到轻按摩			4
	* 背部轻叩 3 min			4
侧卧位背部按摩	* 同俯卧位背部按摩		选择其中一种按摩方式即可，每种方式的得分均为 24 分，注意无需重复加分	24
	* 协助病人翻身侧卧，按摩另一侧髋部			4
6.协助病人换衣服	* 用浴巾擦净背部乙醇，撤去治疗巾	* ××，我现在已经为您做完操作了，您现在感觉有什么不舒服的地方吗？如果没有，我就暂时离开，如果您有什么需要，请您按床头的呼叫器，我会马上过来。谢谢您的配合		4

	* 协助病人穿好衣服	* 先脱近侧，后脱对侧；肢体有疾患时，先脱健肢，后脱患肢，穿衣则反之	穿衣顺序错误 −2 分	2
7. 操作后处理	* 协助病人取舒适卧位	* 舒适卧位可增加背部按摩的效果		4
	* 整理床单位			2
	* 整理用物			2
	* 洗手			2
	* 在翻身记录卡上记录执行时间及护理效果			2
评价	* 病人的身体舒适，身心愉悦		操作错误评价总分 −10 分	4
	* 操作正确规范，手法正确，动作轻巧，操作熟练，节力省力	* 操作过程中站姿、走姿、蹲姿、持物姿态优美，符合护士姿态礼仪的要求		4
	* 物品准备齐全，操作计划周密			2
	* 操作后，病室及床单位环境整洁、美观			2
	* 护士主动交流，声音柔和，语言表达恰当、温和，眼神友好，不轻易打断病人的讲话，注意聆听，沟通效果良好	* 表情运用恰当，适时微笑		4

【知识链接】

1. 背部按摩法图解：

http://jin gyan.baidu.com/article/f25ef25409eec5482d1b8267.html

2. 推拿手法之胸背部扳法：

http://jin gyan.baidu.com/article/a17d528527bb968099c8f264.html

项目十三　晨晚间护理

一、晨间护理

【实验目的】

1.使病人清洁、舒适，预防压疮及肺炎等并发症的发生。

2.观察和了解病情，为诊断、治疗及调整护理计划提供依据。

3.进行心理和卫生指导，满足病人的心理需求，促进护患沟通。

4.保持病室和床单位的整洁、美观。

【操作过程及评分】

操作程序	操作内容	操作注意事项 礼仪与沟通	评分细则	分值
评估	* 评估病人的年龄、病情、意识、心理状态、合作程度	* 不用医学名词或者医学术语提出或回答病人的问题	少评估一项 -1分，减完为止	6
计划				
1.护士准备	* 着装整洁，洗手，戴口罩	* 符合护士仪表，干净、整洁，不佩戴首饰，不留长指甲、不涂指甲油	不符合其中任意一项则此项不得分	6
2.用物准备	* 病情较轻的病人自备刷牙漱口用具、毛巾、面盆、梳子、肥皂、50%乙醇，重症病人另备口腔护理盘、便盆等；备清洁衣裤、清洁床上用品、床刷、床刷套；手消毒液或一次性塑料薄膜手套；治疗车下层备生活垃圾桶、医疗垃圾桶		用物准备齐全，缺少 1件 -1分，减完为止	6
3.环境准备	* 酌情关闭门窗，调节室温			6
4.病人准备	* 了解晨间护理的目的、方法、注意事项及配合要点 * 对于能离床活动、病情较轻的病人，应鼓励其自行完成以增强疾病康复的信心 * 对于病情较重、不能离床活动的病人，应给予协助完成			6
实施				

1. 核 对 解释	* 与病人核对床号、姓名，解释操作目的及配合方法	* ××（阿姨，大爷…）您好，我是您的责任护士，我叫××，请问您是××号床的××（姓名），为了增进您的舒适度，我现在要为您做晨间护理，在操作的过程中，如果您感到任何不适，麻烦您及时和我沟通，谢谢您的配合 * 语言温和，眼神友好，使用各种礼貌用语		4
2.	* 根据病人的病情放平床支架			4
	* 协助排便			4
3. 检 查 皮肤	* 协助病人翻身，检查皮肤的受压情况	* 操作过程中注意观察了解病人的情况，如病人有不适或提出疑问应及时解决		4
4. 按摩	* 进行背部及骨隆突等受压部位的皮肤按摩	* ××，我现在要为您进行背部的按摩，麻烦您配合我一下，谢谢		4
5. 排痰	* 根据需要协助病人叩背、排痰，必要时给予吸痰	* ××：我现在要给您进行叩背，这样有助于您体内痰液的排出，麻烦您配合我一下，谢谢		4
6. 清洁	* 协助病人刷牙漱口	* 病情严重者给予口腔护理	缺少一项 -2 分	2
	* 协助病人洗脸			2
	* 协助病人洗手			2
	* 协助病人梳头			2
7. 检查 导管	* 检查各种导管情况，按需更换导管			4
8. 操作 后	* 协助病人取舒适卧位	* 根据病人的病情合理摆放体位 * ××，我现在已经为您做完操作了，您现在感觉有什么不舒服的地方吗？如果没有，我就暂时离开，如果您有什么需要，请您按床头的呼叫器，我会马上过来。谢谢您的配合		4

9.整理床铺	* 整理床单位，必要时更换被服等	* 中线与床中线对齐，大单四角整齐，紧扎，被头充实 * 病床符合平紧、美观、舒适、安全、实用、耐用的原则		2
10.整理病室	* 整理病室内物品 * 酌情开窗通风		各2分	4
11.用物处理	* 整理用物			4
评价	* 操作正确规范，动作轻巧、熟练	* 操作过程中站姿、走姿、蹲姿、持物姿态优美，符合护士姿态礼仪的要求		4
	* 病人清洁、舒适，身心愉悦			4
	* 物品准备齐全，操作计划周密			4
	* 操作后，病室及床单位环境整洁、美观			4
	* 护士主动交流，声音柔和，语言表达恰当、温和，眼神友好，不轻易打断病人的讲话，注意聆听，沟通效果良好	* 表情运用恰当，适时微笑		4

二、晚间护理

【实验目的】

1.确保病室安静、整洁，为病人创造良好的夜间睡眠条件，促进病人入睡。

2.观察和了解病人的病情变化，满足病人身心需要，促进护患沟通。

3.预防压疮的发生。

【操作过程及评分】

操作程序	操作内容	操作注意事项 礼仪与沟通	评分细则	分值
评估	* 评估病人的年龄、病情、意识、心理状态、合作程度	* 不用医学名词或者医学术语提出或回答病人的问题	少评估一项 -1分，减完为止	6
计划				
1.护士准备	* 着装整洁，洗手，戴口罩	* 符合护士仪表，干净、整洁，不佩戴首饰，不留长指甲、不涂指甲油	不符合其中任意一项则此项不得分	6

2. 用物准备	* 病情较轻的病人自备刷牙漱口用具、毛巾、面盆、梳子、肥皂、50% 乙醇，重症病人另备口腔护理盘、便盆等；备清洁衣裤、清洁床上用品、床刷、床刷套；治疗车下层备生活垃圾桶、医疗垃圾桶		用物准备齐全，缺少 1 件 -1 分，减完为止	6
3. 环境准备	* 酌情关闭门窗，调节室温，拉窗帘			6
4. 病人准备	* 了解晚间护理的目的、方法、注意事项及配合要点 * 对于能离床活动、病情较轻的病人，应鼓励其自行完成以增强疾病康复的信心 * 对于病情较重、不能离床活动的病人，应给予协助完成			6
实施				
1. 核对解释	* 与病人核对床号、姓名，解释操作目的及配合方法	* ××（阿姨，大爷…）您好，我是您的责任护士，我叫××，请问您是××号床的××（姓名）？为了增进您的舒适度，我现在要为您做晚间护理，在操作的过程中，如果您感到任何不适，麻烦您及时和我沟通，谢谢您的配合 * 语言温和，眼神友好，使用各种礼貌用语		2
2. 清洁	* 协助病人刷牙漱口	* 病情严重者给予口腔护理	每缺 1 项 -2 分	4
	* 协助病人洗脸			2
	* 协助病人洗手			2
	* 协助病人热水泡脚			2
	* 协助病人梳头			2
	* 协助女性病人给予会阴冲洗			2
3. 检查皮肤	* 协助病人翻身，检查皮肤受压情况	* 操作过程中注意观察了解病人的情况，如病人有不适或提出疑问应及时解决		2

4. 按摩	* 进行背部及受压部位皮肤按摩	* ××，我现在要给您进行背部按摩，这样有助于您皮肤的血液循环，麻烦您配合我一下，谢谢	未沟通 -2 分	4
5. 检查导管	* 检查各种导管情况，按需更换导管			2
6. 排便	* 协助病人排便	* ××，我现在协助您进行排便，麻烦你配合我一下，谢谢	未沟通 -2 分	4
7. 操作后处理	* 协助病人取舒适卧位	* ××，我现在已经为您做完操作了，您现在感觉有什么不舒服的地方吗？如果没有，我就暂时离开，如果您有什么需要，请您按床头的呼叫器，我会马上过来。您好好休息，谢谢您的配合，晚安		2
	* 关闭门窗，调节室温，根据室温，适当加减盖被	* 边操作边口述	未口述 -2 分，未关窗 -10 分，	10
	* 整理床单位			2
	* 保持病室安静			2
	* 调节室内光线，关大灯，开地灯（口述）			2
8. 巡视、观察	* 经常巡视，观察病人的病情变化和睡眠情况（口述）	* 护士应注意做到"四轻"，即说话轻、走路轻、操作轻、关门轻		4
评价	* 操作正确规范，动作轻巧、熟练	* 操作过程中站姿、走姿、蹲姿、持物姿态优美，符合护士姿态礼仪的要求		4
	* 病人清洁、舒适，身心愉悦			4
	* 物品准备齐全，操作计划周密			4
	* 病室及床单位环境整洁、安静、适于睡眠			4
	* 护士主动交流，声音柔和，语言表达恰当、温和，眼神友好，不轻易打断病人的讲话，注意聆听，沟通效果良好	* 表情运用恰当，适时微笑		4

【重点总结】

晨晚间护理的最佳工作程序

一问、二看、三做、四教。

问候：① 床旁问候病人，自我介绍并告知组员、负责医生、护士长；② 了解病人的病情，向病人解释基础护理及平面整理的目的和意义；③ 了解病人的心理状态，适时实施心理护理。

查看：① 病人病情有无异常，衣服、头发、皮肤、会阴、指甲是否清洁，卧位是否舒服。各种管道是否规范标识，引流是否通畅，引流液是否异常（颜色、量、性质），床头卡是否与病人相符；② 特殊病人手腕带、约束带及床栏、防跌倒或坠床标识等。

做护理：① 完成病人更衣、面部清洁与梳头、口腔护理、指（趾）甲护理、会阴护理、足部清洁、排泄护理等基础护理；② 整理病人的床单位，保持被服整洁、干燥，床下及床周无杂物，床头柜上用的物品摆放整齐，符合要求（热水瓶、水杯、药杯等摆放有序），床头柜内无过期霉变食品，食品与用物分开放置；③ 协助病人翻身并取正确卧位，妥善固定病人的引流管，观察引流液的情况，落实压疮、坠床、吞咽障碍等并发症预防措施；④ 病房内无杂色被服，用物无乱拉乱挂现象，设备带及床头灯完好，窗台无杂物；⑤ 病室通风每天 2 次，每次大于 30 min。

宣教：① 在护理过程中，针对病人的病情做好与疾病相关的健康知识宣教；② 特殊检查及治疗的相关知识及注意事项；③ 宣教科室分级护理、分级护理内容、探陪及安全制度；④ 指导红灯及床栏等设备的使用。

项目十四　压疮的预防及护理

【实验目的】

1. 使皮肤清洁，保持皮肤完整。

2. 促进血液循环，预防受压部位出现压疮。

3. 原有皮肤受损害改善或痊愈。

【操作过程及评分】

操作程序	操作内容	操作注意事项 礼仪与沟通	评分细则	分值
评估	* 根据危险因素评估表，如 Braden 危险因素评估表，评估病人发生压疮的危险因素，如受压部位的情况及石膏、绷带、夹板等固定情况	* 不用医学名词或者医学术语提出或回答病人的问题	少评估一项 -1 分，减完为止	4
	* 对于发生压疮的病人，根据压疮的临床表现，评估病人的压疮分期		判断错误 -4 分	4

计划				
1.护士准备	* 着装整洁，洗手，戴口罩	* 符合护士仪表，干净、整洁，不佩戴首饰，不留长指甲、不涂指甲油	不符合其中任意一项则此项不得分	4
2.用物准备	* 脸盆（内盛 50～52℃温水）、毛巾、浴巾、50% 乙醇、爽身粉，必要时备清洁衣物 * 无菌换药包（有齿镊 2 把、治疗碗 1 个、弯盘 1 个、无菌纱布），0.5% 聚维酮碘棉球、生理盐水棉球、无菌持物钳、弯盘 1 个、一次性治疗巾、剪刀、胶布、棉签、手套；必要时备引流物、探针等；手消毒液 * 治疗车下层备生活垃圾桶、医疗垃圾桶		用物准备齐全，缺少 1件 -1 分，减完为止	4
3.环境准备	* 病室安静、整洁、光线充足			2
4.病人准备	* 了解压疮护理的目的、方法、注意事项及配合要点			2
实施				
1.核对解释	* 与病人核对病人床号、姓名，解释操作目的，方法及配合事项	* ××（阿姨，大爷…）您好，我是您的责任护士，我叫××，请问您是 ×× 号床的 ××（姓名）？为了预防压疮的发生或者使压疮创面恢复，我现在要给您进行压疮的护理，在操作的过程中，如果您感到任何不适，麻烦您及时和我沟通，谢谢您的配合 * 语言温和，眼神友好，使用各种礼貌用语	未核对 -2分，未解释 -2分	4
2.体位	* 协助病人取适当体位，必要时遮挡			1
3.压疮的预防	* 压疮的预防，要做到保护局部皮肤、避免潮湿、摩擦及排泄物的刺激（口述）	* 通过选取合适的表面支持性产品，保护骨隆突处和支持身体的空隙处	少一项 -1 分	4

	* 具体实施过程中应做到六勤："勤观察、勤翻身、勤擦洗、勤按摩、勤整理、勤更换"（口述）	* 重点观察易发部位的受压情况；擦洗可保持局部皮肤清洁、干燥，通过按摩促进血液循环；通过整理和更换避免和减少摩擦力和剪切力	少一项 -1 分	4
	* 翻身方法正确：一般每 2 h 翻身一次，必要时每 30 min 翻身一次，建立床头翻身记录卡（口述）	* 避免拖、拉、推、拽等动作，以减少摩擦力	翻身动作错误 -3 分	3
	* 需要时可在两膝之间、背后、胸腹前放置软枕（口述）			1
	* 对使用石膏、绷带及夹板的病人，应注意观察局部皮肤状况及肢端的血运情况，适当调节固定部位夹板的松紧度，衬垫平整、松软（口述）	* 减少不当的压力及摩擦力的作用		1
	* 对容易发生压疮的病人，应经常用温水擦浴、擦背或行局部按摩，经常检查受压部位，定期用 50% 乙醇或红花乙醇按摩全背或受压处（口述）	* 见"背部按摩法"，每次按摩 3 ~ 5 min		1
	* 压疮的预防还要注意增加病人的营养，增强全身抵抗力（口述）			1
使用便盆	* 不可使用掉瓷的便盆（口述）	* 以免便盆边缘不平整的部分刺激皮肤，造成损伤		1
	* 一只手扶托病人的腰及骶尾部，一只手将便盆置于病人的臀下（开口向下）	* 不可强行塞、拉便盆，以免损伤病人的骶尾部皮肤 * ××，麻烦您脚蹬床，配合我抬高臀部，很好		1
	* 排便完毕，一只手抬高病人的腰及骶尾部，一只手取出便盆，遮上便盆布，放于床尾右侧，穿好裤子			1
	* 必要时在便盆边缘上垫以软纸或布垫，以防擦伤皮肤（口述）			1
4. 压疮的护理				

Ⅰ期淤血红润期	* 护理重点：去除病因，防止压疮继续发展，如皮肤破损不提倡局部皮肤按摩，以防进一步损害（口述）			4
Ⅱ期炎性浸润期	* 护理重点：保护皮肤，预防感染（口述）			2
水泡的处理	* 未破的小水泡，应减少摩擦，防止水泡破裂、感染，使其自行吸收（口述）			2
大水泡	* 用聚维酮碘消毒局部			1
	* 用无菌注射器抽出疱内液体，不必剪去表皮			1
	* 局部消毒后			1
	* 覆盖无菌敷料			1
	* 用胶布固定			1
	* 如水泡破溃并露出创面，消毒创面及周围皮肤			1
	* 选择合适的敷料覆盖、并固定			1
Ⅲ期浅度溃疡期	* 护理重点：清洁伤口，清除坏死组织，处理伤口渗出液，促进肉芽组织生长，预防控制感染（口述）			2
Ⅳ期坏死溃疡期	* 护理重点：在Ⅲ期的基础上，采取清创术，清除焦痂和腐肉等坏死组织，预防控制感染（口述）			2
5.铺巾置盘	* 铺治疗巾于伤口下	* ××，我来为您换药，请您配合我一下好吗？		1
6.打开换药包	* 检查，打开换药包，取聚维酮碘棉球放于弯盘内	* 严格按无菌操作原则进行		1
7.去除伤口敷料	* 用手揭开绷带和外层敷料，用镊子取下内层敷料	* 方向与伤口纵轴方向平行，动作轻柔 * 当最内层敷料干燥与创面粘贴紧密时，可用生理盐水浸湿软化敷料后再揭除		4

8.清洁创口更换引流物	* 用消毒棉球消毒伤口周围皮肤5cm以上，消毒2~3遍	* 无菌伤口由内向外，感染伤口由外向内 * 勿使消毒液流入伤口内	严格按照无菌伤口由内向外，感染伤口由外向内顺序进行消毒，否则此项不得分	4
	* 再用生理盐水棉球清除伤口内分泌物及脓液			2
	* 剪除坏死组织、痂皮			2
	* 酌情取标本送细菌培养，更换引流物	* 视伤口深度和创面情况置入适宜的引流物		2
9.包扎固定伤口	* 以无菌敷料覆盖创面及伤口，用胶布或绷带固定	* 一般伤口用凡士林纱布；分泌物多时可用盐水纱布，外加多层干纱布 * 敷料覆盖的大小以不暴露伤口并达到伤口外3cm左右为宜，数量视渗出情况而定，如创面广泛、渗液多可加用棉垫及绷带包扎 * 胶布粘贴方向与肢体或躯干长轴垂直，不可环绕肢体	严格遵守无菌操作原则，污染一次-3分	2
10.操作后处理	* 操作完毕协助病人取舒适体位，整理床单位，整理用物，洗手，记录	* 特殊感染的敷料应随即焚烧销毁，器械器皿做特殊灭菌处理		2
评价	* 手法正确，动作轻巧	* 操作过程中站姿、走姿、蹲姿、持物姿态优美，符合护士姿态礼仪的要求	操作错误-10分	1
	* 有爱伤观念，病人暴露适度			1
	* 取放便盆方法正确，未与皮肤发生摩擦			1
	* 翻身时无推、拉动作			1
	* 按摩促进局部血液循环			1
	* 受压部位架空，减轻压力			1
	* 给予皮肤换药的操作过程中，严格无菌原则		污染一次-3分	3
	* 不同时期压疮处理方法正确、有效			4
	* 护士主动交流，语言表达恰当，声音柔和，沟通良好	* 表情运用恰当，适时微笑		4

【知识链接】

美国国家压疮协会（National Pressure Ulcer Advisory Panel）：http://npuap.org
中国压疮网：http://zgyczlw.com/

项目十五　生命体征的测量

【实验目的】
1. 判断体温、脉搏、血压及呼吸有无异常。
2. 动态监测体温、脉搏、血压及呼吸有无变化。
3. 协助诊断，为预防、治疗、康复和护理提供依据。

【操作过程及评分】

操作程序	操作内容	操作注意事项礼仪与沟通	评分细则	分值
评估	* 评估测量生命体征前，若有剧烈运动、紧张、恐惧、哭闹、进食、冷热饮、冷热敷、洗澡、坐浴、灌肠等，应休息30 min后再测量 * 评估病人的年龄、病情、意识状态、治疗情况、心理状态及合作程度	* 不用医学名词或者医学术语提出或回答病人问题	少评估一项 -1分，减完为止	4
计划				
1. 护士准备	* 着装整洁，洗手，戴口罩	* 符合护士仪表，干净、整洁，不佩戴首饰，不留长指甲、不涂指甲油	不符合其中任意一项则此项不得分	2
2. 用物准备	* 容器两个（一个为清洁容器，盛放已消毒的体温计，另一个盛放使用后的体温计）弯盘内放消毒纱布1块，血压计、听诊器、表（有秒针）、笔记本（体温单）、笔、必要时备棉花，若测肛温，另备润滑油、棉签、卫生纸；手消毒液；治疗车下层备生活垃圾桶、医疗垃圾桶		用物准备齐全，缺少1件-1分，减完为止	4

3.环境准备	* 安静，室温适宜，光线充足			2
4.病人准备	* 了解生命体征测量的目的、方法、注意事项及配合要点 * 体位舒适，情绪稳定 * 测温前，病人若有剧烈运动、紧张、恐惧、哭闹、进食、冷热饮、冷热敷、洗澡、坐浴、灌肠等，应休息 30 min 后再测量			2
实施				
1.检查	* 先检查体温计数目，有无破损（口述）			1
	* 甩体温计水银柱至 35 ℃以下备用			1
	* 检查血压计：检查血压计盛装水银玻璃管有无破损；打开水银槽开关，观察水银柱是否保持在"0"处；检查橡胶管和输气球是否漏气（边操作边口述）		遗漏一项 -1 分	
2.核对解释	* 携用物至床旁，核对病人床号、姓名及床尾卡	* ××（阿姨，大爷…）您好，我是您的责任护士，我叫××，请问您是 ×× 号床的 ××（姓名）？为了了解您的体温、脉搏、血压及呼吸的基本情况，我现在要给您测量生命体征，在操作的过程中，如果您感到任何不适，麻烦您及时和我沟通，谢谢您的配合 * 语言温和，眼神友好，使用各种礼貌用语	未核对 -2 分，未解释 -2 分	2
	* 告知病人及家属测量体温、脉搏、呼吸、血压的必要性（口述）	* ××（阿姨，大爷…），为了能够更加了解您的体温、脉搏、血压及呼吸的基本情况，我现在要给您测量生命体征，在操作的过程中，如果您感到任何不适，麻烦您及时和我沟通，谢谢您的配合		1

	* 告知病人测量体温、脉搏、呼吸、血压配合方法	* ××，麻烦您把体温计夹在一侧手臂的腋下，我要给您测量体温，同时，在测量体温的过程中，我还要为您在另一侧手臂上测量血压，麻烦您配合我一下，谢谢		1
3.体位	* 协助病人取舒适、正确的体位			1
	* 根据病情选择测量部位（口述）			1
4. 测量体温				
测口温	* 部位：口表水银端斜放于舌下热窝	* 舌下热窝是口腔中心温度最高的部位	选择一种测量体温的方式即可，每种方式的得分均为6分，注意无需重复加分	1
	* 方法：嘱病人闭紧口唇，用鼻呼吸	* ××（阿姨，大爷…），麻烦您在测量的过程中，紧闭口唇，用鼻呼吸	未嘱咐不得分	2
	* 勿用牙咬体温计		未嘱咐不得分	1
	* 时间：3 min 后取出			1
	* 擦净、看明刻度后记录			1
测腋温	* 协助病人解开衣服，擦干腋汗	* ××（阿姨，大爷…），现在咱们先来测体温，请您先解开衣服，需要我帮忙吗?	未沟通此项不得分	1
	* 体温计水银端紧贴皮肤放于腋窝处	* 保证所测体温的正确性		1
	* 让病人屈臂过胸，夹紧			1
	* 时间：10 min 后取出			1
	* 读数，并记录			1
测肛温	* 体位：侧卧、俯卧、屈膝仰卧位	* ××（阿姨，大爷…），麻烦您屈膝侧卧或仰卧露出臀部，很好，谢谢配合		1

	* 方法：用 20% 肥皂水或油剂润滑肛表水银端，插入肛门 3～4 cm			1
	* 婴幼儿可取仰卧位，护士一只手握住患儿双踝，提起双腿；另一只手将已润湿的肛表插入肛门，用手掌根部和手指将双臀轻轻捏拢（口述）	* 用于婴幼儿、昏迷、精神异常者 * 暴露测温部位，便于测量，便于插入，避免擦伤肛门及直肠黏膜		1
	* 时间：3 min 后取出，擦净肛表，用卫生纸给病人擦净肛门，盖好被，协助病人卧于舒适体位			1
	* 看清读数，并记录			1
5. 测量脉搏	* 护士以示指、中指、环指指端按压在桡动脉处，按压力量以能清楚测得脉搏搏动为宜	* 压力太大阻断脉搏搏动，压力太小感觉不到脉搏搏动		1
	* 正常脉搏测 30s，乘以 2，异常脉搏者测 1 min（边操作边口述）	* 测量时注意脉率、脉搏强弱等情况	未口述 -1 分	1
	* 若病人为脉搏短绌，由两名护士同时测量，一人听心率，另一人测量脉搏，由听心率者发出"开始"和"停止"的口令，计时 1 min（口述）（图 15-1-1）	* 心脏听诊处为左锁骨中线内侧第 5 肋间		1
	* 将所测脉搏数值记录在记录本上	* 脉搏短绌者以分数式记录：心率/脉率		1
6. 测量呼吸	* 将手放在病人的诊脉部位似诊脉状，以转移病人的注意力	* 一般情况下，与测量脉搏连续进行		1
	* 眼睛观察病人胸部或腹部的起伏，一呼一吸为一次	* 女性以胸式呼吸为主，男性和儿童以腹式呼吸为主		1
	* 观察呼吸频率、深度、节律、呼吸音、形态及有无呼吸困难	* 协助诊断，为预防、治疗、康复及护理提供依据		1
	* 正常呼吸测 30s，所得数值乘以 2			1

	* 异常呼吸病人或婴儿应测 1 min，危重病人气息微弱而不易观察者，可用棉花少许置于病人的鼻孔前，观察棉花吹动的情况，计数时间为 1 min（口述）			1
	* 将所测呼吸数值记录在记录本上			1
7. 血压测量	* 选择测量血压的方法		选择其中一种测量血压的方式即可，每种方式的得分均为 30 分，注意无需重复加分	
肱动脉	* 为了免受血液重力的影响，在测量血液时，血压计"0"点应和肱动脉、心脏处于同一水平（口述）			1
		* 肱动脉高于心脏水平，测得血压值偏低；肱动脉低于心脏水平，测得血压值偏高		2
	* 病人卷袖，露臂，手掌向上，肘部伸直	* 必要时脱袖，以免衣袖过紧影响血流，影响血压测量值的准确性		2
	* 打开血压计，垂直放妥，开启水银槽开关	* 避免倾倒		2
	* 驱尽袖带内空气，平整置于上臂中部，下缘距肘窝 2 ~ 3 cm，松紧以能插入一指为宜	* 袖带缠得太松，测得的血压值偏高；袖带缠得太紧，测得的血压值偏低		2
	* 于肘窝内侧触摸肱动脉搏动点			2
	* 戴好听诊器，将听诊器胸件置于肱动脉搏动最明显处	* 避免听诊器胸件塞在袖带下，出现干扰		2
	* 一只手固定，另一只手握加压气球，关气门			2
	* 注气至肱动脉搏动消失升高 2.7~ 4.0kPa（20 ~ 30mmHg）	* 肱动脉搏动消失表示袖带内压力大于心脏收缩压，血流被阻断 * 打气不可过猛过快，以免水银溢出和病人不适；充气不足或过度都会影响测量结果		4

	* 逐渐松动橡皮球阀门，缓慢放气，以水银柱下降速度 0.15kPa/s（4mmHg/s）为宜	* 放气太慢，使静脉充血，舒张压值偏高；放气太快，未注意到听诊器间隔，为猜测值		4
	* 注意水银柱的刻度和肱动脉声音的变化	* 视线保持与水银柱弯月面同一水平，视线低于水银柱弯月面读数偏高，反之读数偏低		2
	* 听诊器出现第一声搏动音时水银柱所指的刻度为收缩压	* 第一声搏动音出现表示袖带内压力降至与心脏收缩压相等，血流能通过受阻的肱动脉		2
	* 当搏动音消失变弱或消失时，水银柱所指的刻度为舒张压	* WHO 规定成人应以动脉搏动音的消失作为判断舒张压的标准		2
腘动脉	* 体位：仰卧、俯卧、侧卧	* 一般不采用屈膝仰卧位	另一种测量方法可不计分	0
	* 病人卷裤，卧位舒适	* 必要时脱一侧裤子，以免过紧影响血流		0
	* 袖带缠于大腿下部，其下缘距腘窝 3～5 cm	* 袖带松紧适宜		0
	* 触摸腘动脉搏动			0
	* 听诊器置腘动脉搏动最明显处			0
	* 其余操作同肱动脉			0
	* 将所测血压数值记录在记录本上	* 当变音与消音之间有差异时，两读数都应记录，方式是收缩压 / 变音 / 消失音		2
8. 取表	* 口述：10 min 到			1
	* 取出体温计，用消毒液纱布擦拭	* 若测肛温，用卫生纸擦净病人肛门处		2
9. 读 数记录	* 将体温值记录在记录本上	* 若与病情不符应重新测量		2
10. 协助病人卧位	* 协助病人穿好衣、裤，取舒适体位			1

	* 报告体位、脉搏、呼吸、血压的测量结果，查对	* ××，我现在已经为您做完操作了，您现在感觉有什么不舒服的地方吗？如果没有，我就暂时离开，如果您有什么需要，请您按床头的呼叫器，我会马上过来。谢谢您的配合		1
11. 洗手	* 操作后，洗手及摘口罩			1
12. 合理处置医疗用物	* 消毒体温计			2
13. 整理血压计	* 排尽袖带内的空气 * 扣紧压力活门，整理后放入盒内 * 血压计盒盖右倾45°使水银全流回槽内，关闭水银槽开关，盖上盒盖，平稳放置	* 避免玻璃管破裂，水银溢出		2
14. 转记	* 将体温、脉搏、血压及呼吸值转记到体温单上			1
评价	* 操作正确规范，手法正确，动作轻巧、熟练	* 操作过程中站姿、走姿、蹲姿、持物姿态优美，符合护士姿态礼仪的要求	操作错误 -10分	2
	* 所测数值准确，记录正确			2
	* 物品准备齐全，操作计划周密			2
	* 护士主动交流，声音柔和，语言表达恰当、温和，眼神友好，不轻易打断病人的讲话，注意聆听，沟通效果良好	* 表情运用恰当，适时微笑		2

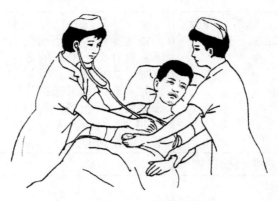

图 15-1-1　脉搏短绌

【护考对接】

影响血压值偏高的因素：袖带太窄、袖带过松、视线低于水银柱弯月、肱动脉低于心脏水平。

影响血压值偏低的因素：袖带太宽、袖带过紧、视线高于水银柱弯月、肱动脉高于心脏水平。

影响舒张压值偏高的因素：放气太慢，使静脉充血。

项目十六　吸痰法

【实验目的】

1. 清除呼吸道分泌物，保持呼吸道通畅。

2. 促进呼吸功能，改善肺通气。

3. 预防并发症发生。

【适应证】

临床上主要用于年老体弱、危重、昏迷、麻醉未清醒前等各种原因引起的不能有效咳嗽、排痰者。

【操作过程及评分】

操作程序	操作内容	操作注意事项礼仪与沟通	评分细则	分值
评估	* 病人的年龄、病情、意识状况、治疗情况、有无将呼吸道分泌物排出的能力，心理状态及合作能力 * 检查电动吸引器性能是否良好，连接是否正确			4

计划				
1. 护士准备	* 着装整洁，修剪指甲、应用七步洗手法洗双手，戴口罩	* 符合护士仪表，干净、整洁，不佩戴首饰，不留长指甲、不涂指甲油	不符合护士仪表其中任意一项则此项不得分	4
2. 用物准备	* 治疗盘内备：盖罐2只（试吸罐和冲洗罐，内盛无菌生理盐水）、一次性无菌吸痰管数根、无菌纱布、无菌止血钳或镊子、无菌手套、弯盘；必要时备压舌板、开口器、舌钳。 * 治疗盘外备：电动吸引器（内盛100ml消毒液）（图1-16-1）或中心吸引器，必要时备电插板		用物准备齐全，缺少1件-1分	4
3. 环境准备	* 室温适宜、光线充足、环境安静			4
4. 病人准备	* 了解吸痰的目的、方法、注意事项及配合要点 * 体位舒适，情绪稳定			4
实施				
1. 核对解释	* 备齐用物至病人床旁，核对床号，姓名并解释	* 您好，请问您叫什么名字？哦，××，您呼吸道有痰液咳不出，我用吸痰管帮您抽吸出来，插管时会有点不舒服，请您忍耐一下，配合我的操作好吗？		4
2. 检查并调节吸引器	* 连接各管道，接通电源，打开开关，检查吸引器性能，各管道及连接处有无漏气，是否通畅，调节负压（边操作边口述）	* 调节合适的负压：成人40.0~53.3kPa（300~400mmHg），儿童<40.0kPa（<300mmHg），婴幼儿100~200mmHg，新生儿<100mmHg（口述）	未口述或口述应调节负压值错误-4分	4
3. 检查病人	* 病人口、鼻腔，取下活动义齿（口述）	* ××，我先检查一下您的口鼻，您有假牙吗？如果有的话，我帮您取下来好吗？	未口述-2分，未沟通-2分	4
	* 使用呼吸机或缺氧严重的病人，吸痰前后应当给予高流量吸氧（口述）			2
4. 体位	* 病人去枕仰卧，头部转向一侧，面向操作者，并略向后仰	* ××，我帮您把枕头取下，面朝我，躺好了吗？		4

5.	* 如病人无法张口，可用压舌板、开口器帮助病人张口（口述）			4
6. 试吸	* 夹取纱布，连接吸痰管，试吸生理盐水润滑冲洗吸痰管	* 检查吸痰管是否通畅，并润滑导管前端		4
7. 吸痰	* 左手用纱布持导管，将导管反折（需口述），右手拿镊子夹导管前端	* 插管时不可有负压，以免引起呼吸道黏膜损伤	未反折 -4 分	4
	* 由口腔通过颊部插至咽喉部（10～15 cm）（图 1-16-2）	* ××，我要给您插管了，会有点不舒服，请您配合一下，深呼吸		2
	* 待病人吸气时（口述），将导管插入气管一定深度，放松导管反折端，先吸口咽部分泌物，再吸气管内分泌物	* 有气管切开者先吸气管切开处，再吸口腔，最后吸鼻腔		2
	* 如吸痰管插入受阻，可适当变动头的位置后再行插入（口述）	* 若气管切开吸痰，注意无菌操作		2
	* 吸痰时，吸痰管应以左右旋转、向上提出的手法，吸尽痰液	* 吸痰时动作轻柔，敏捷		2
	* 如痰液黏稠时，可配合蒸汽吸入、雾化吸入、叩击、拍背等振动气管，使痰液松动易于吸出（口述）	* 自口腔吸痰困难者，可由鼻腔插入，颅底骨折病人禁用		2
	* 病人发生缺氧的症状时，如发绀、心律减慢等症状时，应当立即停止吸痰，休息后再吸（口述）			2
	* 如痰液较多，需要再次吸引，应间隔 3～5 min，病人耐受后再进行（口述）			2
	* 每次吸痰时间不超过 15s（口述）	* 以免造成缺氧		2
	* 婴幼儿使用吸痰管要细，动作要轻柔，负压不可过大，以免损伤黏膜（口述）	* 一根吸痰管只使用一次		2
	* 如使用电动吸引器，贮液瓶内的吸出液应及时倾倒，一般不应超过 2/3 满，以防痰液吸入仪器内损坏机器（口述）			2
	* 导管取出后抽吸生理盐水，冲洗管内痰液，以免阻塞			2

8. 操作后	* 用盐水清洁口腔，检查黏膜有无损伤	* ××，我检查一下您的口黏膜，很好，没有损伤		2
	* 取出开口器，用纱布擦尽病人面部的分泌物			2
	* 操作结束后，关闭电源开关（电动吸引器），拔出插头 * 撤去中心负压压力表（中心负压）			2
9. 观察	* 气道是否通畅；病人的反应，如面色、呼吸、心率、血压等；吸出液的色、质、量	* 随时动态观察病人 * 观察痰液，必要时送检		8
10. 安置病人	* 给病人取舒适体位，整理床单位	* ××，您感觉如何？请您躺好，如有什么需要，随时找我，感谢您的配合		2
11. 整理用物	* 吸痰管按一次性用物处理，仪器放置妥善，其余物品按照消毒灭菌原则处理（口述）	* 治疗盘内吸痰用物每日更换1～2次		2
12. 记录	* 洗手，记录病情和痰液情况			4
评价	* 手法正确，动作轻巧，操作熟练	* 操作过程中，护士姿态优美		2
	* 吸痰过程中严格执行无菌操作	* 表情运用恰当，适时微笑		2
	* 病人呼吸道分泌物清理干净，呼吸通畅，感觉良好	* 主动交流，声音柔和，语言表达恰当		2

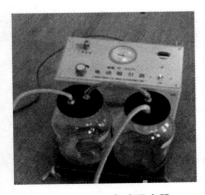

图 1-16-1 电动吸痰器

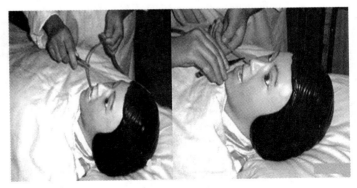

图 1-16-2 插管吸痰

项目十七　洗胃法

【实验目的】

1.解毒　清除胃内毒物或刺激物，减少毒物吸收，还可利用不同灌洗液进行中和解毒，用于急性食物或药物中毒，服毒后 4~6 h 内洗胃最有效。

2.减轻胃黏膜充血水肿　幽门梗阻病人饭后常有滞留现象，引起上腹胀满、不适、恶心、呕吐等症状，通过洗胃减轻潴留物对胃黏膜的刺激，减轻胃黏膜水肿、炎症。

【适应证】

适应于非腐蚀性毒物中毒，如有机磷、安眠药、重金属类与生物碱等以及食物中毒的病人。

【禁忌证】

强腐蚀性毒物（如强酸、强碱）中毒、肝硬化伴食管胃底静脉曲张、胸主动脉瘤、近期内有上消化道出血及胃穿孔、胃癌等。

【操作过程及评分】

一、口服催吐法

操作程序	操作内容	操作注意事项礼仪与沟通	评分细则	分值
评估	* 病人的年龄、病情、医疗诊断、意识状态、生命体征、瞳孔的变化等 * 口腔黏膜有无损伤，有无活动义齿 * 心理状态，有无焦虑、恐惧等以及对洗胃的耐受能力、合作程度、知识水平等 * 摄入毒物的种类、剂型、浓度、量、中毒时间、途径等，来院前的处理措施，是否曾经呕吐过及有无洗胃禁忌			6

计划				
1.护士准备	* 着装整洁，应用七步洗手法洗双手，修剪指甲，戴口罩	* 符合护士仪表，干净、整洁，不佩戴首饰，不留长指甲、不涂指甲油	不符合其中任意一项则此项不得分	6
2.用物准备	* 治疗盘内：量杯（或水杯）、压舌板、水温计、弯盘、塑料围裙或橡胶单（防水布），另备水桶2只（一个盛洗胃液，一个盛污水） * 洗胃溶液：按医嘱根据毒物性质准备洗胃液，一般量为10 000～20 000 ml，温度25～38℃ * 为病人准备洗漱用物		用物准备齐全，缺少1件-1分	6
3.环境准备	* 整洁、安静、温度适宜、光线适中，必要时用屏风或床帘遮挡			4
4.病人准备	* 了解催吐洗胃方法的使用过程、目的、注意事项及配合要点，体位正确			4
实施		* 用于服毒量少的清醒合作者		
1.核对解释	* 携用物至床旁，核对床尾卡，姓名 * 告知病人洗胃的目的及配合方法，以取得合作	* 请问您是×床的××吗？由于您胃内有中毒物质，为了减轻您的中毒症状，特根据医嘱为您洗胃。操作方法是……，请您配合好吗？	未核对此项不得分，未解释-2分	6
2.安置合适的体位	* 口服催吐法取坐位，身体略向前倾	* 用于服毒量少、清醒、愿意合作的病人		4
3.	* 围好围裙，取下活动义齿，污水桶置于病人的座位前			6
4.诱发呕吐	* 用压舌板刺激病人的咽后壁或者舌根诱发呕吐			6
5.留标本	* 遵医嘱留取毒物标本送检			6
6.自饮洗胃液	* 协助病人每次饮洗胃液300～500 ml			6
7.反复诱吐	* 再用压舌板诱发呕吐，如此反复进行，直至吐出液澄清无味为止	* 表明毒物已基本洗干净		4

操作程序	操作内容	操作注意事项礼仪与沟通	评分细则	分值
8.观察	* 密切观察病人的病情、生命体征变化及洗胃情况，观察洗胃液出入量，洗出液的颜色、气味（口述）	* 如病人有腹痛、休克现象或洗出液呈血性，应立即停止洗胃，及时报告医生，采取急救措施		4
9.整理用物	* 协助病人漱口，洗脸，取舒适卧位，收拾用物（口述） * 护士洗手	* ××，您胃内的毒物已经全部清洗干净了，请您不用担心，好好休息吧	未口述 -4分，未沟通 -2分	8 4
10.记录	* 记录灌洗液名称、量，洗出液的颜色、气味、性质、量，以及病人的全身反应			8
评价	* 无洗胃并发症的发生 * 病人中毒症状缓解 * 床铺及衣物无污染			12

二、电动吸引器洗胃法

操作程序	操作内容	操作注意事项礼仪与沟通	评分细则	分值
评估	* 病人的年龄、病情、医疗诊断、意识状态、生命体征、瞳孔的变化等 * 口腔黏膜有无损伤，有无活动义齿 * 心理状态，有无焦虑、恐惧等以及对洗胃的耐受能力、合作程度、知识水平等 * 摄入毒物的种类、剂型、浓度、量、中毒时间、途径等，来院前的处理措施，是否曾经呕吐过及有无洗胃禁忌		少评估一项 -1分	4
计划				
1.护士准备	* 着装整洁，应用七步洗手法洗双手，修剪指甲，戴口罩	* 符合护士仪表，干净、整洁，不佩戴首饰，不留长指甲、不涂指甲油	不符合其中任意一项则此项不得分	4

2.用物准备	* 治疗盘内：无菌洗胃包（内有胃管、镊子、纱布或使用一次性胃管），塑料围裙或橡胶单、治疗巾、检验标本容器或试管、量杯、水温计、压舌板、弯盘、棉签、50 ml注射器、听诊器、手电筒、润滑油、胶布、手套，必要时备张口器、牙垫、舌钳放于治疗碗中，水桶2只 * 洗胃溶液：按医嘱根据毒物性质准备洗胃液。一般量为10 000~20 000 ml，温度25~38℃ * 另为病人准备洗漱用物 * 电动吸引器洗胃法另备电动吸引器、"Y"形三通管、调节夹或止血钳、输液架、输液瓶、输液器；全自动洗胃机洗胃法另备全自动洗胃机		用物准备齐全，缺少1件 -1分	10
3.环境准备	* 整洁、安静、温度适宜、光线适中，必要时用屏风或床帘遮挡			4
4.病人准备	* 了解洗胃的方法、过程、目的、注意事项及配合要点			4
实施				
1.核对解释	* 携用物至床旁，核对床尾卡、姓名 * 告知病人洗胃的目的及配合方法，以取得合作	* 请问您是×床的××吗？由于您胃内有中毒物质，为了减轻您的中毒症状，特根据医嘱为您洗胃。操作方法是……，请您配合好吗？	未核对此项不得分，未解释-2分	4
2.安置合适体位	* 取坐位或半坐位；中毒较重者取左侧卧位；昏迷病人取去枕平卧位，头偏向一侧	* 左侧卧位可减慢胃排空，延缓毒物进入十二指肠的速度		2
3.操作前的准备	* 围好围裙，取下活动义齿			2
4.连接调试机器	* 接通电源，检查吸引器功能，调节负压，保持在13.3 kPa左右	* 避免压力过大引起胃黏膜损伤		4

5. 安装灌洗装置	* 将输液瓶连接输液管，下接Y形三通管主管，Y形三通管另两端分别与胃管及储液瓶的橡胶管相连，将灌洗液倒入输液瓶内，夹紧输液管挂至输液架上		管道连接错误此项不得分	8
6. 插胃管	* 用液状石蜡油润滑胃管前端，插入长度为前额发际至胸骨剑突的距离，由口腔插入胃内 55 ~ 60 cm，确定胃管在胃内后，用胶布固定	* 操作方法参照鼻饲法 * ××，现在我要通过口腔把这根胃管插入您的胃内，会有点不舒服，您配合我的口令好吗？	插管方法错误 -4 分，未沟通 -2 分	6
7. 吸出胃内容物	* 开动吸引器，吸出胃内容物	* 负压 13.3 kPa 左右		4
8. 灌注洗胃液	* 关闭吸引器，夹紧储液瓶上的引流管，开放输液管，使洗胃液流入胃内 300 ~ 500 ml 时（口述灌注量）	* 一次灌洗量不得超过 500 ml	未口述 -2 分	4
9. 吸出灌入的液体	* 夹紧输液管，开放引流管，开动吸引器，吸出灌洗液	* ××，现在我们反复地灌入洗胃液，再抽出来，您如果不舒服，尽管告诉我好吗？		4
10.	* 如此反复灌洗，直至吸出澄清无味液体为止			2
11. 观察	* 密切观察病人病情、生命体征变化及洗胃情况，观察洗胃液出入量的平衡，吸出液的颜色、气味（口述观察内容）	* 如病人有腹痛、休克现象或洗出液呈血性，应立即停止洗胃，及时报告医生，采取急救措施	未口述观察内容 -4 分，未口述注意事项 -4 分	8
12. 拔管	* 洗胃毕，反折胃管末端，拔出胃管	* 防止管内液体误入气管 * ××，好了，操作结束了，毒物已基本清洗干净了，您不必担心了，我给您把胃管拔出，您还有什么问题吗？	拔管方法错误 -3 分，未沟通 -3 分	6
13. 整理	* 协助病人漱口，洗脸，取舒适卧位，收拾用物，清洁机器			4

14.记录	* 灌洗液名称、量，洗出液的颜色、气味、性质、量，及病人的全身反应（口述记录的内容）	* 幽门梗阻病人洗胃，可在饭后4~6h或空腹进行。记录胃内潴留量，便于了解梗阻程度	未口述记录内容 -2分，未口述注意事项 -2分	4
评价	* 吸出液澄清无味，毒物已基本洗干净，无洗胃并发症的发生 * 病人中毒症状缓解 * 床铺及衣物无污染			12

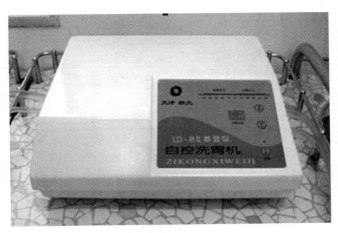

图 1-17-1　自动洗胃机

三、自动洗胃机洗胃法

操作程序	操作内容	操作注意事项礼仪与沟通	评分细则	分值
评估	* 病人的年龄、病情、医疗诊断、意识状态、生命体征、瞳孔的变化等 * 口腔黏膜有无损伤，有无活动义齿 * 心理状态，有无焦虑、恐惧等以及对洗胃的耐受能力、合作程度、知识水平等 * 摄入毒物的种类、剂型、浓度、量、中毒时间、途径等，来院前的处理措施，是否曾经呕吐过及有无洗胃禁忌		少评估一项 -1分	8
计划				
1.护士准备	* 着装整洁，应用七步洗手法洗双手，修剪指甲，戴口罩	* 符合护士仪表，干净、整洁，不佩戴首饰，不留长指甲、不涂指甲油	不符合其中任意一项则此项不得分	4

2.用物准备	* 治疗盘内：无菌洗胃包（内有胃管、镊子、纱布或使用一次性胃管）、塑料围裙或橡胶单、治疗巾、检验标本容器或试管、量杯、水温计、压舌板、弯盘、棉签、50 ml注射器、听诊器、手电筒、润滑油、胶布、手套，必要时备张口器、牙垫、舌钳放于治疗碗中，水桶2只 * 洗胃溶液：按医嘱根据毒物性质准备洗胃液。一般量为10 000～20 000 ml，温度25～38 ℃，另备洗漱用物 * 全自动洗胃机（图1-17-1）		用物准备齐全，缺少1件-1分；顺序不合理-2分	4
3.环境准备	* 整洁、安静、温度适宜、光线适中，必要时用屏风或床帘遮挡			2
4.病人准备	* 了解洗胃的方法、过程、目的、注意事项及配合要点			2
实施				
1.核对解释	* 携用物至床旁，核对床尾卡、姓名 * 告知病人洗胃的目的及配合方法，以取得合作	* 请问您是×床的××吗？由于您胃内有中毒物质，为了减轻您的中毒症状，特根据医嘱为您洗胃。操作方法是……，请您配合好吗？	未核对此项不得分，未解释-2分	6
2.安置合适体位	* 取坐位或半坐位；中毒较重者取左侧卧位；昏迷病人取去枕平卧位，头偏向一侧	* 左侧卧位可减慢胃排空，延缓毒物进入十二指肠的速度		6
3.操作前的准备	* 围好围裙，取下活动义齿			2
4.连接调试机器	* 接通电源，检查仪器功能良好，并连接好各种管道		管道连接错误此项不得分	6
5.插胃管	* 同电动吸引器洗胃	* 告知病人插管的方法及配合要点	插管的方法错误此项不得分	6
6.连接洗胃管	* 将已配好的洗胃液倒入水桶内，三根橡胶管分别与机器上的进液管（药管）、胃管、排污管的管口连接，将药管和污水管分别放于备好的洗胃液桶和污水桶内	* 药管管口必须始终浸没在洗胃液的下面	连接错误-4分	6

7. 吸出胃内容物	* 按"手吸"键，吸出胃内容物；再按"自动"键，仪器即开始对胃进行自动冲洗，直至吸出液澄清无味为止	* 冲洗时"冲"灯亮，吸引时"吸"灯亮 * ××，现在我们反复地灌入洗胃液，再抽出来，您如果不舒服，尽管告诉我好吗？	操作错误 -4分，未与病人交流 -4分	10
8. 观察	* 密切观察病人的病情、生命体征变化及洗胃情况，观察洗胃液的出入量，洗出液的颜色、气味等（口述观察内容）	* 如病人有腹痛、休克现象或洗出液呈血性，应立即停止洗胃，及时报告医生，采取急救措施	未口述观察内容 -4分，未口述注意事项 -4分	10
9. 拔管	* 洗胃毕，反折胃管末端，拔出胃管	* 防止管内液体误入气管 * ××，好了，操作结束了，毒物已基本清洗干净了，您不必担心了，我给您把胃管拔出，您还有什么问题吗？	拔管方法错误 -3分，未沟通 -3分	8
10. 整理	* 协助病人漱口、洗脸，取舒适卧位，收拾用物，清洁机器			4
11. 记录	* 灌洗液名称、量，吸出液的颜色、气味、性质、量，以及病人的全身反应	* 幽门梗阻病人洗胃，可在饭后 4~6h 或空腹进行。记录胃内潴留量，便于了解梗阻程度	未口述记录内容 -2分，未口述注意事项 -2分	4
评价	* 吸出液澄清无味，毒物已基本洗干净，无洗胃并发症的发生 * 病人中毒症状缓解 * 床铺及衣物无污染			12

【护考对接】

病人，男性，42岁，因摄入有毒蘑菇急送入院。病人意识清醒，护士首选的处理方法是：

A. 口服催吐　　B. 药物导泻　　C. 快速输液　　D. 电动吸引器洗胃　　E. 自动洗胃机洗胃

项目十八　冷、热疗法

一、热水袋的使用

【实验目的】保暖、解痉、镇痛、舒适。

【操作过程及评分】

操作程序	操作内容	操作注意事项礼仪与沟通	评分细则	分值
评估	* 病人的年龄、病情、体温、意识、治疗情况、局部皮肤状况、活动能力、心理状态及合作程度		少评估一项 -1 分，减完为止	4
计划				
1.护士准备	* 着装整洁，洗手，戴口罩	* 符合护士仪表，干净、整洁，不佩戴首饰，不留长指甲、不涂指甲油	不符合其中任意一项则此项不得分	4
2.用物准备	* 治疗盘内备：热水袋及布套、毛巾、水温计；治疗盘外备：盛水容器、热水、手消毒液		用物准备齐全，缺少 1 件 -1 分	4
3.环境准备	* 酌情关闭门窗，避免对流风直吹			4
4.病人准备	* 了解热水袋使用的目的、方法、注意事项及配合要点 * 体位舒适，愿意合作			4
实施				
1.调节水温	* 成人水温 60～70℃；昏迷、老年、婴幼儿、感觉障碍、循环不良等病人，水温低于 50℃（口述）	* 为防止烫伤，水温必须控制		4
2.备热水袋	* 灌水：将热水袋平放于台面、去塞，一只手提起袋口，一只手徐徐灌入热水，灌至 1/2 或 2/3 满（边操作边口述）	* 边灌边提高热水袋，使水不致溢出 * 灌水过多，使热水袋膨胀变硬，柔软舒适感下降 * 以防影响热的传导		10
	* 排气：缓慢放平热水袋，排尽空气，旋紧塞子			8
	* 检查：倒提抖动，确保无漏水后	* 检查热水袋有无破损，以防漏水		4
	* 加套：擦干装入布套内			2

3. 核对解释	* 备齐用物，携至床旁，核对床号、姓名，向病人及家属解释	* 例如：××，我是您的责任护士，根据您病情的需要，需要用热水袋热敷，您不要紧张，配合我就好了		4
4. 放置	* 放置在所需部位，袋口朝向身体外侧	* 谨慎小心，避免烫伤，询问病人的感受，表示关爱	袋口向内 −2 分	4
5. 时间	* 用于治疗，一般不超 30 min；用于保暖，可持续使用（口述）	* 以防产生继发效应		6
6. 观察	* 定时检查水温，观察局部皮肤情况	* 皮肤潮红、疼痛，停止使用，并在局部涂凡士林以保护皮肤		4
7. 操作后	* 协助病人取舒适体位，用物处理	* 操作后与病人沟通，向其致谢，例如：××，您还有其他的不适吗？感谢您的配合，如果您有什么需要，请按呼叫器叫我		4
	* 整理床单位			2
	* 热水倒空，倒挂，晾干，吹气，旋紧塞子，放阴凉处；布套洗净，以备用			4
8. 洗手，记录	* 记录使用的部位、时间、效果、病人的反应，以便于评价			6
评价	* 物品准备齐全，操作熟练，动作轻	* 操作过程中站姿、走姿、蹲姿、持物姿态优美，符合护士姿态礼仪的要求		10
	* 操作规范，病人无其他不适	* 表情运用恰当，适时微笑		4
	* 病人感到温暖、舒适、无烫伤			4

二、热湿敷

【实验目的】

解痉、消炎、消肿、止痛。

【操作过程及评分】

操作程序	操作内容	操作注意事项 礼仪与沟通	评分细则	分值
评估	* 病人的年龄、病情、意识、治疗情况，局部皮肤、伤口状况，活动能力、心理状态及合作程度		少评估一项−1分，减完为止	4
计划				
1.护士准备	* 着装整洁，洗手，戴口罩	* 符合护士仪表，干净、整洁，不佩戴首饰，不留长指甲、不涂指甲油	不符合其中任意一项则此项不得分	4
2.用物准备	* 治疗盘内备：敷布2块、卵圆钳2把、凡士林、纱布、棉签、一次性治疗巾、棉垫、水温计。 * 治疗盘外备：热水瓶或电炉，脸盆内盛放热水，必要时备大毛巾、热水袋、屏风、换药用物，水温计、适量冷水		用物准备齐全，缺少1件−1分	4
3.环境准备	* 酌情关闭门窗，室温以24℃±2℃为宜，必要时用屏风遮挡			4
4.病人准备	* 了解热湿敷使用的目的、方法、注意事项及配合要点 * 体位舒适，愿意合作			4
实施				
1.核对解释	* 备齐用物，携至病人处，核对床号、姓名，解释	* 例如：××，我是您的责任护士，根据您病情的需要，需要采取热湿敷，您不要紧张，配合我就好了		4
2.备热敷布巾	* 将敷布放于热水中	* 水温50～60℃		2
3.暴露热敷部位	* 暴露病人热敷的部位，下铺一次性治疗巾			2
	* 局部涂凡士林，盖以单层纱布	* 涂凡士林面积须大于热敷部位，眼部热敷时嘱病人闭合眼睑		2

4.热湿敷	* 用卵圆钳夹取敷布拧干，抖开	* 拧至不滴水为止		4
	* 放在腕部内侧试温以不感灼热为宜（口述） * 若病人感到过热，可掀起敷布一角散热（边操作边口述）	* 及时更换盆内热水维持水温		6
	* 轻放于热敷部位，盖上棉垫，以维持温度	* ××，你好，您感觉烫吗? 有没有其他不舒服?		6
	* 若患处不忌压可将热水袋放置在敷布上，再盖以大毛巾，以维持温度（口述）			2
5.更换敷布	* 每3~5 min 更换1次敷布（口述）			4
	* 一般持续15~20 min（口述）			4
6.观察	* 注意观察病人局部皮肤的情况，以防烫伤（口述）			6
7.操作后	* 热湿敷毕，取下棉垫、敷布			2
	* 用纱布轻轻擦去凡士林			3
	* 协助病人取舒适体位，整理床单位，用物处理	* 消毒、晾干备用		4
	* 若热敷部位有伤口，须按无菌技术处理伤口（口述）	* 我已经给您敷好了，30 min 后我再过来给您撤去，感谢您的配合	未口述 −2分; 未沟通 −2分	4
8.洗手，记录	* 记录热湿敷部位、时间、效果及病人的反应，以便于评价			8
评价	* 操作熟练，动作轻巧 * 病人感到温暖、舒适、无烫伤	* 操作过程中站姿、走姿、蹲姿、持物姿态优美，符合护士姿态礼仪的要求		10
		* 表情运用恰当，适时微笑		6

三、冰袋的使用

【实验目的】

降温、止血、镇痛、消炎。

【操作过程及评分】

操作程序	操作内容	操作注意事项 礼仪与沟通	评分细则	分值
评估	* 病人的年龄、病情、意识、体温、治疗情况，局部皮肤、伤口状况，活动能力、心理状态及合作程度			4
计划				
1. 护士准备	* 着装整洁，洗手，戴口罩	* 符合护士仪表，干净、整洁，不佩戴首饰，不留长指甲、不涂指甲油	不符合其中任意一项则此项不得分	4
2. 用物准备	* 冰袋或冰囊、布套、毛巾、冰块、脸盆及冷水、勺、帆布袋、木槌		用物准备齐全，缺少 1 件 -1 分	4
3. 环境准备	* 室温适宜、酌情关闭门窗，避免对流风直吹			4
4. 病人准备	* 了解冰袋使用的目的、方法、注意事项及配合要点 * 体位舒适、愿意合作			4
实施				
1. 准备冰袋	* 备冰：冰块装入帆布袋，木槌敲碎成小块，放入盆内用冷水冲去棱角	* 避免棱角引起病人的不适及损坏冰袋		4
	* 装袋：将小冰块装袋 1/2 ~ 2/3 满	* 便于冰袋与皮肤接触		4
	* 驱气：排出冰袋内空气并夹紧袋口	* 空气可加速冰的融化		4
	* 检查：用毛巾擦干冰袋，倒提检查	* 检查冰袋有无破损、漏水		4
	* 加套：将冰袋装入布套	* 避免冰袋与病人皮肤直接接触		4
2. 核对解释	* 护士携用物至床旁，核对病人的床号、姓名，向病人及家属解释	* 例如：××，我是您的责任护士，根据您的病情需要，现在要采取热湿敷，您不要紧张，配合我就好了		4
3. 放置冰袋	* 高热降温置于前额、头顶部和体表大血管流经处（颈部两侧、腋窝、腹股沟等处）（边操作边口述）	* 您好，冰袋已经给您敷好了，您感觉有什么其他不舒服的吗？	未与病人沟通 -2 分，未口述 -2 分	8
	* 扁桃体摘除术后置于颈前颌下（边操作边口述）			4

4. 放置时间	* 不超过 30 min（口述）	* 以防产生继发效应 * 冰袋使用后 30 min 需测体温，当体温降至 39℃以下，应取下冰袋，并在体温单上做好记录		6
5. 观察效果与反应	* 观察用冷部位局部情况、皮肤色泽，防止冻伤（口述）	* 局部皮肤若出现发紫、麻木感应停止使用		6
6. 观察	* 病人的皮肤潮红、疼痛，应停止使用，并在局部涂凡士林以保护皮肤（口述）	* 冰块融化后应及时更换		4
7. 操作后整理	* 操作后协助病人取舒适体位，整理床单位，用物处理	* 袋内冰水倒空，倒挂晾干 * 吹入少量空气夹紧袋口备用，布袋送洗		4
8. 洗手，记录	* 记录用冷部位、时间、效果、反应	* 您有什么不舒服的吗，感谢您的配合，如果您有其他需要，请按枕边的呼叫器呼叫我，我会随时过来		8
评价	* 物品准备齐全，操作计划周密，操作动作协调、连贯，省时、节力 * 病人降温效果明显	* 操作过程中站姿、走姿、蹲姿、持物姿态优美，符合护士姿态礼仪的要求 * 表情运用恰当，适时微笑		10 6

四、乙醇拭浴

【实验目的】

为高热病人降温。

【适应证】

适应于各种原因引起的体温过高，大于 39.5℃，但全身一般状况良好的病人。

【禁忌证】

对冷过敏、乙醇过敏者禁忌，新生儿及血液病、高热病人禁忌擦浴。

【操作过程及评分】

操作程序	操作内容	操作注意事项 礼仪与沟通	评分细则	分值
评估	* 病人的年龄、病情、意识、治疗情况、有无乙醇过敏史、皮肤状况、伤口状况、活动能力心理状态及合作程度		少评估一项 -1 分，减完为止	4
计划				
1. 护士准备	* 着装整洁，洗手，戴口罩	* 符合护士仪表，干净、整洁，不佩戴首饰，不留长指甲、不涂指甲油	不符合其中任意一项则此项不得分	4
2. 用物准备	* 大毛巾、小毛巾、热水袋及套、冰袋及套，脸盆内盛放 32~34℃ 2/3 满的温水，或盛放 30℃ 的 25%~35% 乙醇 200~300ml，必要时备清洁衣裤、屏风、便器		用物准备齐全，缺少 1 件 -1 分减完为止	4
3. 环境准备	* 室温适宜、酌情关闭门窗，必要时用围帘或屏风遮挡			4
4. 病人准备	* 了解乙醇拭浴的目的、方法、注意事项及配合要点 * 体位舒适、愿意合作，按需排尿			4
实施				
1. 装冰袋	* 按照冰袋使用的方法，将冰袋装好	* 注意事项同冰袋的使用		4
2. 装热水袋	* 按照热水袋使用的方法，将热水袋装好	* 注意事项同热水袋的使用		4
3. 核对解释	* 护士携用物至病人床旁，与病人核对床号、姓名，向病人及家属解释	* 您好，您是否对乙醇过敏？	未核对 -2 分，未解释 -2 分	4
4. 协助排便	* 需要时协助病人排便（口述）	* 您有其他不舒服的吗		2
5. 置冰袋和热水袋	* 冰袋置头部，热水袋置足底	* 头部置冰袋以助降温并防止头部充血而致头痛；* 热水袋置足底，以促进足底血管扩张而减轻头部充血，使病人感到舒适	放置位置错误 -2 分	2
6. 脱上衣	* 松开床尾盖被，协助病人脱去上衣，放于治疗车下层	* 便于擦拭 * 我帮助您脱去外衣，可能稍微有点冷，我会尽量遮盖，您不要紧张，尽量配合我就好了		2

7. 拭浴	* 大毛巾垫于擦拭部位下			4
	* 小毛巾浸入乙醇中，拧至半干，缠于手上成手套状		太干或太湿均-1分	2
	* 病人手背向上，自颈侧沿上臂外侧擦至手背	* 以离心方向拭浴		1
	* 自病人的侧胸经腋窝沿上臂内侧擦至手掌	* 拭浴时，以拍拭（轻拍）方式进行，避免摩擦方式，因摩擦易生热		1
	* 拭浴毕用大毛巾擦干皮肤	* 保护床单位 * 擦至腋窝、肘窝、手心处稍用力并延长停留时间，以促进散热		2
	* 擦浴过程中注意观察病人对冷的反应（口述）			1
	* 转至对侧同法擦拭左上肢			2
	* 协助病人侧卧，背向护士，下垫大毛巾			1
	* 擦浴病人的腰背部：由颈下-肩部-腰部-臀部	* 中途更换小毛巾		2
	* 擦干皮肤，撤去大毛巾，协助病人穿好上衣			1
擦拭下肢	* 协助病人脱去裤子，放于治疗车下层	* 我协助您脱去裤子，可能会有些凉，我会尽量给您遮盖，请您放松，配合我就好了	未沟通-2分	4
	* 露出病人的一侧下肢，下垫大毛巾			1
	* 自髂骨-大腿外侧-小腿外侧-足背	* 擦至腹股沟、腘窝处稍用力并延长停留的时间，以促进散热		1
	* 自腹股沟-大腿内侧-小腿外侧-内踝			1
	* 协助病人屈膝，自臀下-大腿后侧-腘窝-足跟			1
	* 擦干皮肤，撤去大毛巾			1
	* 转回原侧，同法擦浴另一侧下肢			6
	* 病人的胸前区、腹部、后颈、足底为拭浴的禁忌部位（口述）	* 护士双腿前后交叉，重心放低，略弯腰，拭浴动作轻巧敏捷		2

8.时间	* 每侧（四肢、背腰部）3 min，全过程 20 min 以内	* 防止产生继发效应，有异常停止拭浴，及时处理		2
9.擦拭完毕	* 协助病人穿好裤子			1
	* 撤去热水袋			1
10. 观察	* 观察病人有无出现寒战、面色苍白、脉搏、呼吸异常			8
11. 操作后处理	* 整理床单位，撤去屏风，打开门窗	* 您有其他不适吗？感谢您的配合，如果您有其他需要，请按枕头边的呼叫器呼叫我		1
	* 处理用物			1
	* 洗手、记录、时间、效果、反应			2
	* 拭浴后 30 min 测量体温，降温后体温记录在体温单上，若低于 39 ℃，取下头部冰袋（口述）			2
评价	* 擦浴顺序正确，按要求更换乙醇毛巾 * 动作敏捷，用力均匀适当 * 以离心方向边擦边按摩 * 腋窝、肘窝、腹股沟等大血管处，停留时间稍长 * 避免过度暴露病人 * 护士节力、省力 * 冰袋、热水袋位置正确	* 操作过程中站姿、走姿、蹲姿、持物姿态优美，符合护士姿态礼仪的要求	不符合任意一项 -2 分	10

【护考对接】

1.病人，男性，28 岁，因皮肤黏膜出血就诊，诊断为"再生障碍性贫血"入院，现病人有高热并且时有抽搐。此时最适宜的降温措施是：

A.温水擦浴　B.乙醇擦浴　C.冰水灌肠　D.口服退热药　E.头部及大血管处放置冰袋

2.病人，男性，42 岁，因关节疼痛需每日红外线照射一次，在照射过程中观察病人的皮肤出现紫红色，应采取的措施是：

A.停止照射，改用热敷　B.立即停止照射，涂凡士林保护皮肤　C.适当降低温度继续照射　D.改用小功率灯，继续照射　E.改用大功率灯继续照射

项目十九　氧气吸入法

一、双侧鼻导管吸氧法

【实验目的】

1. 纠正各种原因造成的缺氧状态，提高动脉血氧分压及动脉血氧饱和度，增加动脉血氧含量。

2. 促进组织新陈代谢，维持机体生命活动。

【操作过程及评分】

操作程序	操作内容	操作注意事项礼仪与沟通	评分细则	分值
评估	* 病人的年龄、病情、意识、治疗情况，心理状态及合作程度		少评估一项 -1 分，减完为止	4
计划				
1.护士准备	* 着装整洁，洗手，戴口罩	* 符合护士仪表，干净、整洁，不佩戴首饰，不留长指甲、不涂指甲油	不符合其中任意一项则此项不得分	4
2.用物准备	* 供氧装置一套（湿化瓶内盛放 1/3～1/2 满的灭菌蒸馏水），治疗盘内备鼻导管、小药杯（内盛温开水）、纱布、棉签、弯盘、扳手、氧气记录单、笔等	* 急性肺水肿病人湿化瓶内加入 20%～30% 乙醇，具有降低肺泡内泡沫的表面张力、使肺泡泡沫破裂并消散、改善气体交换的功能	用物准备齐全，缺少 1 件 -1 分	4
3.环境准备	* 清洁，舒适，注意安全，严防明火、高温 * 距明火至少 5m，距暖气至少 1m（口述）		未口述 -2 分	4
4.病人准备	* 了解吸氧的目的、方法、注意事项及配合要点 * 体位舒适、情绪稳定、愿意配合			4
实施				
1.连接氧气装置				2
吹尘	* 打开氧气筒总开关，放出少量氧气，迅速关闭	* 以冲掉气门上的灰尘		2

装表	* 将氧气表装于氧气筒气门上，并旋紧			2
检查	* 关闭流量开关，打开氧气筒总开关，观察是否漏气	* 稍向后倾斜，先用手旋紧，再用扳手拧紧，氧气表直立于氧气筒旁		2
连接湿化瓶	* 将湿化瓶与氧气表连接，拧紧	* 湿化瓶内盛放 1/3～1/2 满的蒸馏水		2
连接橡胶管	* 将橡胶管连于湿化瓶盖旁接口上，打开流量开关，检查氧气输出情况，以及有无漏气			2
	* 关闭流量开关，备用			2
2. 核对	* 携用物至病人床旁，与病人核对床号、姓名并解释	* 您好，我是您的责任护士××，由于您病情的需要，根据医嘱给您吸氧，请您放松，配合我就好了	未核对 -2 分，未解释 -2 分	4
3. 清洁	* 用湿棉签清洁双侧鼻腔，检查鼻腔有无分泌物堵塞及异常	* 我给您检查一下鼻腔，您别紧张，放松配合我就好了		4
4. 连接	* 将鼻导管与湿化瓶的出口相连接			2
5. 调节氧流量	* 根据病人的病情调节流量：轻度缺氧 1～2 L/min，中度缺氧 2～4 L/min，重度缺氧 4～6 L/min，小儿 1～2 L/min（口述）	* 用氧气时，应先调节流量后应用；使用后先拔出导管，再关闭氧气开关；中途改变流量时，先将氧气和鼻导管分离，调节好流量后再连接，以免一旦关错开关，大量氧气突然冲入呼吸道而损伤肺组织		4
6. 湿润鼻导管	* 鼻导管前端放于小药杯冷开水中湿润，且可检查鼻导管是否通畅			4
7. 插管	* 将鼻导管的两个鼻塞插入病人的双侧鼻腔内	* 我要给您插入鼻导管了，请您不要动，放松配合我就好了		4
8. 固定	* 将导管环绕病人耳部向下在颈下固定，根据情况调节松紧度（图1-19-1）	* 松紧适宜，防止因导管太紧引起病人不适或皮肤损伤 * ××，您感觉如何？松紧度还行吗？	未沟通 -2 分	4

9.观察	* 观察缺氧症状、实验室指标、氧气装置有无漏气、有无出现氧疗的副作用（口述）			2
10.停止用氧	* 用氧结束，先取下鼻导管，关闭流量开关		顺序安排错误，先关闭流量开关，再取下鼻导管 -8 分	8
11.安置病人	* 协助病人躺卧舒适	* 表情运用恰当，适时微笑 * 感谢您的配合	未沟通 -2 分	2
12.卸表	* 先关总开关，放尽余气后关流量开关			4
	* 一只手扶压力表，另一只手用扳手松氧气筒气门与氧气表连接处，最后卸表			2
13.处理用物，记录	* 整理床单位 * 一次性用物消毒后集中处理，湿化瓶等定期消毒更换，防止交叉感染 * 记录停氧时间及效果		少做一项 -2 分	4
评价	* 物品准备齐全，操作计划周密，操作动作协调、连贯、省时、节力 * 鼻导管固定牢固、舒适、美观	* 工作过程中站姿、走姿、蹲姿、持物姿态优美，符合护士姿态礼仪的要求		10
				8

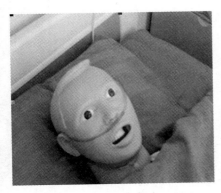

图 1-19-1　双侧鼻导管吸氧法

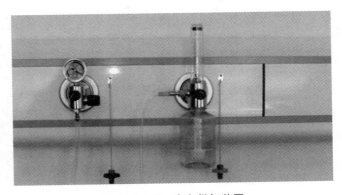

图 1-19-2　中心供氧装置

二、中心供氧法

【实验目的】

1.纠正各种原因造成的缺氧状态，提高动脉血氧分压及动脉血氧饱和度，增加动脉血氧的含量。

2.促进组织新陈代谢，维持机体生命活动。

【操作过程及评分】

操作程序	操作内容	操作注意事项礼仪与沟通	评分细则	分值
评估	* 病人的病情、神志，是否了解吸氧的目的，能否合作等 * 病人的呼吸情况、缺氧程度等 * 病人的鼻腔是否通畅		少评估一项 -1 分，减完为止	4
计划				
1.护士准备	* 着装整洁，洗手，戴口罩	* 符合护士仪表，干净、整洁，不佩戴首饰，不留长指甲、不涂指甲油	不符合其中任意一项则此项不得分	4
2.用物准备	* 氧流量表、湿化瓶内盛放 1/3～1/2 满的灭菌蒸馏水，治疗盘内备鼻导管、小药杯（内盛温开水）、纱布、棉签、弯盘、扳手、氧气记录单、笔等	* 急性肺水肿病人湿化瓶内加入 20%～30% 乙醇，具有降低肺泡内泡沫的表面张力、使肺泡泡沫破裂并消散、改善气体交换的功能	用物准备齐全，缺少 1 件 -1 分	4
3.环境准备	* 清洁，舒适，注意安全，严防明火、高温 * 距明火至少 5m，距暖气至少 1m（口述）		未口述 -2 分	4
4.病人准备	* 了解操作目的、方法、有安全感，愿意合作 * 根据病人的病情取适宜卧位，病人情绪稳定 * 如有义齿，协助取下并妥善放置 * 告知病人安全用氧的注意事项，强调不能自行调节氧流量，并应注意用氧安全；根据用氧方式，指导呼吸			8

实施				
1. 核对	* 携用物至病人床旁，与病人核对床号、姓名并解释		未核对 -2 分，未解释 -2 分	4
2. 连接氧气装置	* 将流量表安装在中心供氧管道氧气流出口处并接上湿化瓶（图 1-19-2）			4
3. 调节氧流量	* 打开流量表，调节流量，检查指示浮标，达到既定流量（刻度），全套装置无漏气后备用			4
	* 根据病情调节流量：轻度缺氧 1~2 L/min，中度缺氧 2~4 L/min，重度缺氧 4~6 L/min，小儿 1~2 L/min（口述）	* 用氧气时，应先调节流量而后应用；使用后先拔出导管，再关闭氧气开关；中途改变流量时，先将鼻导管和病人分离，调节好流量后再连接，以免一旦关错开关，大量氧气突然冲入呼吸道而损伤肺组织		4
4. 清洁	* 用湿棉签清洁双侧鼻腔	* 检查病人的鼻腔内有无分泌物堵塞及异常 * 我给您湿润一下鼻腔，请您放松，配合我就好		6
5. 湿润鼻导管	* 鼻导管前端放于小药杯冷开水中湿润，且可检查鼻导管是否通畅			6
6. 插管	* 将鼻导管的两个鼻塞插入病人的双侧鼻腔	* 我要插管了，可能有些不舒服，您放松一会就好		6
7. 固定	* 将导管环绕病人耳部向下在颈下固定，根据情况调节松紧度	* 松紧适宜，防止因导管太紧引起病人不适或皮肤损伤 * ××，您感觉如何？松紧度还行吗？	未沟通 -2 分	4
8. 观察	* 观察缺氧症状、实验室指标、氧气装置有无漏气、有无出现氧疗副作用（口述）			2
9. 停止用氧	* 用氧结束，先取下鼻导管，再关闭流量开关		顺序安排错误，先关闭流量开关，再取下鼻导管 -8 分	8

10. 安置病人	* 协助病人躺卧舒适	* 表情运用恰当，适时微笑 * 感谢您的配合，您有什么不适吗	未沟通 -2 分	4
11. 卸表	* 关闭流量开关，取下流量表			4
12. 处理用物，记录	* 整理床单位 * 一次性用物消毒后集中处理，湿化瓶等定期消毒更换，防止交叉感染 * 记录停氧时间及效果		少做一项 -2 分	6
评价	* 物品准备齐全，操作计划周密，操作动作协调、连贯，省时、节力 * 鼻导管固定牢固、舒适、美观	* 工作过程中站姿、走姿、蹲姿、持物姿态优美，符合护士姿态礼仪的要求		10 4

三、简易呼吸器的使用

【实验目的】

1. 维持和增加机体通气量。
2. 纠正低氧血症。

【适应证】

适用于无自主呼吸的病人进行强迫通气，对通气障碍的病人可进行辅助呼吸以及呼吸衰竭病人的抢救及麻醉期间的呼吸管理。

【操作过程及评分】

操作程序	操作内容	操作注意事项 礼仪与沟通	评分细则	分值
评估	* 病人的年龄、病情、体重、体位、意识状态等 * 病人的呼吸状况（频率、节律、深浅度），呼吸道是否通畅，有无活动义齿等 * 病人的心理状况及配合程度		少评估一项 -1 分，减完为止	4
计划				
1. 护士准备	* 着装整洁，洗手，戴口罩	* 符合护士仪表，干净、整洁，不佩戴首饰，不留长指甲、不涂指甲油	不符合其中任意一项则此项不得分	4

2.用物准备	* 简易呼吸器：由呼吸囊、呼吸活瓣、面罩及衔接管组成；人工呼吸机；必要时准备吸氧装置		用物准备齐全，缺少1件 -1分	4
3.环境准备	* 整洁、安全、空气流通、温湿度适宜			4
4.病人准备	* 了解人工呼吸器的使用目的、方法、注意事项及配合要点 * 病人取仰卧位、去枕、头后仰，如有活动义齿应取下；解开领扣、领带及腰带；清除呼吸道的分泌物或呕吐物，保持呼吸道通畅			4
实施				
1.核对	* 护士携用物至病人的床旁，核对床号、姓名 * 检查并连接呼吸囊、呼吸活瓣及面罩	* 您好，我是您的责任护士，根据您的病情需要，遵医嘱给予人工呼吸器辅助呼吸，请您协助配合，谢谢	未核对 -2分	4
2.安置体位，开放气道	* 快速清洁病人上呼吸道分泌物，解开衣领、腰带			4
	* 防止异物吸入呼吸道发生窒息（口述） * 病人去枕仰卧位头向后仰 * 固定带放于病人的头下 * 护士站在病人的头侧			4 4 2 2
	* 左手托起病人的下颌，右手置于头顶部使病人尽可能后仰，以伸直气道（边操作边口述）			6
	* 左手维持病人后仰的头部，右手持呼吸器活瓣处，将面罩盖于病人的口鼻部			4
3.放置面罩	* 系好四头固定带，使面罩与口鼻部紧密贴合（图1-19-3）	* 避免漏气	接触不严密 -2分	8
	* 左手拇、示指固定面罩，其余三指放于颌下，维持病人的头呈后仰位，防止舌后坠			6

4.挤压气囊	* 右手挤压呼吸囊，空气由气囊进入肺部，反复有规律地挤压与放松，一次挤压可有 500～1000 ml 气体进入肺内，速度以 16～20 次/分为宜 * 若病人有自主呼吸，应注意与人工呼吸同步（口述）	* 如需吸入氧气时，可将氧气接在氧气进孔，以 6～8 L/min 的流量供氧（口述） * 氧流量不可过大以免呼吸活瓣失灵，呼气无法排出（口述）		10
5.观察记录	* 密切观察病人的自主呼吸情况 * 记录 * 自主呼吸恢复正常后，停止挤压（口述）	* 密切观察病人的胸廓扩张及缺氧改善的情况，及时发现并消除气道不畅（口述）		10
6.整理用物	* 解开四头带，取下面罩放于治疗盘内（口述）			2
	* 擦净病人的口鼻，枕好枕头，整理床铺			2
	* 带回呼吸器各部件，清洁、消毒后备用			2
评价	* 病人能适应简易呼吸器辅助呼吸的方法，通气良好，气体交换有效 * 病人无并发症出现 * 操作熟练，手法正确，程序规范，动作敏捷			10

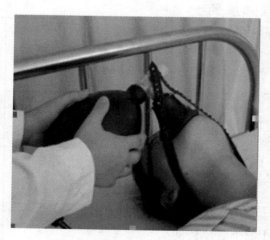

图 1-19-3　简易呼吸器的使用

四、人工呼吸机的使用

操作程序	操作内容	操作注意事项 礼仪与沟通	评分细则	分值
评估	* 病人的年龄、病情、体重、体位、意识状态等 * 病人的生命体征、意识状态、血气分析等情况及呼吸状况（频率、节律、深浅度），呼吸道是否通畅，有无活动义齿等 * 病人的心理状况及配合程度		少评估一项 -1 分，减完为止	4
计划				
1. 护士准备	* 着装整洁，洗手，戴口罩	* 符合护士仪表，干净、整洁，不佩戴首饰，不留长指甲、不涂指甲油	不符合其中任意一项则此项不得分	4
2. 用物准备	* 人工呼吸机分为定容型、定压型；必要时准备吸氧装置		用物准备齐全，缺少1件 -1 分	4
3. 环境准备	* 整洁、安全、空气流通、温湿度适宜			4
4. 病人准备	* 了解人工呼吸机的使用目的、方法、注意事项及配合要点 * 病人取仰卧位、去枕、头后仰，如有活动义齿应取下；解开领扣、领带及腰带；清除呼吸道的分泌物或呕吐物，保持呼吸道通畅			4
实施		* 用于危重病人需长期进行循环、呼吸支持者		
1. 核对	* 护士携用物至病人床旁，核对床号、姓名	* 您好，我是您的责任护士，根据您病情需要，遵医嘱给予人工呼吸器辅助呼吸，请您协助配合，谢谢	未核对 -2 分	6
2. 检查性能	* 检查简易呼吸器性能			2
3. 清理气道	* 清理呼吸道分泌物	* 防止异物吸入呼吸道发生窒息（口述）		6
4. 检查开机	* 通电开机，检查氧气阀门，有无漏气漏电情况			6
5. 调节参数	* 根据需要调节各预置参数			8

6. 连接气道	* 呼吸机与病人的气道紧密相连	* 可采用面罩连接、气管内插管连接、气管套管连接		6
7. 观察	* 观察病人的病情及呼吸机运行情况	* 观察		8
8. 湿化排痰	* 用加温湿化器将水温加温，温度低于50℃，鼓励病人咳嗽，深呼吸，翻身拍背，必要时吸痰	* 湿化瓶内盛蒸馏水，减少杂质		6
9. 停机准备	* 撤离呼吸机后，呼吸机和急救物品应暂时留置床边，以备急用	* 指征：神志清楚，呼吸困难的症状消失、缺氧完全纠正。血气分析基本正常；心功能良好，生命体征稳定，无严重心律失常，无威胁生命的并发症（口述）		6
10. 整理	* 整理床单位和用物	* 做好消毒清洁工作		2
11. 记录	* 洗手，记录呼吸机参数、时间、效果及病人反应			2
12. 观察记录	* 密切观察病人的自主呼吸情况 * 记录 * 自主呼吸恢复正常后，停止挤压（口述）	* 密切观察病人的胸廓扩张及缺氧改善情况，及时发现并消除气道不畅（口述）		8
13. 整理	* 解开四头带，取下面罩放于治疗盘内（口述）			2
评价	* 呼吸机参数调节符合病人的病情，病人呼吸道通畅，通气量适中 * 呼吸器各部件连接正确，固定严密，操作动作协调、连贯，操作有效	* 操作过程中站姿、走姿、蹲姿、持物姿态优美，符合护士姿态礼仪的要求	操作错误 -10分	10 2

【护考对接】

病人，男性，56岁，因肺心病需要吸氧，错误的操作是：

A.插管前用湿棉签清洁鼻腔　　B.插管前检查导管是否通畅

C.先调节好流量再插管　　D.给氧期间不可随意调节氧流量

E.停用氧气时先关流量开关

项目二十　鼻饲法

【实验目的】

对不能由口进食者通过胃管供给食物和药物，以维持病人营养和治疗的需要。

【适应证】

1. 昏迷病人。

2. 口腔疾患或口腔手术后的病人，上消化道肿瘤引起吞咽困难的病人。

3. 不能张口的病人，如破伤风病人。

4. 拒绝进食、早产儿和病情危重者等。

【禁忌证】

食管及胃底静脉曲张、食管梗阻、严重的鼻腔疾病（如鼻息肉、鼻出血、鼻咽癌、严重鼻腔炎症、鼻中隔偏曲等）。

【操作过程及评分】

操作程序	操作内容	操作注意事项礼仪与沟通	评分细则	分值
评估	* 病人的年龄、病情、意识、鼻腔通的通畅性、心理状态及合作程度		少评估一项 -1分，减完为止	4
计划				
1. 护士准备	* 着装整洁，洗手，戴口罩	* 符合护士仪表，干净、整洁，不佩戴首饰，不留长指甲、不涂指甲油	不符合其中任意一项则此项不得分	2
2. 用物准备	* 鼻饲包（压舌板、镊子、胃管、50 ml 的注射器、纱布2块、石蜡油棉球小瓶）、治疗巾、治疗碗、棉签、胶布、夹子或橡胶圈、别针、弯盘、听诊器、适量温开水、流质饮食 200 ml（38~40℃）、薄膜手套 * 拔管时：治疗盘内备治疗碗（内有纱布）、弯盘、松节油、乙醇、棉签、薄膜手套等		用物准备齐全，缺少 1件 -1分减完为止	4
3. 环境准备	* 环境清洁无异味			1
4. 病人准备	* 了解管饲饮食的目的、过程及操作过程中的配合方法			2
实施				

1. 核对解释	* 护士携用物至床旁，核对床号、姓名，向病人及家属解释	* ×床××，我是您的责任护士××,您有什么不舒服的吗	未核对 -2 分，未解释 -2 分	4
2. 取体位	* 能配合者取半坐位或坐位，无法坐起者取右侧卧位，昏迷病人取去枕平卧位，头向后仰	* 请您采取半坐位或坐位		1
	* 有义齿者，取下义齿（口述）			1
3. 撕胶布	* 撕三条胶布贴在治疗盘上			1
4. 铺巾	* 病人的颌下铺治疗巾，弯盘放于方便使用处			1
5. 清洁	* 清洁并检查病人的鼻腔			1
6. 打开胃管包	* 将胃管包在铺好的治疗巾之上打开，开包前摸剑突并做标记	* ××，我摸一下您的剑突的位置，很好，找到了		1
7. 检查胃管	* 用纱布包住胃管尾端，用 50 ml 注射器推入适量的空气，检查胃管是否通畅			1
8. 测量胃管	* 测量胃管插入的长度，并用胶布做好标记			1
	* 成人测量方法为前额发际到剑突或鼻尖至耳垂到剑突的距离，约 45~55 cm（口述）			1
9. 润滑胃管	* 用小镊子夹石蜡油棉球放于纱布内润滑胃管前端	* 以减少插管时的阻力		1
10. 插管	* 操作者戴塑料薄膜手套	* 以防呕吐物污染		1
	* 左手用纱布拿胃管，右手用镊子夹住胃管前端轻轻插入	* 操作动作应轻稳，以防损伤鼻腔及食管黏膜 * ××，我要给您拔管了	方法错误 -4 分，未沟通 -2 分	2
	* 当给病人插入 10~15 cm（咽喉部）时，嘱病人做吞咽动作，顺势将胃管向前推进，至预定长度（口述）			2
	* 昏迷病人插管前应将病人的头部向后仰，当胃管插入 15 cm 时，左手托起病人的头部，使下颌靠近胸骨柄，增大咽喉部通道的弧度，缓缓插入胃管至预定长度（边操作边口述）			2

	* 当插入不畅时，应检查病人的口腔，观察胃管是否盘在口中，可将胃管拔出少许，再缓缓插入（边操作边口述）			2
	* 插管过程中若病人出现恶心、呕吐，可暂停插管，并嘱病人深呼吸（口述）			2
	* 若误入气管，应立即拔出，休息后再进行插管（口述）			2
11. 确定胃管入胃	* 方法有三：接注射器抽取胃液有胃液吸出，证实胃管在胃内（边操作边口述）			1
	* 将听诊器放于胃部，用注射器快速注入 10 ml 空气，同时听诊胃部有气过水声（口述）			1
	* 将胃管末端放入水中，观察无气体逸出（口述）			1
12. 固定胃管	* 用胶布将胃管固定在鼻翼及面颊部		不美观 −2 分	1
13. 注入鼻饲液	* 先在治疗碗内倒入适量的温开水，用注射器抽吸后注入胃管内（不少于 10 ml）	* 温开水可以润滑管腔，防止鼻饲液黏附于管壁 * 鼻饲者须用药物时，应将药片研碎，溶解后再灌入		2
	* 慢慢注入流质饮食 200 ml，每次注入 50 ml	* 每次灌注食物前应抽吸胃液以确定胃管在胃内，胃管是否通畅每次鼻饲量不超过 200 ml，间隔时间大于 2 h		2
	* 然后注入少量温开水（10 ml）	* 再次注入温开水，冲尽胃管，防止鼻饲液积存于管腔中变质造成胃肠炎或堵塞胃管		2
	* 操作者脱下塑料薄膜手套，置于治疗车下层			2
14. 处理管端	* 将胃管末端抬高			2
	* 将胃管末端反折，用纱布包裹，用橡皮筋扎好并用别针固定			2

15. 操作后	* 将注射器洗净，放于包布内	* 嘱病人维持原卧位 20～30 min，以免呕吐		6
	* 整理床单位，使病人舒适			1
	* 需要时记录饮食量（口述）			2
	* 鼻饲病人每日进行口腔护理（口述）			2
	* 长期鼻饲者，5～7天晚间末次喂食后将胃管拔出，翌晨从另侧鼻孔插入（口述）			2
拔管	* 操作者戴一次性塑料薄膜手套	* 自我防护，防止污染		2
1.	* 揭去胶布			2
2. 拔管	* 将弯盘置于病人的颌下	* ××，胃管已经留置1周的时间了，现在我要给您拔管了，希望您能配合		1
	* 一只手将胃管口折叠捏紧，另一只手持纱布包裹进鼻孔处的胃管轻轻拔出	* 到咽喉处快速拔出，以免管内残留液体滴入气管		2
	* 胃管前端快到咽喉（10～15 cm）处时，嘱病人做深呼吸，病人呼吸时，快速拔出胃管	* 防止引起病人呛咳 * 请您做深呼吸		2
	* 将胃管盘好放入弯盘			1
3. 清洁	* 用松节油揩净胶布痕迹			2
	* 用乙醇将松节油揩去			1
	* 清洁病人的面部，漱口			1
4. 操作后	* 病人取舒适卧位			2
	* 整理床单位，整理用物			2
5.	* 洗手、记录			2
评价	* 物品准备齐全，操作计划周密，操作动作轻巧，操作熟练，插管一次成功 * 胃管固定牢固、舒适、美观 * 床铺及衣物无污染	* 操作过程中站姿、走姿、蹲姿、持物姿态优美，符合护士姿态礼仪的要求 * 表情运用恰当，适时微笑，沟通到位	操作对象错误，此操作不合格；污染一次 -5分	4 2 5

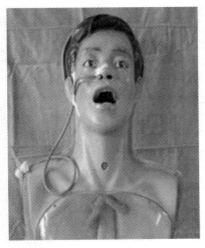

图 1-20-1　鼻饲法

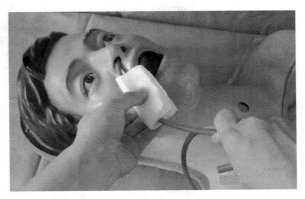

图 1-20-2　拔管方法

【护考对接】

病人，江某，口腔术后鼻饲，插胃管时出现呛咳、发绀，其可能的原因是：
A.插入速度过快　B.选择的体位不妥　C.胃管盘绕在咽喉部
D.有液体滴入气管　E.胃管误插入气管

项目二十一　导尿术

一、男、女病人导尿术

【实验目的】

1.为尿潴留病人引流出尿液，以减轻痛苦。

2.协助临床诊断。如留取未受污染的尿标本做细菌培养，测量膀胱容量、压力及检查残余尿液，进行尿道或膀胱造影等。

3.为膀胱肿瘤病人进行膀胱内化疗。

【适应证】

各种原因引起的尿潴留病人、膀胱肿瘤病人、腹部手术病人或其他大手术病人的术前准备、尿失禁病人等。

【操作过程及评分】

操作程序	操作内容	操作注意事项礼仪与沟通	评分细则	分值
评估	* 病人的年龄、病情、导尿的目的、临床诊断、意识状态、生命体征、合作程度、心理状态、生活自理能力 * 膀胱充盈度、会阴部皮肤黏膜情况及清洁度		少评估一项 -1 分，减完为止	4
计划				
1. 护士准备	* 着装整洁，应用七步洗手法洗双手，戴口罩	* 符合护士仪表，干净、整洁，不佩戴首饰，不留长指甲、不涂指甲油	不符合其中任意一项则此项不得分	2
2. 用物准备	* ① 治疗盘内备：无菌导尿包（内装 10 号和 12 号导尿管各 1 根、弯盘 2 个、血管钳 2 把、内置 4 个棉球的小药杯 1 个、液体石蜡棉球瓶 1 个、洞巾 1 块、有盖试管 1 支、包布 1 块）；治疗碗（内置棉球若干、血管钳 1 把）、消毒手套 1 只或指套 2 只、弯盘、无菌手套 1 副、消毒溶液、无菌持物钳及容器、小橡胶单和治疗巾（或一次性尿垫）。② 绒毯或浴巾、便盆及便盆巾、屏风。③ 男病人导尿时加纱布 2 块		用物准备齐全，缺少 1 件 -1 分，减完为止	4
3. 环境准备	* 酌情关闭门窗，适当调节室温，用床帘或屏风遮挡	* 注意保护病人的隐私		1
4. 病人准备	* 病人和家属了解导尿的目的、意义、过程、注意事项及配合操作的要点；根据病人的自理能力清洁外阴，做好导尿的准备			1
实施				
1. 核对解释	* 携用物至病人床旁核对床尾卡，向病人做解释 * 关闭门窗，用屏风遮挡病人	* 请问您叫什么名字？××，我是您的责任护士，因为您明天要做手术了，医嘱为您插尿管，请您自行清洗会阴部，一会我来给您插管，您不用担心，有什么不明白的尽管问我	未核对 -2 分，未解释沟通 -2 分，未关闭门窗用屏风遮挡 -2 分	4

2.准备	* 清洁外阴，对不能自理的病人，协助其清洁	* ××，导尿前，您先自行清洁外阴，如果您不太方便，我可以帮助您		1
3.体位	* 护士站在病人的右侧，拆松右下方被角并折向对侧，暴露双侧下肢			2
	* 脱去对侧裤腿，盖在近侧腿上	* ××，我帮您脱去对侧的裤腿	未沟通 -2 分	2
	* 协助病人取屈膝仰卧位，两腿略外展，暴露外阴			2
4.垫巾	* 将小橡胶单和治疗巾垫于病人的臀下，弯盘置于近外阴处；治疗碗放于病人的两腿之间	* ××（姓名），您脚蹬床，抬臀，我把治疗单铺好，然后为您进行初次消毒		2
5.导尿	* 根据男、女病人尿道的解剖特点进行初次消毒	* 用物必须严格灭菌，执行无菌操作，预防尿路感染		
女性病人	* 初步消毒：操作者左手戴上手套，右手持血管钳夹取消毒棉球初步消毒阴阜、大阴唇	* 每个棉球限用一次 * 血管钳不可接触肛门区域	顺序错误 -1 分，污染一次 -3 分	2
	* 左手分开大阴唇，消毒大小阴唇之间→小阴唇→尿道口→自尿道口至肛门	* 污棉球置弯盘内 * 消毒顺序是由外向内、自上而下	顺序错误 -1 分，污染一次 -3 分	4
	* 消毒完毕，脱下手套置弯盘内，将治疗碗及弯盘移至床尾处或治疗车下层		污物放置不妥 -1 分	1
打开导尿包	* 在病人的两腿之间，打开导尿包包布，按无菌技术操作打开治疗巾，用无菌持物钳夹取小药杯放于无菌区一侧	* 嘱病人勿动肢体，保持安置的体位，避免无菌区域污染 * ××，您保持现在的体位不要动，以免污染无菌物品，坚持一会，我很快就做完了	未嘱病人勿动 -2 分	2
	* 倒消毒液于药杯内，以浸湿棉球			1
	* 戴无菌手套，铺洞巾	* 使洞巾和治疗巾内层形成一连续无菌区，扩大无菌区域，利于无菌操作，避免污染		2

摆放用物,润滑尿管	* 按操作顺序整理好用物,选择一根合适的导尿管,用润滑棉球润滑导尿管前段(两根都应润滑,一根连同血管钳放于无菌弯盘内,另一根放于无菌区备用)	* 润滑尿管可减轻尿管对黏膜的刺激和插管时的阻力	用物摆放不合理 -2 分,未润滑导管 -2 分	2
消毒尿道口	* 小药杯置于外阴处,一只手分开并固定小阴唇,一只手持血管钳夹取消毒棉球,分别消毒尿道口、小阴唇、尿道口	* 污棉球、血管钳、小药杯放于床尾弯盘内	污染一次 -3 分	3
	* 再次消毒的顺序为内 - 外 - 内,自上而下(边操作边口述)	* ××,我给您再次消毒尿道口	每个棉球限用一次否则 -1 分	2
插管	* 将无菌弯盘置于洞巾口旁,嘱病人张口呼吸(边操作边口述)	* 张口呼吸可使病人肌肉和尿道括约肌松弛,有助于插管 * ××,我要给您插管了,请您不要紧张,张口做深呼吸,您配合得很好	未口述 -2 分	2
	* 用另一血管钳夹持导尿管对准尿道口轻轻插入尿道 4~6 cm	* 插管时,动作要轻柔,避免损伤尿道黏膜 * 为女病人导尿时,若导尿管误入阴道应立即更换导尿管重新插入		2
	* 见尿液流出再插入 1 cm 左右			1
	* 松开固定小阴唇的手固定导尿管,将尿液引入弯盘内			2
男性病人	* 初步消毒:操作者左手戴上手套,用无菌纱布裹住阴茎上端,将阴茎提起,右手持血管钳夹取消毒棉球进行初步消毒	* 每个棉球限用一次 * 血管钳不可接触肛门区域	顺序错误 -1 分,污染一次 -3 分	2
	* 从阴茎下 2/3 部做环形擦洗至根部	* 污棉球置弯盘内	顺序错误 -1 分,污染一次 -3 分	2
	* 然后再擦洗阴阜→由上到下擦洗阴囊暴露	* 消毒顺序是由外向内、自上而下	污物放置不妥 -1 分	1
	* 用另一块纱布包裹住清洗过的下 2/3 阴茎部,消毒上 1/3 阴茎部,将包皮向后推暴露尿道口,自尿道口向外向后旋转擦拭龟头及冠状沟、尿道口			2
	* 消毒后用物放于治疗车下层			1

打开导尿包	* 在病人的两腿之间，打开导尿包包布	* 同女病人导尿嘱病人勿动	污染一次 -3 分，未嘱病人勿动 -2 分	2
	* 按无菌技术操作打开治疗巾，用无菌持物钳夹取小药杯放于稳妥处			2
	* 倒消毒液于药杯内，以浸湿棉球			1
	* 戴无菌手套，铺洞巾			2
摆放用物, 润滑导尿管	* 按操作顺序整理好用物，选择一根合适的导尿管，用润滑棉球润滑导尿管前段（两根都应润滑，一根连同血管钳放于无菌弯盘内，另一根放于无菌区备用）	* 润滑尿管可减轻尿管对黏膜的刺激和插管时的阻力	用物摆放不合理 -2 分，未润滑导管 -2 分	2
消毒尿道口	* 一只手用纱布包住阴茎将包皮向后推，暴露尿道口	* 污棉球、血管钳、小药杯放于床尾弯盘内	污染一次 -3 分	3
	* 另一只手持血管钳夹消毒棉球再次消毒尿道口→龟头→冠状沟→尿道口 * 污棉球、小药杯、血管钳放于床尾弯盘内	* 由内向外，每个棉球只用一次 * ××，我给您再次消毒尿道口	物品放置错误 -2 分，消毒顺序错误 -3 分；	4
插管	* 一只手用无菌纱布固定阴茎并提起，使之与腹壁呈 60° 角（口述）	* 使耻骨前弯消失，利于插管		2
	* 将弯盘置于洞巾口旁，嘱病人张口呼吸，用另一血管钳夹持导尿管对准尿道口轻轻插入尿道 20～22 cm	* ××，我要给您插管了，请您不要紧张，张口做深呼吸，您配合得很好 * 插管时，动作要轻柔，男性尿道有三个狭窄，切忌用力过快过猛而损伤尿道黏膜	未沟通 -2 分，动作粗暴 -2 分	2
	* 如插管困难，应稍停片刻，让病人做深呼吸	* 可减轻腹压，使膀胱颈部肌肉松弛		2
	* 见尿液流出再插入 1～2 cm，将尿液引入弯盘内（边操作边口述）			2

6.夹管倒尿	* 当弯盘内盛2/3满尿液，用血管钳夹住导尿管尾端，将尿液倒入便器内，再打开导尿管继续放尿	* 对膀胱高度膨胀且极度虚弱的病人，第一次放尿不应超过1000 ml，否则会引起血尿或虚脱		2
7.留取标本	* 若需做尿培养，用无菌标本瓶接取中段尿5 ml，盖好瓶盖，放置合适处（边操作边口述）		未操作−1分，未口述−1分	2
8.整理用物	* 导尿完毕，轻轻拔出导尿管，撤下洞巾，擦净外阴，脱去手套至弯盘，撤出病人臀下的小橡胶单和治疗巾放治疗车下层。协助病人穿好裤子，整理床单位			2
	* 清理用物，测量尿量，尿标本贴标签后送检（口述）			1
	* 整理床铺			1
	* 撤去屏风，打开门窗（口述）			1
9.洗手记录	* 洗手，记录导尿的时间、导出尿量、病人的反应（口述）			1
评价	* 手法正确，动作轻柔，操作熟练 * 插管过程中严格无菌操作，无污染 * 病人无异常反应		操作错误此项目不合格，失败一次−2分，污染一次−3分	7

二、留置导尿术

【实验目的】

1.抢救危重、休克病人时正确记录每小时尿量、测量尿比重，以密切观察病人的病情变化。

2.为盆腔手术排空膀胱，使膀胱持续保持空虚状态，避免术中误伤。

3.某些泌尿系统疾病手术后留置导尿管，便于引流和冲洗，并减轻手术切口的张力，促进切口的愈合。

4.为尿失禁或会阴部有伤口的病人引流尿液，保持会阴部的清洁干燥。

5.为尿失禁病人行膀胱功能训练。

【适应证】

各种原因引起的尿潴留病人、膀胱肿瘤病人、腹部手术病人或其他大手术病人的术前准备、尿失禁病人等。

【操作过程及评分】

操作程序	操作内容	操作注意事项 礼仪与沟通	评分细则	分值
评估	* 病人的年龄、病情、导尿的目的、临床诊断、意识状态、生命体征、合作程度、心理状态、生活自理能力 * 膀胱充盈度、会阴部皮肤黏膜情况及清洁度		少评估一项 -1 分，减完为止	4
计划				
1.护士准备	* 着装整洁，应用七步洗手法洗双手，戴口罩	* 符合护士仪表，干净、整洁，不佩戴首饰，不留长指甲、不涂指甲油	不符合其中任意一项则此项不得分	4
2.用物准备	* 同导尿术用物，另备无菌双腔气囊导尿管 1 根，10 ml 或 20 ml 无菌注射器 1 支，无菌生理盐水 10～40 ml，无菌集尿袋 1 只，橡皮圈 1 个，安全别针 1 个		用物准备齐全，缺少 1 件 -1 分	4
3.环境准备	* 酌情关闭门窗，适当调节室温，用床帘或屏风遮挡	* 注意保护病人隐私		2
4.病人准备	* 病人及家属了解留置导尿的目的、过程和注意事项，学会在活动时防止导管脱落的方法等，如病人不能配合时，请他人协助维持适当的姿势 * 根据病人的自理能力清洁外阴，做好导尿的准备			2
实施				
1.核对解释	* 携用物至病人床旁核对床尾卡，向病人做解释 * 关闭门窗，用屏风遮挡病人	* 请问您叫什么名字？××，我是您的责任护士，因为您明天要做手术了，医嘱为您插尿管，请您自行清洗会阴部，一会儿我来给您插管，您不用担心，有什么不明白的尽管问我	未核对 -2 分，未解释沟通 -2 分，未关闭门窗用屏风遮挡 -2 分	4
2.准备	* 清洁外阴，对不能自理的病人，协助其清洁	* ××，导尿前，您先自行清洁外阴，如果您不太方便，我可以帮助您		2

3. 体位	* 护士站在病人的右侧，拆松右下方被角并折向对侧，暴露双侧下肢			2
	* 脱去对侧裤腿，盖在近侧腿上	* ××，我帮您脱去对侧的裤腿	未沟通 -2 分	4
	* 协助病人取屈膝仰卧位，两腿略外展，暴露外阴			2
4. 垫巾	* 将小橡胶单和治疗巾垫于病人的臀下，弯盘置于近外阴处；治疗碗放于病人的两腿之间	* ××，您脚蹬床，抬臀，我把治疗单铺好，然后为您进行初次消毒		2
5. 消毒	* 打开导尿包，同导尿术初步消毒方法	* 每个棉球限用一次 * 血管钳不可接触肛门区域 * 消毒顺序是由外向内、自上而下	顺序错误 -1 分，污染一次 -3 分	6
6. 摆放用物	* 按导尿术方法合理摆放用物	* 嘱病人勿动肢体，保持安置的体位，避免无菌区域污染 * ××，您保持现在的体位不要动，以免污染无菌物品，坚持一会儿，我很快就做完了	污染一次 -3 分，未嘱病人勿动 -2 分，用物摆放不合理 -2 分	6
	* 连接双腔气囊导尿管与集尿袋的引流管接头处	* 注意衔接紧密		4
	* 用无菌注射器抽吸 0.9% 氯化钠溶液或空气	* 根据尿管上标准的气囊的容积抽吸		4
7. 润滑导尿管	* 润滑导尿管前端	* 润滑尿管可减轻尿管对黏膜的刺激和插管时的阻力	未润滑导管 -2 分	4
8. 再次消毒	* 再次消毒会阴部及尿道口（方法同导尿术）	* ××，我给您再次消毒尿道口 * 消毒顺序是：自内→外→内	污染后物品放置错误 -2 分，消毒顺序错误 -3 分；	6
9. 插管	* 按照导尿术方法插管	* ××，我要给您插管了，请您不要紧张，张口做深呼吸，您配合得很好		4

10. 固定导尿管	* 见尿后再插入7~10 cm，根据导尿管上注明的气囊容积，用注射器向气囊注入等量的0.9%氯化钠溶液或空气，轻拉导尿管有阻力感，即证实导尿管固定于膀胱内			6
11. 留取标本	* 若需作尿培养，可将导尿管与集尿袋的引流管接头处拔开，用无菌标本瓶接取中段尿 5 ml，盖好瓶盖，放置合适处即可（边操作边口述）			4
12.	* 移开洞巾，脱下手套			2
13. 固定集尿袋	* 用橡皮圈和安全别针将集尿袋的引流管固定在床单上，开放导尿管			3
	* 集尿袋妥善地固定在低于膀胱的高度（边操作边口述）	* 防止尿液逆流造成泌尿系统感染 * 引流管要留出足够的长度，防止因翻身牵拉，使尿管脱出	如集尿袋高于膀胱的位置 -2 分	3
14. 操作后处理	* 协助病人穿好裤子，取舒适卧位，整理床单位	* ××，导尿结束了，您感觉怎么样？如果还有什么不舒服，尽管找我。感谢您的配合		2
	* 清理用物，测量尿量，尿标本贴标签后送检（口述）			1
	* 撤去屏风，打开门窗（口述）			1
15. 洗手记录	* 洗手，记录导尿的时间、导出尿量、病人的反应			2
评价	* 手法正确，动作轻柔 * 插管过程中严格无菌操作，无污染 * 病人无异常反应	* 用物必须严格灭菌，执行无菌操作，预防尿路感染	操作错误此项目不合格，失败一次 -2 分，污染一次 -3 分	10

【护考对接】

为男病人导尿时，使阴茎与腹壁成 60° 角的目的是
A.顺利通过尿道的三个狭窄处　B.使耻骨上弯消失
C.使耻骨下弯消失　D.使耻骨前弯消失　E.使耻骨后弯消失

项目二十二　密闭式膀胱冲洗术

【实验目的】
1.对留置导尿管的病人，保持其尿液引流通畅。
2.清洁膀胱，清除膀胱内的血凝块、黏液、细菌等异物，预防感染。
3.治疗某些膀胱疾病，如膀胱炎、膀胱肿瘤。

【适应证】
留置导尿管的病人，膀胱疾病如膀胱炎、膀胱肿瘤、感染等。

【操作过程及评分】

操作程序	操作内容	操作注意事项礼仪与沟通	评分细则	分值
评估	* 病人的年龄、病情、临床诊断、膀胱冲洗的目的、意识状态、生命体征、合作程度、心理状况		少评估一项 -1 分，减完为止	4
计划				
1.护士准备	* 着装整洁，应用七步洗手法洗双手，戴口罩	* 符合护士仪表，干净、整洁，不佩戴首饰，不留长指甲、不涂指甲油	不符合其中任意一项则此项不得分	4
2.用物准备	* 治疗盘内备：治疗碗 1 个、镊子 1 把、75% 的乙醇棉球数个、无菌膀胱冲洗器 1 套、血管钳 1 把 * 治疗车上层备：按导尿术准备的导尿用物一套，开瓶器 1 个、输液调节器 1 个、输液架 1 个、输液吊篮 1 个；治疗车下层放置便盆及便盆巾 * 遵医嘱准备冲洗溶液	* 常用冲洗溶液有：生理盐水、0.02% 呋喃西林溶液、3% 硼酸溶液及 0.1% 新霉素溶液。灌入溶液的温度为 38～40℃。若为前列腺增生切除术后病人，用 4℃ 左右的 0.9% 氯化钠溶液灌洗	用物准备齐全，缺少 1 件 -1 分，减完为止	4

3.环境准备	* 酌情屏风遮挡			4
4.病人准备	* 病人及家属了解膀胱冲洗的目的、过程和注意事项，学会在操作时如何配合			4
实施				
1.核对解释	* 携用物至病人床旁，核对床尾卡、姓名，解释操作的目的及配合方法	* 请问您叫什么名字？我是您的责任护士××，我来给您进行膀胱冲洗，这样可以帮助您预防膀胱感染，请您配合我好吗？ * 推治疗车或端治疗盘姿态优美	未核对 -2分；未进行自我介绍，未与病人沟通 -2分；姿态不雅 -2分	6
2.导尿固定	* 按留置导尿术插好并固定好导尿管			4
3.排空膀胱	* 排空膀胱内尿液	* 便于冲洗液顺利滴入膀胱。有利于药液与膀胱壁充分接触，并保持有效浓度，达到冲洗的目的		4
4.准备冲洗	* 用开瓶器启开冲洗液瓶铝盖中心部分，常规消毒瓶塞			4
	* 打开膀胱冲洗器，将冲洗导管针头插入瓶塞，将冲洗液倒挂于输液架上，排气后关闭导管			4
5.连接引流管	* 分开导尿管与集尿袋引流管接头连接处，消毒导尿管口和引流管接头	* 应用三腔导尿管时，可免用"Y"形管		6
	* 将导尿管和引流管分别与"Y"形管的两个分管相连接，"Y"形管的主管连接冲洗导管			4
6.冲洗膀胱	* 关闭引流管，开放冲洗管，使溶液滴入膀胱，调节滴速	* 瓶内液面距床面约60 cm，滴速一般为60~80滴 / 分，滴速不宜过快，以免引起病人的强烈尿意		4
	* 待病人有尿意或滴200~300 ml溶液后，关闭冲洗管，放开引流管，将冲洗液全部引流出来后，再关闭引流管	* 如需做低平面的操作，操作者宜采用高低式蹲姿或点地式蹲姿	操作错误 -2分，姿态不雅 -2分	6

	* 按需要如此反复冲洗			2
	* 冲洗过程中，观察病人的反应及引流液的性状，若病人出现不适或有出血情况，应立即停止冲洗，并与医生联系（口述）	* ××，现在正在反复将冲洗液灌入膀胱后再引流出来，您感觉怎么样？有没有什么不舒服的？	未口述 -2 分，未询问病人 -2 分	6
7. 冲洗后处理	* 冲洗完毕，取下冲洗管，消毒导尿管口和引流接头并连接			6
	* 清洁外阴部，固定好导尿管			4
	* 协助病人取舒适卧位，整理床单位，清理物品			4
8. 洗手	* 洗手			2
9. 记录	* 记录冲洗液名称、冲洗量、引流量、引流液性质、冲洗过程中病人的反应等（口述）	* ××，我已经给您冲洗完了，您好好休息，谢谢您的配合	未口述 -2 分，未沟通 -2 分	4
评价	* 手法正确，操作熟练 * 严格执行无菌操作 * 病人留置导尿管期间无泌尿系统感染	* 操作过程中，护士姿态优美，声音柔和，适时微笑，沟通良好	操作效果不佳 -5 分，礼仪沟通效果差 -5 分	10

【知识链接】

北周时代的孙思邈，被西方称为"医学论之父"，是我国医德思想的创始人。与希波克拉底同为世界三大医德名人之一。曾经有一位患有尿闭症的病人，无法排出尿液，十分痛苦，于是孙思邈尝试用细葱管插进尿道，成功放出尿液，使病人转危为安。孙思邈高超的医术以及高尚的医德被后世所敬仰。

项目二十三 灌肠法

一、大量不保留灌肠法

【实验目的】

1. 解除便秘、肠胀气。
2. 清洁肠道，为肠道手术、检查或分娩做准备。
3. 稀释和清除肠道内的有害物质，减轻中毒。
4. 灌入低温液体，为高热病人降温。

【适应证】
便秘、肠胀气、肠道手术、肠道检查、分娩、中毒以及高热病人。
【禁忌证】
妊娠、急腹症、消化道出血、严重心血管疾病病人。
【操作过程及评分】

操作 程序	操作内容	操作注意事项 礼仪与沟通	评分细则	分值
评估	* 病人的年龄、病情、临床诊断、意识状态、心理状况、排便情况、理解配合能力		少评估1项 -1分	4
计划				
1.护士准备	* 着装整洁,洗手,戴口罩	* 符合护士仪表,干净、整洁,不佩戴首饰,不留长指甲、不涂指甲油	不符合其中任意一项则此项不得分	4
2.用物准备	* 治疗车上层备:灌肠筒一套(橡胶管全长约120cm、玻璃接管、筒内盛灌肠液)、肛管24~26号、血管钳或调节夹、润滑剂;或一次性灌肠包、棉签、卫生纸、薄膜手套、一次性垫巾、弯盘、水温计、手消毒液 * 治疗车下层备:便盆及便盆巾,生活垃圾桶、医疗垃圾桶 * 输液架、屏风 * 常用溶液:0.1%~0.2%肥皂液、生理盐水。成人每次用量为500~1000ml,小儿200~500ml,1岁以下小儿50~100ml。溶液温度一般为39~41℃,降温时用28~32℃,中暑降温时用4℃	* 用物齐全,摆放合理、美观	用物准备齐全,缺少1件 -1分;减完为止	4
3.环境准备	* 酌情关闭门窗,用屏风遮挡病人,保持合适的室温,光线充足			4

4.病人准备	* 了解大量不保留灌肠的目的、方法、注意事项及配合要点；排尿	* 耐心告知病人此操作的相关内容		4
实施				
1.核对解释	* 根据病人的病情备齐用物携至病人床旁，核对床号、姓名及灌肠溶液，并解释	* 如：您好，1床，您叫什么名字？好，王力先生，由于您长期便秘，医嘱灌肠，就是将肥皂水从肛门灌入直肠内，这样粪便软化就能排出了 * 正确选用灌肠溶液，肝昏迷病人禁用肥皂液灌肠；充血性心力衰竭和水钠潴留病人禁用生理盐水灌肠	未核对 -1 分，未解释 -3 分，态度不当 -2 分	4
2.体位	* 协助病人取左侧卧位，两腿屈膝，臀部移至床沿，协助病人脱裤至膝部	* 左侧卧位有利于液体借助重力作用从直肠流至结肠。对肛门括约肌失去控制者，可取仰卧位，臀下垫便器 * 如：王力先生，现在要开始灌肠了，您有不舒服就告诉我，请您把裤子脱到膝盖处		4
3.垫巾	* 垫一次性垫巾于病人的臀下，盖好被子仅露出臀部，弯盘置于臀边	* 保暖，维护病人的隐私，使其放松		2
4.准备灌肠筒	* 关闭引流开关，灌肠液倒入筒中，挂灌肠筒于输液架上，筒内液面距肛门 40~60 cm	* 伤寒病人灌肠时灌肠筒内液面不得高于肛门 30 cm，液体量不得超过 500 ml		3
5.润滑	* 戴手套，肛管前端涂润滑剂，并与橡胶管连接	* 做好自我防护		2
6.排气	* 排出肛管内空气，用血管钳夹紧橡胶管	* 防止气体进入直肠		4
7.插管	* 一只手垫卫生纸分开病人的臀部，暴露出肛门	* 使病人放松，便于插入肛管顺应肠道解剖结构，勿用力，以防损伤肠黏膜		2
	* 嘱病人做排便动作或张口深慢呼吸	* 如：王力先生，现在要插管了，可能会有一点不舒服，请您跟我做深呼吸	未嘱病人深呼吸 -2 分	2

	* 一只手将肛管轻轻插入直肠内 7～10 cm			2
	* 如插入受阻,可退出少许,旋转后缓缓插入,小儿插入深度 4～7 cm(口述)			2
8. 灌液	* 固定肛管,松开血管钳,使溶液缓缓流入	* 注入速度不得过快过猛,以免刺激肠黏膜,引起排便反射		4
9. 观察	* 观察筒内液面的下降和病人的反应(边操作边口述)			1
	* 若溶液流入受阻,多由于肛管前端被阻塞,可前后旋转移动肛管或挤捏肛管使堵塞管孔的粪便脱落(口述)			3
	* 病人如有腹胀或便意,可将灌肠筒放低,减慢流速,并嘱其做深呼吸,以降低腹压,或夹闭肛管,暂停灌肠片刻,再缓慢进行(口述)			3
	* 如病人有脉速、面色苍白、出冷汗或剧烈腹痛、心慌气急等症状,应立即停止,并及时与医生取得联系,给予处理(口述)			3
10. 拔管	* 待溶液即将流尽时夹管,用卫生纸包裹肛管轻轻拔出,弃于医疗垃圾桶内	* 避免拔管时空气进入肠道及灌肠液和粪便随管流出		2
	* 擦净肛门,脱下手套,消毒双手			2
11. 保留	* 嘱病人平卧,尽可能保留 5～10 min 后再排便	* 如:王力先生,灌肠液已经进入您的肠道了,现在请您平卧保留 5～10 min * 使灌肠液在肠中有足够的作用时间,以利粪便软化容易排出	未嘱咐病人 -4 分	4
	* 降温灌肠,应保留 30 min 后排便,排便 30 min 后测温并记录(口述)			2

12. 排便	* 扶助能下床的病人上厕所排便			1
	* 不能下床的病人，给予便器，将卫生纸及呼叫器放于易取处，排便后及时取出便器	* 放置过程中，便盆不可触及病人的臀部，不可硬拖、拉。并注意不可过多地暴露病人		2
13. 整理用物	* 协助病人穿裤，取舒适卧位	* 如：王力先生，这次灌肠完成了，谢谢您的配合。我来帮您穿上裤子吧		2
	* 取出一次性垫巾，整理床单位，撤去屏风，开窗通风	* 保持病房的整洁，去除异味		2
	* 观察大便性状，必要时留取标本送检			2
14. 洗手记录	* 记录于当天体温单的大便栏内			2
	* 灌肠的缩写符号为 E，0/E 表示灌肠后无排便，1/E 表示灌肠后排便 1 次，1 1/E 表示自行排便 1 次，灌肠后排便 1 次（口述）			2
评价	* 病人有安全感，达到预期效果，无不良反应			6
	* 动作轻稳、准确、熟练，运用节力原则	* 操作过程中站姿、走姿、蹲姿、持物姿态优美，符合护士姿态礼仪的要求		6
	* 与病人及时交流沟通，态度诚恳、耐心	* 表情运用恰当，适时微笑，主动交流，声音柔和，语言表达恰当		4

二、小量不保留灌肠法

【实验目的】

1. 软化粪便，解除便秘。

2. 排除肠道内气体，减轻腹胀。

【适应证】

腹部或盆腔手术后病人、危重病人、年老体弱病人、小儿及孕妇等。

【操作过程及评分】

操作程序	操作内容	操作注意事项 礼仪与沟通	评分细则	分值
评估	＊ 病人的年龄、病情、临床诊断、意识状态、心理状况、排便情况、理解配合能力		少评估一项 -1分，减完为止	4
计划				
1.护士准备	＊ 着装整洁，洗手，戴口罩	＊ 符合护士仪表，干净、整洁，不佩戴首饰，不留长指甲、不涂指甲油	不符合其中任意一项则此项不得分	4
2.用物准备	＊ 治疗车上层备：灌肠筒一套（橡胶管全长约120 cm、玻璃接管、筒内盛灌肠液）、肛管24～26号、血管钳或调节夹、润滑剂；或一次性灌肠包、棉签、卫生纸、薄膜手套、一次性垫巾、弯盘、水温计、手消毒液 ＊ 治疗车下层备：便盆及便盆巾，生活垃圾桶、医疗垃圾桶 ＊ 输液架、屏风 ＊ 常用溶液："1、2、3"溶液（50%硫酸镁30 ml、甘油60 ml、温开水90 ml）；甘油50 ml加等量温开水；各种植物油120～180 ml溶液，温度为38℃		用物准备齐全，缺少1件 -1分减完为止	4
3.环境准备	＊ 酌情关闭门窗，用屏风遮挡病人，保持合适的室温，光线充足			4
4.病人准备	＊ 了解小量不保留灌肠的目的、方法、注意事项及配合要点；排尿			2
实施				

1.核对解释	* 根据病人的病情备齐用物携至病人处，核对床号、姓名及灌肠溶液，并解释	* 如：您好，1床，您叫什么名字？好，张清大爷，由于您长期便秘，医嘱灌肠，就是将肥皂水从肛门灌入直肠内，这样粪便软化就能排出了 * 正确选用灌肠溶液，肝昏迷病人禁用肥皂液灌肠；充血性心力衰竭和水钠潴留病人禁用生理盐水灌肠	未核对 -2分，未解释 -2分	4
2.体位	* 协助病人取左侧卧位，两腿屈膝，臀部移至床沿，协助病人脱裤至膝部	* 左侧卧位有利于液体借助重力作用从直肠流至结肠。肛门括约肌失去控制者，可取仰卧位，臀下垫便器 * 如：张清大爷，现在要开始灌肠了，您有不舒服就告诉我，我来帮您把裤子脱到膝盖处		4
3.垫巾	* 垫一次性垫巾于病人的臀下，盖好被子仅露出臀部，弯盘置于臀边	* 保暖，维护病人的隐私，使其放松		3
4.准备灌肠筒	* 关闭引流开关，灌肠液倒入筒中，挂灌肠筒于输液架上，筒内液面距肛门不得高于肛门 30 cm			6
5.润滑	* 戴手套，肛管前端涂润滑剂，并与橡胶管连接	* 做好自我防护		4
6.排气	* 排出肛管内空气，用血管钳夹紧橡胶管	* 防止气体进入直肠		6
7.插管	* 一只手垫卫生纸分开病人的臀部，暴露出肛门	* 使病人放松，便于插入肛管		2
	* 嘱病人做排便动作或张口深慢呼吸			2
	* 一只手将肛管轻轻插入直肠内 7~10 cm			2
	* 如插入受阻，可退出少许，旋转后缓缓插入，小儿插入深度 4~7 cm（口述）			2
8.灌液	* 固定肛管，松开血管钳，使溶液缓缓流入	* 注入速度不得过快过猛，以免刺激肠黏膜，引起排便反射		4

9. 观察	* 观察筒内液面下降和病人的反应（边操作边口述）	* 注意观察病人的反应	口述各种情况错误减分	1
	* 若溶液流入受阻，多由于肛管前端被阻塞，可前后旋转移动肛管或挤捏肛管使堵塞管孔的粪便脱落（口述）			3
	* 病人如有腹胀或便意，可将灌肠筒放低，减慢流速，并嘱其做深呼吸，以降低腹压，或夹闭肛管，暂停灌肠片刻，再缓慢进行（口述）			3
	* 如病人有脉速、面色苍白、出冷汗或剧烈腹痛、心慌气急等症状，应立即停止，并及时与医生取得联系，给予处理（口述）			3
10. 拔管	* 待溶液将要流完时，关闭开关，用卫生纸包裹肛管轻轻拔出，放入弯盘	* 避免拔管时空气进入肠道及灌肠液和粪便随管流出		2
	* 擦净肛门，脱下手套，消毒双手			2
11. 保留	* 嘱其尽可能地保留 10～20 min 后再排便，协助病人取舒适的卧位	* 如：张清大爷，灌肠液已经进入您的肠道了，现在我来帮您平卧，尽量保留 10～20 min * 使灌肠液在肠中有足够的作用时间，以利粪便软化容易排出	未嘱咐病人 -4 分	4
12. 排便	* 协助能下床的病人上厕所排便；不能下床的病人，给予便器，将卫生纸及呼叫器放于易取处，排便后及时取出便器	* 放置过程中，便盆不可触及病人的臀部，不可硬拖、拉。并注意不可过多地暴露病人		12
13. 整理用物	* 协助病人穿裤，取舒适卧位，	* 如：张清大爷，这次灌肠完成了，谢谢您的配合。我来帮您穿上裤子吧		2
	* 取出一次性垫巾，整理床单位，撤去屏风，开窗通风	* 保持病房的整洁，去除异味		2
	* 观察大便性状，必要时留取标本送检			2

14.洗手记录	* 记录灌肠的时间，灌肠液种类、量，病人的反应			4
评价	* 病人有安全感，达到预期的效果，无不良反应			4
	* 动作轻稳、准确、熟练，运用节力原则	* 操作过程中站姿、走姿、蹲姿、持物姿态优美，符合护士姿态礼仪的要求		4
	* 与病人及时交流沟通，态度诚恳、耐心	* 表情运用恰当，适时微笑，主动交流，声音柔和，语言表达恰当		4

三、保留灌肠法

【实验目的】

1.镇静、催眠。

2.治疗肠道感染。

【适应证】

肠道感染、躁动者。

【禁忌证】

肛门、直肠、结肠等手术后的病人或排便失禁的病人。

【操作过程及评分】

操作程序	操作内容	操作注意事项礼仪与沟通	评分细则	分值
评估	* 病人的年龄、病情、临床诊断、意识状态、心理状况、排便情况、理解配合能力		少评估1项 −1分	4
计划				
1.护士准备	* 着装整洁，洗手，戴口罩	* 符合护士仪表，干净、整洁，不佩戴首饰，不留长指甲、不涂指甲油	不符合其中任意一项则此项不得分	4

2.用物准备	* 治疗盘内备：注洗器或小容量灌肠筒、量杯（内盛遵医嘱准备的灌肠液）、肛管（20号以下）、温开水5～10ml、止血钳、润滑剂、棉签、塑料薄膜手套 * 治疗盘外备：弯盘、卫生纸、一次性垫巾、软枕、水温计、便盆及便盆巾、屏风、手消毒液、生活垃圾桶、医用垃圾桶 * 常用溶液：药物及剂量遵医嘱准备，灌肠溶液量不超过200ml，溶液温度为38℃。①镇静催眠：10%水合氯醛等；②肠道抗感染：2%小檗碱（即黄连素）、0.5%～1%新霉素液或其他抗生素溶液	* 用物齐全，摆放合理、美观	用物准备齐全，缺少1件-1分；减完为止	6
3.环境准备	* 酌情关闭门窗，用屏风遮挡病人，保持合适的室温，光线充足			4
4.病人准备	* 了解保留灌肠的目的、方法、注意事项及配合要点；排便	* 耐心告知病人此操作的相关内容 * 灌肠前先排便，利于药液吸收		6
实施				
1.核对解释	* 备齐用物携至病人床旁，核对床号、姓名及灌肠溶液，再次解释	* 如：您好，1床，您叫什么名字？好，李丽女士，由于您有肠道感染，医嘱新霉素灌肠，就是将灌肠液经肛门灌入肠道的病变部位，起到治疗的作用 * 保留灌肠以晚上睡眠前灌肠为宜，因为此时活动减少，药液易于保留吸收	未核对-2分，未解释-2分	4
2.体位	* 根据病人的病情选择卧位			2
	* 慢性细菌性痢疾病变部位多在直肠及乙状结肠，取左侧卧位；阿米巴痢疾病变多在回盲部，取右侧卧位（口述）			2

3. 垫巾	＊ 将小垫枕、橡胶单和治疗巾垫于病人的臀下，使病人垫高臀部 10 ~ 15 cm	＊ 垫高病人的臀部药液易于保留		4
4. 抽吸药液	＊ 用注射器抽吸药液			2
5. 排气	＊ 排出肛管内空气	＊ 防止气体进入直肠		6
6. 润滑	＊ 戴手套，润滑肛管前端	＊ 做好自我防护		4
7. 插管	＊ 一只手垫卫生纸分开病人的臀部，暴露出肛门			2
	＊ 嘱病人深呼吸，轻轻插入肛管 15 ~ 20 cm	＊ 使病人放松，便于插入肛管 ＊ 如：李丽女士，现在要插管了，可能有一点不舒服，请您跟我一起做深呼吸	未嘱病人深呼吸 -3 分	3
8. 灌液	＊ 固定肛管，缓慢注入药液 ＊ 注意观察病人的反应（口述）	＊ 如：李丽女士，您现在感觉怎么样，有什么不舒服吗	未口述 -1 分	2
	＊ 如注入受阻，可移动肛管或挤捏肛管	＊ 边操作边口述		2
	＊ 如病人腹胀或有便意，嘱其张口深呼吸放松腹肌	＊ 边操作边口述		2
	＊ 同时也可减慢注入速度或暂停片刻	＊ 边操作边口述		2
	＊ 如病人出现脉速、面色苍白、出冷汗或剧烈腹痛、心慌气急等症状，应立即停止，并及时与医生取得联系，给予处理（口述）			3
9. 拔管	＊ 药液注入完毕，注入温开水 5 ~ 10 ml			3
	＊ 抬高病人的肛管尾端使管内溶液全部注完，用卫生纸包住轻轻拔出肛管，放入弯盘	＊ 使药液充分被吸收，达到治疗目的		3
	＊ 用卫生纸在肛门处轻轻按揉，擦净肛门			2

10. 保留	* 嘱病人尽量忍耐，保留溶液在 1 h 以上	* 如：李丽女士，灌肠液已经进入您的肠道了，为了让药液充分发挥作用，需要尽量保留 1 h 以上，请您忍耐一下	未嘱咐病人 -4 分	4
11. 整理用物	* 协助病人穿裤，取舒适卧位	* 如：李丽女士，这次灌肠操作完成了，感谢您的配合。我来帮您穿裤子		2
	* 取出一次性垫巾，整理床单位，撤去屏风，开窗通风	* 保持病房的整洁，去除异味		2
12. 洗手记录	* 记录灌肠的时间，灌肠液的种类、量，病人的反应			6
评价	* 病人有安全感，达到预期效果，无不良反应		操作错误 -10 分	4
	* 动作轻稳、准确、熟练，运用节力原则	* 操作过程中站姿、走姿、蹲姿、持物姿态优美，符合护士姿态礼仪的要求		4
	* 与病人及时交流沟通，态度诚恳、耐心	* 表情运用恰当，适时微笑主动交流，声音柔和，语言表达恰当		6

【重点提示】

类型	肛管插入深度	保留时间
大量不保留灌肠	7 ~ 10 cm	5 ~ 10 min
小量不保留灌肠	7 ~ 10 cm	10 ~ 20 min
保留灌肠	15 ~ 20 cm	1 h 以上

项目二十四　雾化吸入法

一、氧气雾化吸入法

【实验目的】

1. 湿化气道。
2. 解除支气管痉挛，改善通气功能。
3. 预防和控制呼吸道感染。
4. 稀释痰液，以利于排除。

【适应证】

呼吸道湿化不足、痰液黏稠、气道不畅者；咽喉炎、支气管扩张、肺炎、肺脓肿、肺结核、支气管哮喘等病人；胸部手术前后的病人。

【操作过程及评分】

操作程序	操作内容	操作注意事项 礼仪与沟通	评分细则	分值
评估	* 病人的病情、治疗情况、用药史；意识状况、心理状态及合作程度；对治疗的了解程度；呼吸道是否感染、通畅；面部及口腔黏膜有无感染、溃疡等		少评估一项 -1分，减完为止	12
计划				
1. 护士准备	* 着装整洁，洗手，戴口罩	* 符合护士仪表，干净、整洁，不佩戴首饰，不留长指甲、不涂指甲油	不符合其中任意一项则此项不得分	4
2. 用物准备	* 氧气雾化吸入装置、氧气装置一套、弯盘、常用药物	* 控制呼吸道感染：庆大霉素、卡那霉素；解除支气管痉挛：氨茶碱、沙丁胺醇；稀释痰液：α 糜蛋白酶；减轻呼吸道黏膜水肿：地塞米松	用物准备齐全，缺少1件-1分，减完为止	6
3. 环境准备	* 环境清洁、安静，温湿度适宜，光线充足，避免明火			4
4. 病人准备	* 了解氧气雾化吸入的目的、方法、注意事项及配合要点；将一次性治疗巾铺于病人的颈前；取卧位或者坐位接受雾化治疗			4

实施				
1.连接	* 连接氧气雾化器的接气口与氧气装置的橡皮管口	* 氧气湿化瓶内勿放水，以免液体进入雾化吸入器内使药液稀释		4
2.检查	* 检查氧气雾化吸入器连接是否完好有无漏气			2
3.加药	* 遵医嘱抽取药液，稀释至5ml注入雾化器的药杯内			6
4.核对解释	* 携用物至病人床旁，核对床号、姓名并解释，协助其取合适体位	* 如：1床，您好，您叫什么名字？张清大爷，由于您的痰液很黏稠，咳不出的话会加重气道感染，医嘱雾化吸入，这样就能稀释痰液，便于咳出了。您这样躺着舒服吗，我扶您稍坐起来一点 * 端治疗盘时，双手托盘底两侧边缘的中部，肘关节呈90°，自然贴近躯干，拇指不可放进盘内	未核对 -2分，未解释 -2分	4
5.调节	* 调节氧流量至6~8L/min	* 边操作边口述	未口述 -2分	6
6.开始雾化	* 将口含嘴放入病人口中，指导其紧闭口唇深吸气，用鼻呼气，如此反复直至药液吸完为止	* 深长吸气，使药液充分到达细支气管和肺内，屏气1~2s，再轻松呼气，可提高治疗效果	未进行指导或指导不正确不得分	10
7.结束雾化	* 治疗完毕，取下口含嘴，关闭氧气开关	* 操作中严禁接触明火和易燃品		6
8.整理	* 协助病人清洁口腔，取舒适卧位，整理床单位及用物	* 如：张清大爷，这次雾化完成了，您感觉怎么样，痰好咳了吗？谢谢您的配合 * 将口含嘴浸泡消毒1h，再洗净晾干备用 * 一次性雾化吸入器按规定处理		8
9.洗手记录	* 观察并记录治疗效果	* 记录雾化开始的时间及持续时间，病人的反应及效果等		6

评价	* 认真核对无差错	* 操作过程中站姿、走姿、蹲姿、持物姿态优美，符合护士姿态礼仪的要求	操作错误 -10 分	6
	* 操作方法正确，达到雾化的目的，病人安全，无不良反应	* 及时告知病人及家属注意事项		6
	* 操作过程中与病人沟通效果良好	* 表情运用恰当，适时微笑；主动交流，声音柔和，语言表达恰当		6

二、超声雾化吸入法

【实验目的】

同"氧气雾化吸入法"

【适应证】

呼吸道湿化不足、痰液黏稠、气道不畅者；咽喉炎、支气管扩张、肺炎、肺脓肿、肺结核等病人；支气管哮喘等病人；胸部手术前后的病人。

【操作过程及评分】

操作程序	操作内容	操作注意事项礼仪与沟通	评分细则	分值
评估	* 病人的病情、治疗情况、用药史；意识状况、心理状态及合作程度；对治疗的了解程度；呼吸道是否感染、通畅；面部及口腔黏膜有无感染、溃疡等		少评估一项 -1 分，减完为止	12
计划				
1.护士准备	* 着装整洁，洗手，戴口罩	* 符合护士仪表，干净、整洁，不佩戴首饰，不留长指甲、不涂指甲油	不符合其中任意一项则此项不得分	4
2.用物准备	* 超声雾化器一套、水温计、弯盘、冷蒸馏水、生理盐水、药液（根据医嘱准备）、多头电插板、治疗碗、50 ml 注射器、砂轮、棉签、乙醇	* 控制呼吸道感染：庆大霉素、卡那霉素；解除支气管痉挛：氨茶碱、沙丁胺醇；稀释痰液：α—糜蛋白酶；减轻呼吸道黏膜水肿：地塞米松	用物准备齐全，缺少 1 件 -1 分	6
3.环境准备	* 环境清洁、安静，温湿度适宜，光线充足			4

4.病人准备	* 了解超声雾化吸入的目的、方法、注意事项及配合要点；将一次性治疗巾铺于病人的颈前；取卧位或者坐位接受雾化治疗			4
实施				
1.检查	* 使用前检查雾化器各部件是否完好，有无松动、脱落等异常情况。将旋钮指向"OFF"或调节至"0"位			4
2.连接	* 连接雾化器的主件与附件			3
3.加水	* 取下雾化罐，然后逐渐在水槽内加冷蒸馏水到一定水位	* 水量视不同类型的雾化器而定，要求水要浸没雾化罐底部的透声膜 * 水槽和雾化罐内切忌加温水或热水，水槽内无水时不可开机，以免损坏仪器		6
4.加药	* 将药液用生理盐水稀释至 30～50 ml			3
	* 倒入雾化罐内，检查无漏水后放入水槽内，将水槽盖紧	* 水槽底部的晶体换能器和雾化罐底部的透声膜薄而质脆，易破碎，操作中注意不要损坏		2
5.核对解释	* 携用物至病人处，核对床号、姓名，并解释，协助其取合适体位	* 如：1床，您好，您叫什么名字？王力先生，由于您有呼吸道感染，医嘱雾化吸入，就是通过超声波震动将药物以小液滴的形式作用于感染部位，利于康复。您这样躺着舒服吗，我扶您稍坐起来一点 * 端治疗盘时，双手托盘底两侧边缘的中部，肘关节呈 90°，自然贴近躯干，拇指不可放进盘内	未核对 -2 分，未解释 -2 分	4
6.开始雾化	* 接通电源，打开电源开关，预热 3～5 min，调整定时开关至所需时间		未预热 -3 分	3

	* 一般每次定15~20 min,连续使用时,需间歇30 min（口述）			2
	* 打开雾化开关, 根据需要调节雾量			2
	* 使用过程中如发现水温超过50℃或水量不足,应关机更换或加入冷蒸馏水（口述）			2
	* 将口含嘴放入病人口中并紧闭口唇或将面罩罩于口鼻上并妥善固定,指导病人深呼吸	* 如: 王力先生, 雾量已经调好了, 请您将口含嘴放入口中, 现在请您紧闭嘴唇, 用嘴深吸气, 屏气2s, 再用鼻呼气, 像这样反复进行, 才能提高治疗效果	未正确指导病人 -10分	10
7.结束雾化	* 治疗毕, 取下口含嘴,先关雾化开关, 再关电源开关	* 否则易损坏电子管 * 若有定时装置则到时间雾化自动停止, 随后关上电源开关即可		4
8.整理	* 擦干病人的面部, 漱口, 协助病人取舒适卧位	* 如: 王力先生, 这次雾化完成了, 您感觉怎么样, 气短好些了吧? 谢谢您的配合 * 一次性雾化吸入器按规定处理	未漱口 -4分	4
	* 整理床单位, 清理用物, 放掉水槽内的水,擦干水槽			2
	* 用细纱布轻轻吸干晶体换能器上的积水			1
	* 将螺纹管、口含嘴或面罩、雾化罐浸泡于消毒液内1h后取出, 再洗净晾干备用	* 边操作边口述		2
9.洗手记录	* 记录雾化开始的时间及持续时间, 病人的反应及效果等			4

评价	* 认真核对无差错	* 操作过程中站姿、走姿、蹲姿、持物姿态优美，符合护士姿态礼仪的要求	操作错误 -10分	4
	* 操作方法正确，达到雾化目的，病人安全，无不良反应	* 及时告知病人及家属注意事项		4
	* 操作过程中与病人沟通效果良好	* 表情运用恰当，适时微笑；主动交流，声音柔和，语言表达恰当		4

【护考对接】

1.根据病情指导病人尽可能地深长吸气，便于药液充分到达支气管和肺内；屏气1~2s，再轻轻呼气，以提高治疗效果；呼气时，将手指移开，避免浪费药液。

2.超声波雾化器在使用中，水槽内水温超过一定温度应调换冷蒸馏水，此温度是（　）

A. 30℃　　B. 40℃　　C. 50℃　　D. 60℃　　E. 70℃

项目二十五　口服给药法

【实验目的】

协助病人遵照医嘱安全、正确地服药，以减轻症状，治疗疾病。

【适应证】

各类型疾病需口服药物进行治疗者。

【操作过程及评分】

操作程序	操作内容	操作注意事项礼仪与沟通	评分细则	分值
评估	* 病人的病情、年龄、吞咽能力及口腔情况、配合程度		少评估一项 -1分，减完为止	10
计划				
1.护士准备	* 着装整洁，洗手，戴口罩	* 符合护士仪表，干净、整洁，不佩戴首饰，不留长指甲、不涂指甲油	不符合其中任意一项则此项不得分	4

2.用物准备	* 药物（由中心药房取回）、服药本、小药卡、药车、吸管、水壶（内盛温开水）		用物准备齐全，缺少1件-1分，减完为止	6
3.环境准备	* 环境清洁，安静，温湿度适宜，光线充足			4
4.病人准备	* 了解服药的目的、方法、注意事项及配合要点			4
实施				
1.核对药物	* 在规定的时间内，携用物至病人床旁，打开药袋，核对药物	* 依据服药本核对药物，准确无误后才能发药 * 推治疗车时，双臂均匀用力，重心集中于前臂，抬头、挺胸、直背，躯干略向前倾，行进、停放平稳		6
2.核对病人	* 核对床号、姓名，得到准确回答后发药，解释服药的目的及注意事项	* 如：1床您好，您叫什么名字？李丽女士，这是今天中午的药，我扶您坐起来服药	未核对-2分，未解释-2分	6
	* 如病人提出疑问应重新核对后再发药。如病人不在或因故暂不能服药，应将药物带回保管，适时再发或交班（口述）			2
3.发药	* 按时发药，同一病人的药一次性取离药盘（边操作边口述）			2
4.协助服药	* 提供温开水，协助病人服药，并确认病人药物服下后方可离开	* 向病人交代服药的注意事项	未交代注意事项-2分	4
	* 对危重病人及不能自行服药的病人应喂药；鼻饲病人需将药物碾碎，用水溶解后，从胃管注入（口述）			2
5.再次核对	* 药袋放回时再次核对			4
6.整理	* 发药完毕后，药袋按要求做相应的处理，清洁发药车	* 防止交叉感染		8
7.观察	* 观察药物疗效	* 若有异常，及时与医生联系，酌情处理		8

8.洗手记录	＊ 记录药物、给药的时间及病人反应及疗效			6
评价	＊ 程序正确，动作熟练、剂量准确	＊ 操作过程中站姿、走姿、蹲姿、持物姿态优美，符合护士姿态礼仪的要求		6
	＊ 认真查对无差错，病人安全，无不良反应		配或发错药-10分	10
	＊ 治疗性沟通有效，态度诚恳	＊ 语言表达恰当，声音柔和，表情运用恰当，适时微笑		8

【重点提示】

1.缓释片、肠溶片、胶囊吞服时不可嚼碎；舌下含片应放舌下或两颊黏膜与牙齿之间待其溶化。

2.健胃药宜在饭前服，助消化药及对胃黏膜有刺激性的药物宜在饭后服，催眠药在睡前服，驱虫药宜在空腹或半空腹时服用。

3.抗生素及磺胺类药物应准时服，以保证有效的血药浓度。

项目二十六　注射法

一、皮内注射法

【实验目的】

1.进行药物过敏试验，以观察有无过敏反应。

2.预防接种。

3.局部麻醉的起始步骤。

【操作过程及评分】

操作程序	操作内容	操作注意事项礼仪与沟通	评分细则	分值
评估	＊ 评估病人的用药史、过敏史、家族史、注射部位的皮肤情况		少评估一项-1分，减完为止	8
计划				
1.护士准备	＊ 着装整洁，洗手，戴口罩	＊ 符合护士仪表，干净、整洁，不佩戴首饰，不留长指甲、不涂指甲油	不符合其中任意一项则此项不得分	2

2.用物准备	* 基础治疗盘、1 ml 注射器、4$^{1/2}$ 号针头、注射卡、药液（按医嘱准备）；如为药物过敏试验，另备 0.1% 盐酸肾上腺素和注射器		用物准备齐全，缺少 1 件 -1 分，减完为止	4
3.环境准备	* 清洁、安静、光线适宜或有足够的照明			2
4.病人准备	* 了解皮内注射的目的、方法、注意事项及配合要点。取舒适体位并暴露注射部位			4
实施				
1.加药	* 核对注射卡，仔细检查药物			2
	* 按医嘱抽吸药液	* 严格执行查对制度和无菌操作的原则		2
2.核对解释	* 携用物至病人床旁，核对病人床号、姓名并解释	* 如：1 床您好，您叫什么名字？王力先生，您以前用过青霉素吗？对什么药物过敏吗？家人有对什么药物过敏吗 * 端治疗盘时，双手托盘底两侧边缘的中部，肘关节呈 90°，自然贴近躯干，拇指不可放进盘内	未核对 -2 分，未解释 -2 分	4
3.部位	* 选择注射部位	* 根据皮内注射的目的选择注射部位：如药物过敏试验常选用前臂掌侧下段；预防接种常选用上臂三角肌下缘；局部麻醉则选择麻醉处		6
4.消毒	* 用 75% 乙醇消毒皮肤	* 忌用碘酊，以免影响对局部反应的观察		2
5.操作中核对	* 二次核对	* 如：1 床王力先生，现在为您做的是青霉素过敏试验		4
6.排气	* 取出盛有药物的注射器，排气（一滴排气法）	* 排尽注射器内的空气		2
7.穿刺	* 一只手绷紧局部皮肤，一只手持注射器，针头斜面向上，与皮肤呈 5°刺入皮内（图 1-26-1）	* 注入的剂量要准确进针角度不能过大，否则会刺入皮下 * 如：王力先生，您在业余时间喜欢做什么运动呀（转移病人注意力）	绷紧皮肤、持针方式、进针角度、深度及分散病人注意力，少一项 -3 分	12

	* 待针头斜面完全进入皮内后放平注射器，用绷紧皮肤的手的拇指固定针栓，注入抽吸液0.1 ml，使局部隆起形成一皮丘	* 若需做对照试验，则用另一注射器及针头，在另一前臂相应部位注射0.1 ml 的生理盐水，皮丘呈半球状，皮肤变白并显露毛孔，操作过程中与病人沟通，以了解其反应	手法错误 -3 分	3
8. 拔针	* 注射完毕迅速拔出针头，勿按压针眼			2
	* 嘱病人勿按揉局部以免影响结果的观察，15 ~ 20 min 后观察局部反应，做出判断（口述）	* 如：王力先生，为了不影响皮试结果的观察，请您不要按揉穿刺部位，另外 20 min 内您一定不能离开病房，防止发生过敏反应不能及时处理	未嘱咐病人 -4 分	4
9. 操作后核对		* 如：1 床王力先生，皮试做完了，您有需要的话就按呼叫器，20 min 后我会过来看结果，谢谢您的配合		4
10. 整理	* 协助病人摆舒适体位，整理用物	* 按消毒隔离原则处理用物		2
11. 洗手记录	* 记录注射时间、病人的反应			2
	* 口述：20 min 到，将过敏试验结果记录在病历上，阳性用红笔标记"＋"，阴性用蓝笔标记"一"			2
	* 阴性和阳性的表现（口述）			2
评价	* 手法正确，动作轻巧，操作熟练	* 操作过程中站姿、走姿、蹲姿、持物姿态优美，符合护士姿态礼仪的要求	失败一次 -2 分，严重错误 -10 分	3
	* 严格遵守无菌操作原则和查对制度		污染一次 -3 分	8
	* 认真核对无差错		注射错药或人各 -10 分	10
	* 操作过程中与病人沟通以及时了解其反应	* 主动交流，声音柔和，语言表达恰当		4

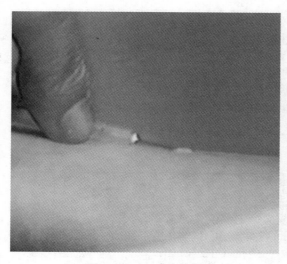

图 1-26-1　皮内注射

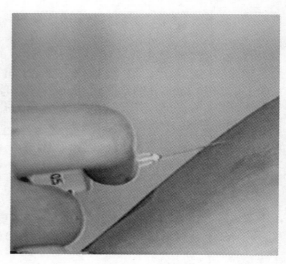

图 1-26-2　皮下注射

二、皮下注射法

【实验目的】

1.注入小剂量药物，用于不宜口服给药而需在一定时间内发生药效时。

2.预防接种。

3.局部麻醉用药。

【操作过程及评分】

操作程序	操作内容	操作注意事项 礼仪与沟通	评分细则	分值
评估	* 评估病人的病情、治疗情况、用药史、过敏史、肢体活动能力、注射部位的皮肤及皮下组织状况		少评估一项 -1 分，减完为止	10
计划				
1.护士准备	* 着装整洁，洗手，戴口罩	* 符合护士仪表，干净、整洁，不佩戴首饰，不留长指甲、不涂指甲油	不符合其中任意一项则此项不得分	2
2.用物准备	* 基础治疗盘、1~2ml注射器、5$^{1/2}$~6号针头、注射卡、药液（按医嘱准备）		用物准备齐全，缺少1件 -1 分，减完为止	4
3.环境准备	* 清洁、安静、光线适宜或有足够的照明，必要时屏风遮挡			2

4.病人准备	* 了解皮下注射的目的、方法、注意事项及配合要点；取舒适体位并暴露注射部位			4
实施				
1.加药	* 核对注射卡，仔细检查药物			2
	* 按医嘱抽吸药液	* 严格执行查对制度和无菌操作的原则		2
2.核对解释	* 携用物至病人床旁，核对病人的床号、姓名并解释	* 如：1床您好，您叫什么名字？张清大爷，刚才测您的血糖又高了，我来给您打胰岛素，我协助您躺好 * 端治疗盘时，双手托盘底两侧边缘的中部，肘关节呈90°，自然贴近躯干，拇指不可放进盘内	未核对 -2分，未解释 -2分	4
3.部位	* 选择注射部位			2
	* 按注射目的选择注射部位，常用部位有上臂三角肌下缘、两侧腹壁、后背、大腿前侧和外侧（口述）			4
4.消毒	* 常规消毒皮肤			2
5.操作中核对	* 二次核对	* 如：1床张清大爷，这次给你注射6个单位的胰岛素		4
6.排气	* 取出盛有药物的注射器，排气（一滴排气法）	* 排尽注射器内的空气		2
7.穿刺	* 一只手绷紧局部皮肤，一只手持注射器，以示指固定针栓，针头斜面向上，与皮肤呈30°~40°角快速刺入皮下（图1-26-2）	* 进针不宜过深以免刺入肌层，一般将针梗1/2~2/3刺入皮下，勿全部刺入以免不慎断针增加处理的难度 * 如：张大爷，您午饭吃的什么呀	绷紧皮肤、持针方式、进针角度、深度及分散病人注意力，进针手法少一项 -3分	15
8.推药	* 松开绷紧皮肤的手，抽动活塞，抽回血	* 确保针头未刺入血管内		2
	* 如无回血，缓慢推注药液	* 推药速度宜缓慢、均匀以减轻疼痛		2

9.拔针	* 注射完毕，用无菌干棉签轻压针刺处，快速拔针后按压片刻	* 按压至不出血为止		2
10.操作后核对		* 如：1床张清大爷，胰岛素针打完了，有需要的话按呼叫器，谢谢您的配合		4
11.整理	* 协助病人摆舒适体位，整理用物	* 按消毒隔离原则处理用物		2
12.洗手记录	* 记录注射的时间，药物名称、浓度、剂量及病人的反应			3
评价	* 手法正确，动作轻巧，操作熟练	* 操作过程中站姿、走姿、蹲姿、持物姿态优美，符合护士姿态礼仪的要求	错误一次 -2分	4
	* 严格遵守无菌操作的原则和查对制度		污染一次 -3分	8
	* 认真核对无差错		注射错药或人各 -10分	10
	* 操作过程中与病人沟通以及时了解其反应	* 主动交流，声音柔和，语言表达恰当		4

三、肌内注射法

【实验目的】

注入药物，用于不宜或不能口服或静脉注射，且要求比皮下注射更快发生疗效时。

【操作过程及评分】

操作程序	操作内容	操作注意事项礼仪与沟通	评分细则	分值
评估	* 评估病人的病情、治疗情况、注射部位皮肤及肌肉组织状况			10
计划				
1.护士准备	* 着装整洁，应用七步洗手法洗双手，戴口罩	* 符合护士仪表，干净、整洁，不佩戴首饰，不留长指甲、不涂指甲油	不符合其中任意一项则此项不得分	4
2.用物准备	* 基础治疗盘、2～5 ml注射器、6～7号针头、注射卡、药液（按医嘱准备）		用物准备齐全，缺少1件 -1分	4

3.环境准备	* 清洁、安静、光线适宜或有足够的照明。必要时屏风遮挡			4
4.病人准备	* 了解肌内注射的目的、方法、注意事项及配合要点。取舒适体位并暴露注射部位			4
实施				
1.加药	* 按医嘱抽吸药液	* 严格执行查对制度和无菌操作的原则		5
2.核对解释	* 携用物至病人床旁，核对病人的床号、姓名并解释	* 如：1床您好，您叫什么名字？张清大爷，该打针了，我协助您躺好（相应的体位） * 端治疗盘时，双手托盘底两侧边缘的中部，肘关节呈90°，自然贴近躯干，拇指不可放进盘内	未核对 −2分，未解释 −2分	4
3.部位	* 常用注射部位为臀大肌	* 按注射原则选择注射部位，常用部位还有臀中肌、臀小肌、股外侧肌和上臂三角肌		4
4.消毒	* 常规消毒皮肤			2
5.操作中核对	* 二次核对，排尽空气	* 如：1床张清大爷，这次给您注射的是营养神经的药，维生素 B_{12}，1 ml		4
6.穿刺	* 一只手拇、示指绷紧局部皮肤，一只手持注射器，以中指固定针栓，将针头迅速垂直刺入（图1-26-3）	* 切勿将针头全部刺入，以防针梗从根部衔接处折断，难以取出。消瘦者及患儿进针深度酌减 * 如：张大爷，您老伴今天给您做什么好吃的了（转移病人注意力）	绷紧皮肤、持针方式、进针角度、深度及分散病人注意力，进针手法少一项 −3分	15
7.推药	* 松开绷紧皮肤的手，抽动活塞，如无回血，缓慢推注药液	* 确保未刺入血管内，避免病人疼痛；注入药液过程中，注意观察病人的反应		4
8.拔针	* 注射完毕，用无菌干棉签轻压针刺处，快速拔针后按压片刻	* 按压至不出血为止		2
9.操作后核对		* 如：1床张清大爷，针打完了，有事您按呼叫器，谢谢您的配合		4

10.整理	* 协助病人摆舒适体位，整理用物	* 按消毒隔离原则处理用物		4
11.洗手记录	* 记录注射时间、药物名称、浓度、剂量及病人的反应			4
评价	* 手法正确，动作规范，操作熟练	* 操作过程中站姿、走姿、蹲姿、持物姿态优美，符合护士姿态礼仪的要求	失败一次 -2分	4
	* 严格遵守无菌操作的原则和查对制度		污染一次 -3分	4
	* 认真核对无差错		注射错药或人各 -10分	10
	* 操作过程中与病人沟通以及时了解其反应	* 表情运用恰当，适时微笑，主动交流，声音柔和，语言表达恰当		4

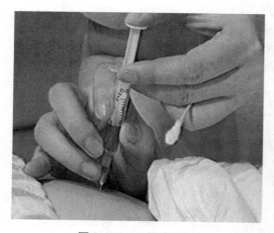

图 1-26-3　肌内注射

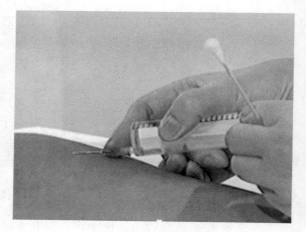

图 1-26-4　静脉注射

四、静脉注射法

【实验目的】

1.注入药物，用于不宜口服、皮下、肌内注射，或需迅速发挥药效时。

2.注入药物做某些诊断性检查。

3.静脉营养治疗。

【操作过程及评分】

操作程序	操作内容	操作注意事项 礼仪与沟通	评分细则	分值
评估	* 评估病人的病情、肢体活动能力、注射部位的皮肤情况、静脉充盈度及管壁弹性		少评估一项 -1 分，减完为止	8
计划				
1.护士准备	* 着装整洁，洗手，戴口罩	* 符合护士仪表，干净、整洁，不佩戴首饰，不留长指甲、不涂指甲油	不符合其中任意一项则此项不得分	2
2.用物准备	* 基础治疗盘、注射器（规格视药量而定）、6~9号针头或头皮针、无菌纱布、止血带、注射用小枕、胶布、注射卡、药液（按医嘱准备）		用物准备齐全，缺少1件-1分，减完为止	4
3.环境准备	* 清洁、安静、光线适宜或有足够照明。必要时屏风遮挡			2
4.病人准备	* 了解静脉注射的目的、方法、注意事项及配合要点、药物的作用及副作用。取舒适体位并暴露注射部位			4
实施				
1.加药	* 按医嘱抽吸药液	* 严格执行查对制度和无菌操作的原则		4
2.核对解释	* 携用物至病人床旁，核对病人的床号、姓名并解释	* 如：1床您好，您叫什么名字？李丽女士，这几天手脚抽筋好些了吗？这是今天需要推注的药，我协助您躺好（相应的体位） * 端治疗盘时，双手托盘底两侧边缘的中部，肘关节呈90°，自然贴近躯干，拇指不可放进盘内	未核对 -2 分，未解释 -2 分	4
3.部位	* 选择粗直、弹性好、易于固定的静脉，避开关节和静脉瓣	* 以手指探明静脉的走向及深浅；对需长期注射者，应有计划地由小到大，由远心端到近心端选择静脉		2
4.垫枕	* 在穿刺部位下方垫小棉枕			2

5. 系止血带	* 在穿刺部位上方（近心端）约 6 cm 处扎紧止血带	* 止血带末端向上，以防污染无菌区域		3
6. 消毒	* 常规消毒皮肤，待干			2
7. 操作中核对	* 二次核对，排尽空气	* 如：1 床李丽女士，给您注射的是葡萄糖酸钙 10 ml，能够补钙从而改善手脚抽筋的症状		4
8. 穿刺	* 嘱病人握拳，一只手拇指绷紧静脉下端皮肤，使其固定，一只手持注射器，示指固定针栓，将针头斜面向上，与皮肤成 15°~30°，自静脉上方或侧方刺入皮下，再沿静脉走向滑行刺入静脉，见回血后再顺静脉进针少许（图 1-26-4）	* 一旦出现局部血肿，立即拔出针头，按压局部，另选其他静脉重新穿刺 * 如：李女士，您的发型挺好看的，在哪儿做的呀（转移病人的注意力）	绷紧皮肤、持针方式、进针角度、深度及分散病人的注意力，进针手法少一项 -3 分	15
9. 两松一固定	* 松开止血带，嘱病人松拳，固定针头			6
10. 推药	* 确认穿刺成功，缓慢推注药液	* 注射对组织有强烈刺激性的药物，应另备抽有生理盐水的注射器和头皮针，注射穿刺成功后，先注入少量生理盐水，证实针头确在静脉内，再换上抽有药液的注射器进行推药，以免药液外溢而致组织坏死 * 根据病人的年龄、病情及药物性质，掌握注药的速度，并随时听取病人的主诉，观察局部情况及病情变化		4
11. 拔针	* 注射完毕，将干棉签放于穿刺点上方快速拔出针头，按压片刻或嘱病人屈肘	* 按压至不出血为止		2
12. 操作后核对		* 如：1 床李丽女士，药注射好了，有事您按呼叫器，谢谢您的配合		4
13. 整理	* 协助病人摆舒适体位，整理用物	* 按消毒隔离原则处理用物		2
14. 洗手记录	* 记录注射的时间，药物名称、浓度、剂量及病人的反应等			4

评价	* 手法正确，动作规范，操作熟练	* 操作过程中站姿、走姿、蹲姿、持物姿态优美，符合护士姿态礼仪的要求	失败一次 -2 分	4
	* 严格遵守无菌操作的原则和查对制度		污染一次 -3 分	4
	* 认真核对无差错		注射错药或人各 -10 分	10
	* 操作过程中与病人沟通以及时了解其反应	* 表情运用恰当，适时微笑，主动交流，声音柔和，语言表达恰当		4

【重点提示】

类型	常用部位	进针角度	注射器规格
皮内注射	前臂掌侧下段	5°	1 ml
皮下注射	上臂三角肌下缘	30°～40°	1 ml、2 ml
肌内注射	臀大肌	90°	2 ml、5 ml
静脉注射	四肢浅静脉、头皮静脉	15°～30°	5、10、20、30、50、100 ml

项目二十七　静脉输液法、静脉留置针输液法

一、静脉输液法

【实验目的】

1.补充水分和电解质，预防和纠正水、电解质及酸碱平衡紊乱。

2.增加循环血量，改善微循环，维持血压及微循环灌注量。

3.供给营养物质，促进组织修复，增加体重，维持正氮平衡。

4.输入药物，治疗疾病。

【操作过程及评分】

操作程序	操作内容	操作注意事项礼仪与沟通	评分细则	分值
评估	* 病人的年龄、病情、穿刺部位皮肤、血管状况及肢体活动度		少评估一项 -1 分，减完为止	8
计划				
1.护士准备	* 着装整洁，洗手，戴口罩	* 符合护士仪表，干净、整洁，不佩戴首饰，不留长指甲、不涂指甲油	不符合其中任意一项则此项不得分	2

2.用物 准备	* 注射盘，输液管一套，另加瓶套、开瓶器、小垫枕、止血带、输液贴、输液卡，必要时备小夹板和绷带，按医嘱备药液		用物准备齐全，缺少1件-1分，减完为止	4
3.环境 准备	* 清洁、安静、光线充足			2
4.病人 准备	* 了解静脉输液的目的、方法、注意事项及配合要点。按需要排尿、排便，取舒适体位（仰卧、侧卧或坐位）			2
实施				
1.检查	* 核对、检查药物的药名、浓度、剂量和给药时间、方法、药液的质量	* 严格执行查对制度和无菌操作的原则，避免差错及事故的发生		3
2.填写 输液卡	* 根据医嘱填写输液卡，并将填好的输液卡倒贴于输液瓶上			2
3.加药	* 常规消毒瓶塞、遵医嘱加药	* 消毒范围至瓶颈部		4
4.插输 液器	* 检查输液器质量后取出输液器，将插头插入瓶塞直至根部，关闭调节器			2
5.核对 解释	* 携用物至病人床旁，核对床号、姓名、所用药液，洗手	* 如：1床您好，您叫什么名字？王力先生，要输液了，请您躺好 * 推治疗车时，双臂均匀用力，重心集中于前臂，抬头、挺胸、直背，躯干略向前倾，行进、停放平稳		2
6.排气	* 输液瓶挂于输液架上，倒置茂菲氏滴管，打开调节器，当茂菲氏滴管内的液面达到滴管的1/2~2/3满时，迅速转正滴管，直至排尽导管和针头内的空气	* 高度适中，保证液体压力超过静脉压，以促使液体流入静脉，保证输液装置无菌	手势规范，伸展幅度适宜	4
	* 将输液管末端放入输液器包装内，置于治疗盘中	* 保持头皮针端无菌		2

7. 选择部位	* 铺治疗巾，将小垫枕置于穿刺肢体下，在穿刺点上方 6~8 cm 处扎止血带	* 注意止血带的尾端向上，止血带的松紧度以能阻断静脉血流而不阻断动脉血流为宜，如静脉充盈不良，可以热敷、按摩血管；嘱病人反复进行握拳、松拳		4
8. 消毒皮肤	* 常规消毒穿刺部位的皮肤，消毒范围大于 5 cm，待干，备胶布	* 保证穿刺点及周围皮肤的无菌状态		2
9. 操作中核对	* 二次核对，排尽空气	* 如：1 床王力先生，今天输的还是抑制胃酸分泌的药物，奥美拉唑 40mg		2
10. 穿刺	* 嘱病人握拳、再次排气。取下护针帽，按静脉注射法穿刺。见回血后，将针头与皮肤平行再进入少许（图 1-27-1）	* 穿刺前确保茂菲氏滴管下端输液管内无气泡 * 如：王先生，您女儿几岁了，在哪儿上学呀（转移注意力）	绷紧皮肤、持针方式、进针角度及分散病人的注意力，进针手法少一项 -2 分	8
11. 固定	* 先固定针柄，然后松开止血带，嘱病人松拳，打开调节器。待液体滴入通畅、病人无不适后，用带无菌敷贴的胶布覆盖穿刺点，再将针头附近的输液管环绕后固定。必要时用夹板固定关节	* 固定可防止由于病人活动导致针头刺破血管或滑出血管外		4
12. 调节滴速	* 根据病人的年龄、病情及药液性质调节输液滴速	* 通常成人 40~60 滴/分，儿童 20~40 滴/分。具体须根据输液器点滴系数详细计算		3
13. 操作后核对		* 如：1 床王力先生，滴速为您调好了，请您不要随意调节，有事您按呼叫器，谢谢您的配合		2
14. 整理	* 协助病人摆舒适体位，整理用物，整理床单位，将呼叫器放于病人易取处	* 按消毒隔离原则处理用物		3
15. 洗手记录	* 记录输液开始的时间，药物名称、滴速及病人的反应			2
16. 更换液体	* 如果多瓶液体连续输入，则在第一瓶液体输尽前准备第二瓶液体	* 对需要 24 h 持续输液者，应每日更换输液器。更换时应严格执行无菌操作		2

	* 核对第二瓶液体，确保无误并常规消毒瓶口			2
	* 确认滴管中的液面高度至少 1/2 满，拔出第一瓶内的输液器插头，迅速插入第二瓶内			2
	* 检查滴管液面的高度是否合适、输液管中有无气泡，待输液通畅后方可离去			2
17. 拔针按压	* 确认全部液体输入完毕后，关闭输液器，轻揭胶布，用无菌干棉签或无菌小纱布轻压穿刺点上方，快速拔针，局部按压 1～2 min（至不出血为止）	* 输液完毕后及时拔针，以防止空气进入导致空气栓塞 * 按压部位应稍靠皮肤穿刺点上方以压迫静脉进针点，防止皮下出血		2
18. 操作后处理	* 协助病人适当地活动穿刺肢体，并协助取舒适卧位 * 整理床单位，清理用物	* 按消毒隔离原则处理用物		2
19. 洗手记录	* 记录输液结束的时间，液体和药物滴入的总量，病人有无全身和局部反应			2
评价	* 手法正确，动作规范，操作熟练	* 操作过程中站姿、走姿、蹲姿、持物姿态优美，符合护士姿态礼仪的要求	失败一次 -2 分	2
	* 严格遵守无菌操作的原则和查对制度		污染一次 -3 分	3
	* 认真核对无差错		注射错药或人各 -10 分	10
	* 操作过程中与病人沟通以及时了解其反应	* 表情运用恰当，适时微笑，主动交流，声音柔和，语言表达恰当		4

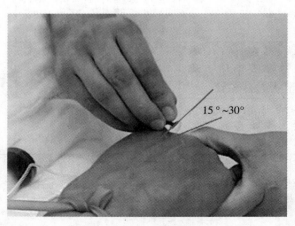

15°～30°

图 1-27-1　静脉穿刺

二、静脉留置针输液法

【实验目的】

1.保护静脉，减少因反复穿刺造成的痛苦和血管损伤。

2.保持静脉通道畅通，利于抢救和治疗。

【适应证】

需长期输液、静脉穿刺较困难的病人。

【操作过程及评分】

操作程序	操作内容	操作注意事项礼仪与沟通	评分细则	分值
评估	* 病人的年龄、病情、穿刺部位皮肤、血管状况及肢体活动度		少评估一项 -1 分，减完为止	8
计划				
1.护士准备	* 着装整洁，洗手，戴口罩	* 符合护士仪表，干净、整洁，不佩戴首饰、不留长指甲、不涂指甲油	不符合其中任意一项则此项不得分	2
2.用物准备	* 注射盘，输液管一套，另加瓶套、开瓶器、小垫枕、止血带、输液贴、输液卡，必要时备小夹板和绷带，按医嘱备药液，静脉留置针一套，封管液（无菌生理盐水或稀释肝素溶液）		用物准备齐全，缺少1件 -1分，减完为止	4
3.环境准备	* 清洁、安静、光线充足			2
4.病人准备	* 了解静脉输液的目的、方法、注意事项及配合要点。按需要排尿、排便，取舒适体位（仰卧、侧卧或坐位）			4
实施				
1.同静脉输液法				6
2.连接	* 连接留置针与输液器 * 打开静脉留置针及肝素帽或可来福接头外包装 * 手持外包装将肝素帽或可来福接头对接在留置针侧管上 * 将输液器连接于肝素帽或可来福接头上	* 打开外包装前注意检查有效期及有无破损，针头斜面有无倒钩，导管边缘是否粗糙，连接时注意无菌操作		4

3. 排气	* 打开调节器，将套管针内的气体排于弯盘中，关闭调节器，将留置针放回留置针盒内			2
4. 选择部位	* 铺治疗巾，将小垫枕置于穿刺肢体下，在穿刺点上方 8~10 cm 处扎止血带	* 注意止血带的尾端向上，止血带的松紧度以能阻断静脉血流而不阻断动脉血流为宜		4
5. 消毒皮肤	* 常规消毒穿刺部位的皮肤，消毒范围为直径大于 5 cm，待干，备胶布及无菌透明敷贴，在透明胶布上注明日期和时间	* 保证穿刺点及周围皮肤的无菌状态。标记日期和时间为更换留置针提供依据		2
6. 操作中核对	* 二次核对	* 如：1 床王力先生，今天输的还是抑制胃酸分泌的药物，奥美拉唑 40 mg		2
7. 静脉穿刺	* 取下针套，旋转松动外套管（转动针芯）	* 防止套管与针芯粘连		2
	* 一只手拇指与示指夹住两翼，再次排气	* 确保管内无气泡		2
	* 嘱病人握拳，绷紧皮肤，固定静脉，一只手持留置针，在血管的上方，使针头与皮肤成 15°~30° 进针。见回血后压低角度（放平针翼），顺静脉走行再继续进 0.2 cm	* 绷紧皮肤利于固定静脉，以便穿刺并减轻病人疼痛		4
	* 一只手持 Y 形接口，一只手后撤针芯约 0.5 cm，持针座将针芯与外套管一起送入静脉内	* 避免针芯刺破血管，确保外套管在静脉内		2
	* 一只手固定两翼，一只手迅速将针芯抽出，放于锐器盒	* 避免将外套管撤出，将针芯放入锐器盒中		2
8. 固定	* 松开止血带，打开调节器，嘱病人松拳。用无菌透明敷贴对留置针管做密闭式固定，用注明置管日期和时间的透明胶布固定三叉接口，再用胶布固定插入肝素帽内的输液器针头及输液管	* 用无菌透明敷贴可避免穿刺点及周围被污染，而且便于观察穿刺点的情况		4

9. 调节滴速	* 根据病人的年龄、病情及药液性质调节输液滴速	* 通常成人40～60滴/分，儿童20～40滴/分 * 具体需根据输液器点滴系数详细计算		4
10. 操作后核对		* 如：1床张清大爷，滴速已经为您调好了，请您不要随意调节，有事可以按呼叫器，谢谢您的配合		2
11. 整理	* 协助病人摆舒适体位，整理用物，整理床单位，将呼叫器放于病人易取处	* 按消毒隔离原则处理用物		2
12. 洗手记录	* 记录输液开始的时间，药物名称、滴速及病人的反应，并签全名			2
13. 封管	* 输液完毕，拔出输液器针头，常规消毒静脉帽的胶塞，用注射器向静脉帽内注入封管液 * 封管时，边推注边退针，直至针头完全退出为止，确保正压封管	* 若使用可来福接头，则不需封管（因其能维持正压状态） * 常用的封管液有：①无菌生理盐水，5～10 ml，每隔6～8 h冲管一次；②稀释肝素溶液，每毫升生理盐水含肝素10～100U，每次用量2～5 ml		4
14. 再次输液	* 常规消毒静脉帽胶塞，将静脉输液针头插入静脉帽内完成输液			2
15. 拔针	* 关闭调节器，揭开胶布及无菌敷贴，用无菌干棉签或无菌小纱布轻压穿刺点上方，快速拔出套管针，局部按压	* 按压至不出血		2
16. 操作后处理	* 协助病人摆舒适体位，并适当活动穿刺肢体，整理用物，整理床单位，将呼叫器放于病人易取处			2
17. 洗手记录	* 记录输液结束的时间，液体和药物滴入的总量，病人有无全身和局部反应			2

评价	* 手法正确，动作规范，操作熟练	* 操作过程中站姿、走姿、蹲姿、持物姿态优美，符合护士姿态礼仪的要求	错误一次 -2 分	4
	* 严格遵守无菌操作的原则和查对制度		污染一次 -3 分	4
	* 认真核对无差错		注射错药或人各 -10 分	10
	* 操作过程中与病人沟通以及时了解其反应	* 表情运用恰当，适时微笑，主动交流，声音柔和，语言表达恰当		4

【护考对接】

1. 静脉输液引起发热反应的常见原因是输入液体（　）
A. 量过多　　B. 速度过快　　C. 温度过低　　D. 时间过长　　E. 制剂不纯
2. 输液过程中导致静脉痉挛的原因是（　）
A. 输液速度过快　　B. 液体注入皮下组织　　C. 针头阻塞
D. 病人肢体抬举过高　　E. 输入的药液温度过低

项目二十八　经外周静脉置入中心静脉导管输液法

【实验目的】

1. 补充水分和电解质，预防和纠正水、电解质及酸碱平衡紊乱。
2. 增加循环血量，改善微循环，维持血压及微循环灌注量。
3. 供给营养物质，促进组织修复，增加体重，维持正氮平衡。
4. 输入药物，治疗疾病。
5. 测量中心静脉压。

【适应证】

1. 中心静脉压（central venous pressure，CVP）监测。
2. 需要完全胃肠外营养（total parenteral nutrition，TPN）输入高渗性液体的病人。
3. 广泛应用于静脉化疗输入强刺激性药物的病人，可保护血管不受损伤。
4. 外周静脉条件差且需中长期静脉输液治疗的病人。

【禁忌证】

1. 严重出血性疾病、上腔静脉压迫综合征及不合作或躁动者。
2. 穿刺部位或附近组织有感染、皮炎、蜂窝织炎、烧伤等情况者。
3. 乳腺癌根治术后患侧。

4.预插管位置有放射性治疗史、血栓形成史、血管外科手术史或外伤者。

【操作过程及评分】

操作 程序	操作内容	操作注意事项 礼仪与沟通	评分细则	分值
评估	* 评估病人的病情、治疗情况、预插管位置的皮肤及血管情况		少评估一项 -1分，减完为止	8
计划				
1.护士准备	* 着装整洁，洗手，戴口罩	* 符合护士仪表，干净、整洁，不佩戴首饰，不留长指甲、不涂指甲油	不符合其中任意一项则此项不得分	2
2.用物准备	* PICC 导管1套、输液器1套、皮尺 * PICC 穿刺包：治疗巾3块，孔巾，止血钳或镊子2把，直剪刀，3 cm×5 cm 纱布3块，6 cm×8 cm 纱布5块，大棉球6个，弯盘2个 * 其他物品：注射盘，无菌手套2副，0.9% 氯化钠溶液 500 ml，20 ml 注射器2个，10 cm×12 cm 透明敷贴，皮肤消毒液，抗过敏无菌胶布，皮尺，止血带，输液卡。小垫枕、启瓶器、无菌手套、密闭无菌正压接头1个或肝素帽1个。遵医嘱准备液体及药物		用物准备齐全，缺少1件-1分，减完为止	4
3.环境准备	* 准备专用操作间，环境整洁、安静，光线明亮，符合无菌操作要求			4
4.病人准备	* 病人理解置管的目的，能积极配合，并做好置管的准备			2
实施				
1.备齐用物	* 同密闭式输液法，核对药液并备好输液器和药液	* 严格执行查对制度和无菌操作的原则		4

2. 再次核对	* 协助病人进入操作间，再次查对床号、姓名并解释	* 操作间在操作前用消毒机进行空气消毒30 min * 如：您好，您是几床，叫什么名字？1床张清大爷，由于您的血管不好又需要经常输液，所以需要给您置个管，这样以后输液就不用再那么痛苦了	未核对 -2分，未解释 -2分	4
3. 排气				2
4. 体位	* 病人取平卧位，手臂外展与躯干呈90°	* 如：张大爷，我来扶您躺好		3
5. 测量	* 打开穿刺包，取出皮尺，测量置管所需的长度，测量臂围	* 置管长度：从穿刺点沿静脉走向至胸锁关节处，再向下插至第3肋间 * 臂围：肘关节上四横指处		4
6. 消毒	* 护士穿好手术衣，打开无菌包，戴无菌手套，铺治疗巾于病人的手臂下，75% 乙醇以穿刺点为中心环形消毒皮肤，范围20 cm × 20 cm，再用聚维酮碘消毒，待干	* 消毒范围要大，避免感染		3
7. 铺巾	* 更换手套，铺无菌孔巾及治疗巾，扩大无菌区			2
8. 预充导管	* 抽吸 0.9% 氯化钠溶液20 ml，预冲导管以润滑亲水性导丝，检查导管是否通畅，再将导管置于0.9%氯化钠溶液中			3
9. 剪管	* 按预计导管长度剪去多余部分导管	* 注意剪切导管时不可切到导丝，否则导丝将损坏导管，伤害病人		2
10. 剥开护套	* 剥开导管护套10 cm左右以方便使用	* 操作中勿用双手直接接触导管，防止手套上的滑石粉等异物进入血管		2
11. 扎止血带	* 请助手扎止血带，使静脉充盈			3

12.穿刺	* 活动套管,一只手绷紧皮肤,一只手以15°～30°进针,见回血后降低穿刺角度再推进少许,确保导引套管的尖端进入静脉内	* 视情况可于穿刺前先由助手用2%利多卡因在穿刺部位行局部麻醉	绷紧皮肤、进针角度、手法错一项 -2分	4
	* 从导引套管内取出穿刺针,左手示指固定导引套管,避免移位,中指压在套管尖端所处的血管上,减少血液流出,松开止血带,撤出针芯	* 如果穿刺未成功,不可将穿刺针再引入导引套管,否则将导致套管断裂		3
	* 送管:用平镊夹住导管尖端将导管逐渐送入静脉	* 用力要均匀缓慢,注意不要过紧夹住导管,以免损坏聚硅酮导管。当导管进入肩部时,嘱病人头转向穿刺侧下颌靠肩以防导管误入颈静脉		2
	置入导管10～15 cm之后退出套管,指压套管端静脉以固定导管。继续缓慢送导管至预计长度(上腔静脉) * 拔出导丝,连接注射器,抽回血,注入0.9%氯化钠,确定导管是否通	* 注意禁止暴力抽去导丝,动作要轻柔、缓慢 * 使用10 ml以上的注射器,小于10 ml的注射器可能造成高压,使导管破裂 * 勿检出斜面与毛碴		4
13.修剪导管	* 用无菌生理盐水纱布清洁导管上血迹,确认置入长度后,保留体外导管5 cm,用锋利无菌剪刀与导管成直角,剪断导管			2
14.确认	* X线确认			2
15.连接输液装置	* 观察点滴通畅后,再次消毒导管入口及周围皮肤,固定导管,覆盖无菌敷料	* 禁止在导管外贴胶布,否则将危及导管强度和导管完整		3
16.操作后处理	* 整理用物,观察病人无不适反应后,送病人回病房	* 如:张大爷,您现在有什么不舒服吗?管子已经放好了,您配合得特别好,我现在送您回病房		3
17.洗手记录	* 记录导管的名称、型号、编号、置入长度;穿刺过程是否顺利及穿刺日期等			2

18.封管	* 输液完毕后进行正压封管，用3～5ml封管液，接输液头皮针，边缓慢推注边退出 * 每次用毕务必封管。不输液的病人每3天封管1次	* 使针头在退出过程中导管内始终保持正压状态，输入黏稠性大的药物应选用0.9%氯化钠溶液10ml缓慢推注后再封管		3
19.拔管	* 拔管时应沿静脉走向轻柔拔出，并对照穿刺记录以确定无残留，导管尖端常规送细菌培养	* 防止导管残留静脉内引起栓塞等		3
评价	* 手法正确，动作规范，操作熟练	* 操作中站姿、走姿、持物姿态优美，符合护士姿态礼仪要求	失败一次 -2分	2
	* 严格遵守无菌操作的原则和查对制度		污染一次 -3分	3
	* 认真核对无差错		注射错药或人各 -10分	10
	* 操作过程中与病人沟通，及时了解其反应	* 主动交流，声音柔和，语言表达恰当		2

【重点提示】

1. 置管后应密切观察病人的穿刺局部有无红、肿、热、痛等症状，如出现异常，应及时测量臂围并与置管前臂围相比较。观察肿胀情况，必要时行B超检查。

2. 置管后应指导病人：进行适当的功能锻炼，如置管侧肢体做松握拳、屈伸等动作，以促进静脉回流，减轻水肿。但应避免置管侧上肢过度外展、旋转及屈肘运动；勿提重物；应尽量避免物品及躯体压迫置管侧肢体。

项目二十九　输血法

【实验目的】

1. 补充血容量。

2. 纠正贫血。

3. 补充血浆蛋白。

4. 补充各种凝血因子和血小板。

5. 补充抗体、补体等血液成分。

6. 排出有害物质。

【适应证】

各种原因引起的大出血、贫血或低蛋白血症、严重感染及凝血功能障碍。

【禁忌证】

急性肺水肿、充血性心力衰竭、肺栓塞、恶性高血压、真性红细胞增多症、肾功能极度衰竭及对输血有变态反应者。

【操作过程及评分】

操作程序	操作内容	操作注意事项 礼仪与沟通	评分细则	分值
评估	* 评估病人的病情、血型、输血史、过敏史、穿刺部位皮肤及血管情况		少评估一项 -1分，减完为止	8
计划				
1.护士准备	* 着装整洁，洗手，戴口罩	* 符合护士仪表，干净、整洁，不佩戴首饰，不留长指甲、不涂指甲油	不符合其中任意一项则此项不得分	4
2.用物准备	* 一次性输血器一套、生理盐水、血制品、一次性手套、余同静脉输液法		用物准备齐全，缺少1件 -1分	4
3.环境准备	* 清洁、安静、光线充足			2
4.病人准备	* 了解输血的目的、方法、注意事项和配合要点。采血标本以验血型和做交叉配血试验 * 签写知情同意书。排空大小便，取舒适卧位			4
实施				
1.再次检查核对	* 携用物至病人床旁，与另一位护士一起再次核对和检查	* 按取血时的"三查八对"内容逐项进行核对和检查，确保无误 * 如：1床您好，您叫什么名字？王力先生，由于您血容量不足，医嘱输血，您躺好	未核对 -2分，未解释 -2分	4
2.建立通路	* 按静脉输液法建立静脉通道，输入少量的生理盐水	* 输血前输入少量的生理盐水，冲洗输血器管道	按照静脉输液的标准酌情减分	16
3.摇匀血液	* 以手腕旋转动作将血袋内的血液轻轻摇匀	* 避免剧烈震荡，以防止红细胞破坏		2

4. 连接血袋	* 戴手套，打开储血袋封口，常规消毒或用安尔碘消毒开口处塑料管，将输血器针头从生理盐水瓶上拔下，插入输血器的输血接口，缓慢将储血袋倒挂于输液架上	* 做好医务人员的自身防护 * 如：1床王力先生，今天给您输的是血浆，就这1袋，200 ml		4
5. 调节滴速	* 开始输入时速度宜慢，观察15 min左右，如无不良反应，再根据病情及年龄调节滴速	* 开始滴速不要超过20滴／min，之后成人一般40～60滴／min，儿童酌减		4
6. 操作后查对	* 告知病人如有不适及时使用呼叫器通知护士	* 如：1床王力先生，滴速已为您调好了，请您不要随意调节，有事您按呼叫器，谢谢您的配合		4
7. 整理用物	* 操作结束后，撤去治疗巾，取出止血带和小垫枕，整理床单位，协助病人取舒适卧位			2
8. 洗手记录	* 在输血卡上记录输血的时间、滴速、病人的全身及局部情况，并签全名			3
9. 续血	* 如果需要输入2袋以上的血液时，应在上一袋血液即将滴尽时，常规消毒或用安尔碘消毒生理盐水瓶塞，然后将针头从储血袋中拔出，插入生理盐水瓶中，输入少量生理盐水，然后再按与第一袋血相同的方法连接血袋继续输血	* 两袋血之间用生理盐水冲洗是为了避免两袋血之间发生反应，用后血袋要保留，以备出现输血反应时查找原因		6
10. 操作后处理	* 用上述方法继续滴入生理盐水，直到将输血器内的血液全部输入体内再拔针（同密闭式输液法步骤17）	* 最后滴入生理盐水是保证输血器内的血液全部输入体内，保证输血量准确 * 如：1床王力先生，血已经输完了，您感觉怎么样？有事您按呼叫器，谢谢您的配合		4
	* 用剪刀将输血器针头剪下放入锐器盒，将输血管道放入医用垃圾桶，将血袋送至输血科保留24 h	* 以备病人发生输血反应时检查分析原因		4

11.洗手记录	* 记录输血的时间、种类、血量、血型、血袋号，有无输血反应			4
评价	* 手法正确，动作规范，操作熟练	* 操作过程中站姿、走姿、持物姿态优美，符合护士姿态礼仪的要求	失败一次 -2分	4
	* 严格遵守无菌操作的原则和查对制度，病人安全无不良反应		污染一次 -3分	3
	* 认真核对无差错		注射错药或人各 -10分	10
	* 操作过程中与病人沟通，及时了解其反应	* 主动交流，声音柔和，语言表达恰当		4

【护考对接】

1.血液病病人最适用的血制品是（　）

A.新鲜血　B.库存血　C.纤维蛋白原　D.新鲜血浆　E.冰冻血浆

2.发生溶血反应后，为增加血红蛋白在尿中的溶解度，常用（　）

A.枸橼酸钠　B.氯化钠　C.碳酸氢钠　D.乳酸钠　E.葡萄糖酸钙

项目三十　心肺复苏术

【实验目的】

1.通过实施基础生命支持技术，促进建立病人的循环、呼吸功能。

2.保证重要脏器的血液供应，尽快促进心跳、呼吸功能的恢复。

【适应证】

急性心肌梗死、脑卒中、严重创伤、电击伤、溺水、挤压伤、中毒等多种原因引起的呼吸、心搏骤停的病人。

【操作过程及评分】

操作程序	操作内容	操作注意事项礼仪与沟通	评分细则	分值
评估	* 评估病人的病情、意识状态、呼吸、脉搏、有无活动义齿		少评估一项 -1分，减完为止	8

计划				
1. 护士准备	* 着装整洁，洗手	* 符合护士仪表，干净、整洁，不佩戴首饰，不留长指甲、不涂指甲油	不符合其中任意一项则此项不得分	4
2. 用物准备	* 治疗盘内放血压计、听诊器、无菌纱布，必要时备一木板、脚踏凳		用物准备齐全，缺少1件 -1 分，减完为止	4
3. 环境准备	* 病人床单位周围宽敞，光线充足、安静，必要时用屏风遮挡，避免影响其他病人			4
4. 病人准备	* 可能已昏迷，无特殊准备，护士可对其体位进行适当调整，以满足抢救的需要			2
实施				
1. 判断意识	* 双手轻拍病人的肩部，并在病人耳边大声呼唤	* 若病人无反应，可判断其无意识		3
2. 判断脉搏	* 以示指和中指触摸气管旁 2～3 cm 处的颈动脉，观察有无大动脉搏动，10s 内完成	* 10s 内未扪及大动脉搏动，立即进行心肺复苏		3
3. 呼救	* 立即呼救	* 求助他人帮助拨打急救电话或协助救护		2
4. 体位	* 病人仰卧于硬板床或地面上，若是卧于软床上的病人，其肩背下需垫心脏按压板，去枕、头后仰；解开衣领、领带及腰带等	* 头、颈、躯干在同一轴线上，双手放于两侧，身体无扭曲		6
5. 胸外心脏按压	* 抢救者站或跪在病人的一侧，一只手的掌跟部放在按压部位，即胸骨中下的 1/3 交界处，一只手以拇指根部为轴心叠于下掌掌背上，手指翘起不接触胸壁（图 1-30-1）	* 按压部位在胸骨中线与两乳头连线的相交处 * 按压幅度：成人使胸骨下陷至少 5 cm，儿童、婴儿至少使胸骨下陷胸部前后径的 1/3 * 按压频率：≥100 次 / 分		10
	* 两臂伸直（双肘关节伸直），操作者借助自身上半身的体重和肩臂部肌肉的力量有节律地垂直向下施加压力，按压后迅速放松，解除压力，使胸骨自然复位	* 按压与放松时间之比为 1：2，每次按压后须完全解除压力，保证每次按压后胸部回弹，手掌根部不离开胸壁，连续按压 30 次（18s）		8

6. 开放气道	* 检查口腔、气道内有无分泌物或异物，有义齿者需取下	* 评估颈部有无损伤，口述3种开放气道的方法		2
	* 仰头抬颏法：抢救者一只手的小鱼际置于病人的前额，用力向后压使其头部后仰，另一只手示指、中指置于病人的下颌骨下方，将颏部向前上抬起	* 手指不要压向颏下软组织深处，以免阻塞气道		3
	* 仰头抬颈法：抢救者一只手抬起病人的颈部，另一只手以小鱼际置于病人的前额，颈部向上托，使其头后仰	* 头、颈部损伤病人禁用		3
	* 托下颌法：抢救者双肘置于病人的头部两侧，将双手示、中、环指放在病人的下颌角后方，向上或向后抬起下颌	* 病人头保持正中位，不能使头后仰，不可左右扭动；适用于怀疑有颈部损伤的病人		3
7. 人工呼吸	* 口对口人工呼吸法：在病人的口鼻盖一单层纱布，保持病人头后仰，抢救者用拇指和示指捏住病人的鼻孔，深吸一口气，屏气，双唇包住病人的口唇（不留空隙），用力吹气，使胸廓扩张；吹气毕，松开捏鼻孔的手，抢救者头稍抬起，侧转换气，同时注意观察病人胸部复原的情况	* 首选方法 * 首次吹气以连吹两口气为宜，维持肺泡通气和氧合作用 * 病人借助肺和胸廓的自行回缩将气体排出；每次吹气时间不超过2s * 有效指标：病人的胸部起伏，且呼气时听到或感到有气体逸出 * 吹气频率：成人8~10次/分；吹气量：500~600 ml	评估病人的年龄、口鼻情况，口述3种人工呼吸的方法 未观察 -2分，频率、吹气量不正确各 -2分	9
	* 口对鼻人工呼吸法：用仰头抬颏法，同时抢救者双唇包住病人的鼻部吹气，吹气方法同上	* 适用于婴幼儿 * 用于口腔严重损伤或牙关紧闭者		3
	* 口对口鼻人工呼吸法：抢救者双唇包住病人的口鼻部吹气，20次/分	* 适用于婴幼儿 * 防止吹气时气体由鼻腔逸出，吹气时间要短，均匀缓慢吹气，防止气体进入胃部，引起胃膨胀		3

8.循环	* 按压与人工呼吸之比为30：2，连续5个轮回			2
9.评价复苏效果	* 复苏有效判断： ①能扪及大动脉（股、颈动脉）搏动，血压在8kPa（60mmHg）以上 ②口唇、面色、甲床等颜色由发绀转为红润 ③室颤波由细小变为粗大，甚至恢复窦性心律 ④瞳孔随之缩小，有时可有对光反射 ⑤呼吸逐渐恢复 ⑥昏迷变浅，出现反射或挣扎		缺少一项 -2分	10
10.操作后处理	* 整理用物，洗手，记录	* 记录抢救开始的时间、结束时间及病人的反应		2
评价	* 符合抢救程序，操作敏捷，动作熟练			3
	* 操作中动作不粗暴，抢救中病人无损伤，关怀体贴病人	* 勤观察，安慰病人		3

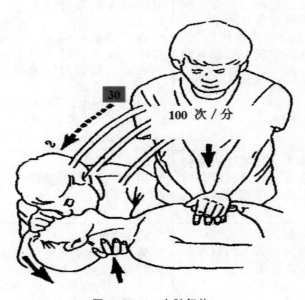

图 1-30-1　心肺复苏

【护考对接】

2010 年与 2005 年心肺复苏指南的比较：

1. 将"A-B-C"改变为"C-A-B"。

2010 年的指南中建议将成年人、儿童及婴幼儿（不包括新生儿）的基本生命支持程序从"A-B-C"（开放气道 - 人工呼吸 - 胸外心脏按压）改变为"C-A-B"（胸外心脏按压 - 开放气道 - 人工呼吸）。

2. 成人"生命链"延长至 5 个环节。

迅速识别心搏骤停，并启动急救反应系统（EMSS）→早期 CPR，强调胸外心脏按压→快速除颤→有效的高级心血管生命支持→全面的心搏骤停复苏后期救治。

3. 基本生命支持（BLS）的主要改变：

(1) 简化 BLS 流程。对于呼吸的判断"看、听、感知"已从流程中删除，所有无意识、无正常呼吸（如仅有喘息）、无大动脉搏动的成年病人，立即启动 EMSS。

(2) 强调胸外心脏按压。在给予人工呼吸前开始胸外心脏按压，按压的频率为每分钟至少 100 次，按压的幅度为成人胸骨下陷至少 5cm，以保证完成高质量的 CPR。

(3) 团队分工合作。进行复苏时，医务人员需完成许多工作，诸如胸外心脏按压、气道处理、人工呼吸、监测心律、电击除颤及药物治疗，这一系列可由经过良好培训的团队分工合作同时完成。

项目三十一　尸体的护理

【实验目的】

1. 使尸体整洁，维护良好的尸体外观，易于辨认。

2. 安慰家属，减少哀痛。

【操作过程及评分】

操作程序	操作内容	操作注意事项礼仪与沟通	评分细则	分值
评估	* 接到医生开出的死亡通知后，进行再次核实		少评估一项 -1 分，减完为止	4
计划				
1. 护士准备	* 着装整洁，修剪指甲，洗手、戴口罩、戴手套	* 符合护士仪表，干净、整洁，不佩戴首饰，不留长指甲、不涂指甲油	不符合其中任意一项则此项不得分	4

2.用物准备	* 治疗盘内备衣裤、鞋袜、尸体识别卡三张、血管钳、不脱脂棉球、绷带、剪刀、梳子、松节油；有伤口者备换药敷料，必要时备隔离衣和手套；擦洗用物，手消毒液，尸袋或尸单		用物准备齐全，缺少1件-1分	4
3.环境准备	* 安静，安排单独房间或用屏风遮挡，亲属暂离开病室			4
实施				
1.填卡	* 护士携用物至床旁，填写尸体识别卡	* 医生开具死亡诊断书后尽快进行，填写尸体识别卡 * 必须先由医生开出死亡通知，并得到家属的许可后，护士才可进行尸体护理		4
	* 病人经抢救无效，医生做出死亡诊断后，护士则应以严肃、认真的态度，立即做好尸体料理（口述）			2
2.劝慰家属	* 推治疗车至床旁，请家属暂时离开病房或共同进行尸体护理 * 若家属不在，应尽快通知家属来院（口述）	* ××的家属，请您不要过度悲伤，先到休息室休息一下，我们给死者进行整理，如果您愿意也可与我们一起做 * 应维护尸体的隐私权，不可暴露遗体，并安置自然体位	未劝慰家属或言语不当-2分，过度暴露尸体-2分	4
3.撤去用物	* 撤去治疗用物，如输液管、氧气管、导尿管等	* 做尸体护理时，态度严肃认真，尊重死者，满足家属的合理要求		2
4.体位适宜	* 放平床头支架，尸体仰卧，头下放软枕，留一层大单遮盖尸体	* 防止面部淤血变色 * 尸体护理应在死亡后尽快进行，以防僵硬	未放软枕-4分，未放平床头支架-2分	6
5.整理清洁	* 洗脸，有义齿的代为装上，闭合口、眼，若眼睑不能闭合，可用毛巾湿敷或于上眼睑下垫少许棉花，使上眼睑下垂闭合。嘴不能闭合者，轻揉下颌或用四头带固定	* 可避免面部变形，使面部稍显丰满；维持尸体外观	其中一项未做到-1分	4

6. 填塞孔道	* 用血管钳将棉花垫塞于口、鼻、耳、肛门、阴道（非产妇可不填塞）等孔道（口述）	* 防止体液外溢，棉花勿外露	棉花外露 -2 分	8
	* 若有上消化道出血或肺部疾病病人，应塞咽喉部，以防液体外溢（口述）			2
7. 清洁	* 脱去衣裤			2
	* 遮盖尸体，面盆内倒水			2
	* 将湿毛巾包在手上			2
	* 依次擦净面部、颈部、右上肢、胸、腹，转对侧，擦净左上肢、后颈部、背部及左下肢后，转回原侧，擦右下肢		遗漏一处 -1 分	10
	* 用松节油擦净胶布痕迹	* 保护尸体清洁，无渗液，维持良好的尸体外观		2
	* 有伤口者更换敷料（口述）			2
	* 有引流管者应拔出后缝合伤口或用蝶形胶布封闭并包扎（口述）			2
8. 梳洗	* 穿衣服、梳头			4
9.	* 请家属及其亲友瞻仰遗容（口述）			2
10. 包裹尸体	* 为死者穿上尸衣裤，将一张尸体识别卡系在尸体右手腕部，用尸单包裹尸体或将尸体放在尸袋内	* 便于识别及避免认错尸体		2
	* 在胸、腰、踝部用绷带固定，将第二张尸体识别卡系在尸体腰部尸单（尸袋）上			2
11. 运送尸体	* 移尸于平车上，盖上大单，送往太平间，置于停尸屉内	* 冷藏，防止尸体腐败		2
	* 在停尸屉外插第三张识别卡			2
12. 操作后处理	* 处理床单位，将大单带回，连同其他被服一并送洗（口述）	* 传染病病人按照传染病病人终末消毒方法处理；非传染病病人按一般出院病人方法处理		2
洗手	* 洗手			2

记录	* 处理医疗文件，完成各项记录，按出院手续办理 * 在体温单 40～42 ℃ 之间，填写死亡时间（口述）		未口述 −1 分	2
处理遗物	* 整理病人的遗物交给家属			2
评价	* 按操作程序料理尸体 * 尸体清洁、无流液，姿势端正，外观整洁安详，便于识别，合乎要求 * 包裹妥当，鉴别卡准确无误 * 态度严肃、镇静		不符合其中任意一项 −2 分	8

【护考对接】

1. 尸体护理的意义不包括：
A. 安慰死者家属　　B. 是家属宣泄感情的一种方法
C. 维持尸体良好的外观　　D. 是整体护理的最后步骤　　E. 使尸体易于辨认
2. 临床上进行尸体护理的依据是
A. 医生做出的死亡诊断　　B. 各种反射消失　　C. 脑电波消失　　D. 尸僵　　E. 呼吸丧失

项目三十二　标本采集法

一、尿标本的采集

【实验目的】

1. 尿常规标本　　用于检查尿液的色泽、透明度、比重、蛋白、糖、细胞和管型等。
2. 尿培养标本　　用于细菌培养或细菌敏感试验，以了解病情，协助临床诊断和治疗。
3.12 h 或 24 h 尿标本　　用于各种尿生化检查或尿浓缩查结核分枝杆菌等检查。

【适应证】

体格检查、患多种疾病需要反映机体泌尿系统或其他各系统功能状态时。

【操作过程及评分】

操作程序	操作内容	操作注意事项 礼仪与沟通	评分细则	分值
评估	* 病人的年龄、病情、临床诊断、意识状态、心理合作程度等 * 有无排尿的自理能力，如无自理能力，则需评估会阴部的清洁状况		少评估一项 -1 分，减完为止	4
计划				
1. 护士准备	* 着装整洁，修剪指甲，应用七步洗手法洗双手，戴口罩、戴手套	* 符合护士仪表，干净、整洁，不佩戴首饰，不留长指甲、不涂指甲油	不符合其中任意一项则此项不得分	4
2. 用物准备	* 检验单、手消毒液 * 尿常规标本：一次性尿常规标本容器，必要时备便盆或便壶 * 尿培养标本：无菌有盖标本容器、无菌手套、无菌棉球、消毒液、长柄试管夹、酒精灯、火柴，必要时备无菌导尿用物 * 12 h 或 24 h 尿标本：集尿瓶(容量 3000~5000 ml)、防腐剂		用物准备齐全，缺少 1 件 -1 分	4
3. 环境准备	* 环境安静、隐蔽			4
4. 病人准备	* 了解收集标本的目的和方法			2
实施				
1. 贴检验单	* 查对医嘱，在检验单附联上注明科别、病室、床号、姓名；并根据检验目的，选择适当的容器，附联贴于容器上	* 防止发生错误 * 保证检验结果准确		6
2. 核对	* 携用物至病人床旁，核对床尾卡、姓名并解释	* 请问您叫什么名字？哦，××，您好，根据医嘱要给您做一个尿液的检验，请您配合我们留取标本		4
3. 收集尿液标本		* 根据尿标本的种类不同，采用不同的方法采集标本		2

4. 尿常规标本	* 能自理的病人，给予标本容器，嘱其留取晨起第一次尿液 * 除测定尿比重需留取100 ml 以外，其余检验留取30～50 ml（口述）	* 晨尿浓度高，未受饮食影响，检验结果较准确 * ××，您好，为了保证检验结果的准确性，请您留取清晨起床后第一次尿液 30～50 ml	未与病人沟通 -2 分，留取标本量错误 -2 分	4
	* 行动不便的病人，协助在床上使用便器或尿壶，收集尿液于标本容器中（口述）	* 注意保护病人的隐私 * ××，您好，您行动不方便，我帮您吧，您不用觉得难为情 * 女病人月经期不宜留取尿标本；做早孕诊断试验应留取晨尿；会阴部分泌物过多时，应先清洁或冲洗，再收集尿液；小孩或尿失禁病人可用尿套或尿袋协助收集		4
	* 留置导尿的病人，于集尿袋下方引流孔处收集尿液（口述）			4
5. 尿培养标本	* 中段尿留取法			2
	* 屏风遮挡，协助病人取合适的卧位，放好便盆	* 注意保护病人的隐私		2
	* 按导尿术清洁消毒外阴和尿道口	* 消毒外阴时严格按照无菌操作进行，从上至下，一次一个棉球		6
	* 请病人将前段尿液排入便盆内			2
	* 用试管夹夹住试管在酒精灯上消毒试管口后			2
	* 留取 5～10 ml 中段尿液在无菌标本容器内	* 留取标本时勿触及容器		2
	* 再次消毒试管口和盖子，快速盖好试管			2
	* 清洁外阴，协助病人穿好裤子，整理床单位			2
	* 导尿术留取法 按照导尿术插入导尿管将尿液引出，留取尿标本	* 尿培养标本，应注意无菌操作，防止标本污染，影响检验结果		2

6. 12 h 或 24 h 尿标本	* 贴标签于集尿器上，注明留取尿液的起止时间	* 必须在医嘱规定的时间内留取，不可多于或少于 12 h 或 24 h		4
	* 12 h 尿标本：病人于7:00pm 排空膀胱后开始留取尿液，至次日晨7:00am 留取最后一次尿液	* 尿液为检查前存留在膀胱内的，不应留取		4
	* 24 h 尿标本：病人于7:00am 排空膀胱后开始留取尿标本至次日7:00am 留取最后一次尿液			4
	* 留取最后一次尿液后，将 12 h 或 24 h 的全部尿液盛于集尿瓶中，测量总量，记录于检验单上	* 集尿袋应放在阴凉处，根据要求在尿中加入防腐剂 * 充分混匀，从中取适量尿液（一般 40 ml）用于检验，其余弃去	未测量-2分，未记录-2分	4
7. 操作后处理	* 洗手、记录 * 记录尿液总量、颜色、气味（口述） * 标本及时送检 * 用物按常规消毒处理	* 尿标本及时送检保证检验结果正确	未口述记录内容 -2分	2 4 2
评价	* 采集标本方法正确、量准确，培养标本无污染 * 病人感觉舒适，无暴露			6 6

二、便标本的采集

【实验目的】

1. 常规标本　检查粪便性状、颜色、细胞等。

2. 培养标本　用于检查粪便中的致病菌。

3. 隐血标本　用于查粪便内肉眼不能看见的微量血液。

4. 寄生虫标本　用于粪便中的寄生虫、幼虫以及虫卵计数检查。

【适应证】

体格检查、患多种疾病需要反映机体消化系统功能、协助诊断、治疗疾病。

【操作过程及评分】

操作程序	操作内容	操作注意事项礼仪与沟通	评分细则	分值
评估	* 病人的病情、临床诊断、意识状态、合作程度、心理状况		少评估一项 -1分，减完为止	4

计划				
1.护士准备	* 着装整洁，修剪指甲，洗手，戴口罩，戴手套	* 符合护士仪表，干净、整洁，不佩戴首饰，不留长指甲、不涂指甲油	不符合其中任意一项则此项不得分	4
2.用物准备	* 检验单（标明病室、床号、姓名），手套、屏风等 * 常规标本：检验盒（内备棉签和检便匙），清洁便盆 * 培养标本：无菌培养瓶、无菌棉签、消毒便盆 * 隐血标本：检验盒（内备棉签和检便匙），清洁便盆 * 寄生虫标本：检验盒（内备棉签和检便匙）、透明胶带或载玻片（查找蛲虫）、清洁便盆	* 根据采集标本类型选择恰当的用物	用物准备齐全，缺少1件-1分，减完为止	4
3.环境准备	* 安静、安全、隐蔽			4
4.病人准备	* 了解收集标本的目的和方法			2
实施				
1.贴检验单	* 查对医嘱，在检验单附联上注明科别、病室、床号、姓名			4
2.核对	* 核对床尾卡、姓名，并解释	* 请问您叫什么名字？医嘱给您进行粪便检验，以便于治疗，请您按照我说的要求做好吗？	未核对-2分，未解释-2分	4
3.排尿	* 屏风遮挡，嘱病人排空膀胱	* 避免尿液影响检查结果		4
4.收集粪便标本				
5.常规标本	* 嘱病人排便于清洁便盆中			4
	* 用检便匙取中央部分或黏液脓血部分约5g，置于检便盒内送检	* 尽量多处留取标本，提高检验的阳性率		4
6.培养标本	* 嘱病人排便于消毒便盆中			2
	* 用检便匙取中央部分或脓血部分2~5g置于培养瓶内，塞紧瓶塞送检			6

	* 培养标本时病人若无便意，用长无菌棉签蘸无菌生理盐水，由肛门插入 6～7 cm，顺一方向轻轻旋转后退出，将棉签置于培养皿内（口述）			4
7.隐血标本	* 按常规标本留取 * 采集隐血标本时嘱病人检查前 3 天禁食肉类、肝、血、含大量叶绿素的食物和含铁剂药物，3 天后收集标本（口述）			4
8.寄生虫标本	* 检查寄生虫及虫卵：在粪便不同部分留取带血或黏液部分 5～10 g 送检	* 采集寄生虫标本时，病人服用驱虫药或做血吸虫孵化检查应该留取全部粪便		8
	* 检查蛲虫标本：嘱病人睡前或清晨未起床前，将透明胶带贴在肛周，取下粘有虫卵的透明胶带，粘贴在玻璃片上或将透明胶带对合，立即送检	* 蛲虫常在午夜或清晨爬到肛门处产卵，有时需要连续采集数天		4
	* 检查阿米巴原虫：将便盆加温至接近人的体温，标本在 30 min 内连同便盆送检	* 保持阿米巴原虫的活动状态，因阿米巴原虫在低温环境失去活力难以查到，及时送检，防止阿米巴原虫死亡		4
	* 检查阿米巴原虫，在采集标本前几天，不应给病人服用钡剂、油质或含金属的泻剂，以免金属制剂影响阿米巴虫卵或胞囊的显露（口述）			4
9.操作后处理	* 用物按常规消毒处理			6
	* 洗手，记录，送检	* 记录粪便的形状、颜色、气味等		6
评价	* 采集标本方法正确，培养标本无污染。 * 病人感觉舒适，无暴露			14

三、痰液标本的采集

【实验目的】

1.常规痰标本　检查痰的一般性状，涂片检查细胞、细菌、虫卵，以及观察其性质、颜色、气味和量以协助诊断呼吸系统疾病。

2.痰培养标本　检查痰中的致病菌，并确定病菌类型。

3.24 h 痰标本　检查 24 h 痰的量及性状，并观察痰液的性状，协助诊断。

【适应证】

体格检查、患病后需要反映功能状况，尤其是呼吸系统的症状、协助诊断、治疗疾病。

【操作过程及评分】

操作程序	操作内容	操作注意事项礼仪与沟通	评分细则	分值
评估	* 病人的年龄、病情、治疗情况、心理状态及合作程度		少评估一项 -1 分，减完为止	6
计划				
1.护士准备	* 着装整洁，修剪指甲，洗手，戴口罩，戴手套	* 符合护士仪表，干净、整洁，不佩戴首饰，不留长指甲、不涂指甲油	不符合其中任意一项则此项不得分	4
2.用物准备	* 检验单（标明科室、床号、姓名、住院号、检查目的、送检日期时间） * 常规标本：痰盒 * 痰培养标本：无菌容器及漱口溶液 200 ml * 24 h 痰标本：广口集痰容器 * 病人无法咳痰或不合作：集痰器，吸痰用物（吸引器、吸痰管）、生理盐水、手套	* 痰培养标本需备无菌用物	用物准备齐全，缺少 1 件 -1 分，减完为止	4
3.环境准备	* 清洁、安静，光线适宜			4
4.病人准备	* 了解收集痰标本的目的、方法、注意事项和配合要点			4
实施				
1.贴标签	* 贴标签于标本容器上			4

2．核对解释	* 携用物至床旁，核对床尾卡、姓名，并做好解释	* 请问您叫什么名字？哦，××，您好，医嘱要为您做痰标本的检验，希望您能配合我，按照我说的去做好吗？	未核对 -2 分，未解释沟通 -2 分	6
3．采集痰标本（常规痰标本）	* 能自行留痰者，请于清晨醒来未进食前先漱口，数次深呼吸后用力咳出深部气管的痰液，盖好痰盒	* ××，您在明天清晨起床后，先别进食，用清水漱口后，深呼吸，几次深呼吸后，用力咳出气管深处的痰液，盛于痰盒内，注意千万别混入唾液 * 查找癌细胞放 10% 的甲醛溶液或 95% 的乙醇固定后立即送检	标本留取时间错误 -2 分，方法错误 -2 分，未与病人沟通 -2 分	8
	* 无法咳痰或不合作者协助病人取合适卧位	* 体位宜采取坐位，身体略向前倾		4
	* 由下向上叩击病人背部（口述）	* 使痰液松动	未叩击背部 -2 分	4
	* 帮助病人排痰，如伤口疼痛无法咳嗽，可用软枕或手掌压迫伤口，减轻肌肉张力，减少咳嗽时的疼痛（口述）		未口述病人咳痰时体位 -2 分	4
	* 用集痰器和吸引器按照吸痰法将痰吸入集痰器内			4
痰培养标本	* 能自行留痰者：清晨起床后，未进食前先用漱口溶液漱口，再用清水漱口	* 常选用的漱口溶液为朵贝尔溶液		4
	* 数次深呼吸后用力咳出气管深处的痰液于无菌集痰器内，盖好瓶盖	* 严格无菌操作，避免因操作不当污染标本，影响检验结果		4
	* 无法咳嗽或不合作者取合适卧位，由下向上叩击病人的背部			4
	* 戴好无菌手套，用无菌集痰器和吸引器按吸痰法将痰吸入无菌集痰器内，加盖	* 集痰器开口高的一端接吸引器，低的一端接吸痰管		4
24h 痰标本	* 在广口集痰器内加少量清水	* 计算 24h 痰量时，应减去加入水的量		4
	* 从晨起（7:00am）未进食前漱口后第一口痰开始留取，至次日晨 7:00am 未进食前漱口后第一口痰作为结束，将 24h 的全部痰液吐入集痰器内	* 嘱病人不可将唾液、漱口水、鼻涕混入痰标本中，避免痰液黏附在容器壁上		6

整理用物	* 给予漱口或口腔护理			2
	* 洗手、记录、送检	* 记录痰液的外观和性状	缺少一项 -1分	4
评价	* 采集标本方法正确，培养标本无污染		标本污染一次 -10分	12

四、静脉血标本的采集

【实验目的】

1. 全血标本　测定红细胞沉降率、血常规及血液中某些物质如血糖、尿素氮、肌酐、尿酸、肌酸、血氨的含量。

2. 血清标本　测定肝功能、血清酶、脂类、电解质等。

3. 血培养标本　培养检测血液中的病原菌。

【适应证】

体格检查或患病后需要反映机体各种功能及异常变化，为判断病人的病情进展程度以及治疗疾病提供参考。

【操作过程及评分】

操作程序	操作内容	操作注意事项 礼仪与沟通	评分细则	分值
评估	* 病人的病情、治疗情况、意识状态、肢体活动能力 * 对血标本采集的了解、认识程度及合作程度 * 有无进食、饮酒、茶等，有无情绪变化、紧张、焦虑等 * 需做的检查项目、采血量、是否需特殊准备 * 静脉血管的充盈度、弹性等		少评估一项 -1分，减完为止	4
计划				
1. 护士准备	* 着装整洁，修剪指甲，洗手，戴口罩，戴手套	* 符合护士仪表，干净、整洁，不佩戴首饰，不留长指甲、不涂指甲油	不符合其中任意一项则此项不得分	2

2. 用物准备	* 注射盘、止血带、治疗巾、小垫枕、胶布、检验单（标明科室、床号、姓名、标本采集时间）、一次性注射器、标本容器（抗凝管、干燥试管或血培养皿）或双向采血针及真空采血管，按需准备无菌手套、酒精灯、火柴			4
3. 环境准备	* 整洁、宽敞、光线适宜			2
4. 病人准备	* 采血局部清洁，病人明确采血的目的、方法及注意事项 * 体位舒适，暴露穿刺部位			2
实施				
1. 贴检验标签	* 根据检验的目的选择适当的容器，贴好标签	* 标签注明：科室、床号、姓名、性别、检验目的及送检日期		2
2. 核对解释	* 携用物至床旁，核对床尾卡、姓名，解释	* 采集前认真查对医嘱、核对申请项目等 * 请问您叫什么名字？哦，××，您好，我为您抽点血做个化验好吗？	未核对 -2 分，未解释沟通 -2 分	4
3. 选择静脉	* 垫治疗巾及小垫枕，选择合适的静脉	* 请您握拳	未嘱病人握拳 -1 分	2
	* 在穿刺点上方 6 cm 处系止血带			2
4. 消毒	* 常规消毒皮肤			2
5.	* 再次查对，嘱病人握拳	* 操作中核对 * ××，请您握拳	未核对 -2 分，未嘱病人握拳 -2 分	2
6. 穿刺采血				
注射器采血	* 持一次性注射器或头皮针，按静脉注射法进行静脉穿刺，见回血后再顺静脉进针少许，固定注射器抽取所需血量	* 严禁在输液输血的针头处取血标本，最好在对侧肢体采集 * ××，我要穿刺了，您忍耐一下	未沟通 -2 分	6
	* 抽血完毕，松止血带			2
	* 嘱病人松拳			2

	* 拔针，用干棉签按压穿刺点 1~2 min	* 防止皮下出血或淤血，如凝血功能障碍者按压时间延长至 10 min		2
	* 分离针头，将血液沿管壁注入标本容器（图 1-32-1）	* 如同时需抽取不同种类的血标本，应先注入血培养瓶，再注入抗凝管，最后注入干燥试管		2
培养标本	* 除去密封瓶铝盖中心部分，常规消毒	* 采集血培养标本时应防止污染		2
	* 更换针头后将血液注入瓶内，摇匀	* 操作时动作轻柔、姿态大方得体		2
	* 应在使用抗生素前采集，如已使用应在检验单上注明（口述）			2
	* 一般血培养采血 5 ml，对亚急性细菌性心内膜炎病人，为提高培养阳性率，采血 10~15 ml（口述）			2
全血标本	* 取下针头，将血液沿管壁缓慢注入盛有抗凝剂的试管中	* 勿打起泡沫，至血细胞破裂		2
	* 轻轻摇动，使血液与抗凝剂混匀	* 采全血标本注意抗凝，血液注入容器后立即摇匀避免凝固		2
血清标本	* 取下针头	* 抽血清标本需用干燥注射器、针头和干燥试管		2
	* 将血液沿管壁缓慢注入干燥试管中	* 防止溶血，勿将泡沫注入，避免震荡		2
真空采血管采血	* 穿刺：一只手持静脉采血针，按静脉注射法进行穿刺			4
	* 一只手固定，一只手将采血针另一端刺入真空采血管中	* 静脉穿刺时，先进针，后插管，防止负压消失		2
	* 当血液流入采血管时，即可松开止血带（边操作边口述）			2
	* 采血完毕，应先拔出真空管，再拔出针头（边操作边口述）			2
	* 按压局部 1~2 min			2

7. 三次查对	* 第三次查对，化验单、病人、标本	* 操作后查对 * ××，血抽好了，请您再多按压一会，谢谢您的配合		2
8. 操作后处理	* 协助病人取舒适卧位，整理床单位			2
	* 标本连同化验单及时送检	* 以免影响检验结果		2
	* 洗手，记录	* 特殊标本应注明采集时间		2
评价	* 无菌观念强		污染一次 -3 分	6
	* 操作熟练准确		失败一次 -2 分	4
	* 局部无疼痛，皮下无血肿			4
	* 将血液注入标本容器方法正确			2
	* 认真核对无差错			2
	* 时间 8 min（从携用物至病人处至口述完毕为止）	* 操作中，沟通良好，表情柔和，动作得体	每超过30s -1 分	4

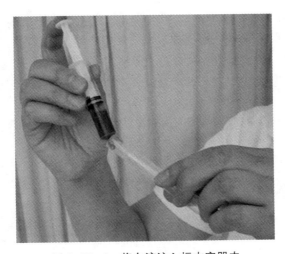

图 1-32-1 将血液注入标本容器内

【护考对接】

1.李某，女，60岁，疑诊为肺癌，若留取痰标本查找癌细胞，则固定标本的溶液宜选用

A.90% 乙醇　　B.75% 乙醇　　C.10% 甲醛　　D.40% 甲醛　　E.稀盐酸

2.张某，女，18岁，持续高热1周。拟行血培养，排除败血症。向家长解释检验目的，正确的是

A.测定血糖水平　　B.测淀粉酶水平　　C.测定脂肪酶水平

D.测定血钙含量　　E.查找血液中的致病菌

3.关于尿细菌定量培养的叙述，不正确的是

A.菌落数 $>10^5$ ml，可诊断尿路感染

B.留取的尿标本应在膀胱内停留 6~8h

C.尿标本采集后应尽快做培养和菌落计数

D.要在充分清洗会阴部后采集标本

E.留取尿标本，应在使用抗菌药前或停药 3d 后

4.为阿米巴痢疾病人留取粪便标本时，应使用何种容器

A.防水的蜡纸盒　　B.保温容器　　C.无菌容器　　D.玻璃瓶　　E.普通硬纸盒

（赵妤聪　杨佼佼　冯耀清　刘薇薇）

第二篇

人文护理及其他实验

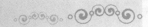

第一章　护理礼仪

项目一　护理人员颜面礼仪实验——美容与化妆训练

【实验目的】

1.清除皮肤表面的污垢、分泌物，保持汗腺、皮脂腺分泌物排泄通畅，防止细菌感染。

2.调节皮肤的 pH，使其恢复正常的酸碱度，使皮肤得到放松、休息，充分发挥皮肤的生理功能。

3.对面容的轻微修饰与润色，表现出妆容的清淡典雅，自然协调，使人显现精力充沛。

【实验过程】

实验程序	实验内容	注意事项	分值
评估	* 个人的脸型、肤色、肤质		5
计划			
1.护士准备	* 束发		4
2.用物准备	* 清洁用物：毛巾、卸妆水、化妆棉、洗面奶（根据肤质选择）、磨砂膏、按摩膏 * 护肤用品：化妆水、乳液、面霜、隔离霜或 BB 霜 * 化妆品：粉底、眼影粉、眼线笔或眼线膏、睫毛膏、眉笔或眉粉、腮红、口红 * 化妆工具：粉扑、睫毛夹、美容刷、棉棒	* 根据个人的肤质选择适宜的美容护肤品、化妆品，且应选择正规生产、质量合格的产品	4
3.环境准备	* 环境安静，室内光线充足	* 勿当众化妆，若要修饰妆容，应到无人的房间	4
实施			
1.卸妆	* 洁面前先用化妆棉、卸妆水卸妆	* 每晚务必卸妆，防止化妆品残留在皮肤上	5
2.洁肤	* 先用清水清洗面部，再涂抹洗面奶，由眉心经额部抹至两边太阳穴；沿眼周打圈，T 字区域要充分揉搓，面部三线打圈，口周交叉推抹，拉抹下颏，四指拉抹颈部至下颏，用清水冲洗干净	* 切记动作要轻柔，不要让掌心直接摩擦面部皮肤 * 洗面奶使用前，先揉出丰富的泡沫再涂抹于面部	5

3. 护肤按摩	* 面部涂抹爽肤水后，轻轻拍打至水分被充分吸收 * 涂抹精华液、眼霜，由眼内眦至眼外眦，由下至上，沿眼周打圈 * 涂抹乳液，取适量乳液，用手掌温热，将乳液由面颊中央向外，由下向上边画圆边涂抹均匀，同时轻点眼周敏感区域 * 如有时间可增加面部按摩 * 取适量面霜，用手掌温热，分散点在面部，用中指和环指，从下颏朝脸颊处螺旋按摩，从额中心朝太阳穴螺旋按摩，由下颏处朝左右脸侧分开，环指交互由鼻梁上至下端，鼻翼力量强些，上下眼睑由眼端移向太阳穴和眼尾，轻压太阳穴；颈部由下而上轻抚 * 如果是白天，再涂抹隔离霜或防晒霜	* 给肌肤补充水分 * 保证肌肤所需的营养 * 加强血液循环，松弛皮下神经，消除疲劳 * 夜间则不需涂抹，以利于细胞呼吸	15
4. 化妆			
施粉底	* 将与肤色相近的粉底用按压法均匀的涂遍整个面部、眼睑、唇部、颈部、耳部	* 可调理肤色，遮盖瑕疵，使皮肤看上去平滑、细腻。同时减轻外界环境刺激和其他化妆品的影响	4
扑粉	* 以粉饼或散粉定妆，以吸去多余油分，再用粉刷刷去多余的粉	* 粉饼或散粉的颜色应与粉底色接近	4
造面部轮廓	* 用胭脂刷蘸少许胭脂，在面颊适当位置刷染，使面色红润		4
勾鼻侧影	* 修正鼻形，使鼻梁挺拔		4
涂眼影	* 用环指蘸眼影，将眼尾的 1/3 处轻轻向上提起，然后用蘸有眼影的手指，贴近睫毛根部，从内眼角到外眼角，再由外眼角到内眼角，来回涂抹两次，然后沿着眼球的轮廓，对上眼睑整体涂抹眼影。如果希望加强眼部立体感，可在眼球外侧的眼睑上适当加重眼影，上第二遍眼影的时候，你可以针对希望突出的部分进行集中涂抹；也可以换个颜色，打造眼妆的丰富表情，用没有蘸过眼影的中指，在上眼睑，将第一遍和第二遍眼影充分晕染开，营造自然的过渡，让眼妆呈现完美的层次感	* 妆容勿过浓，过重，以防香气过浓影响他人 * 勿借用他人的化妆品 * 不要对他人的化妆评头论足	4
画眼线	* 将眼尾的 1/3 处轻轻向上提起，紧贴睫毛根部画眼线，淡妆可稍细些，下眼线只画 2/3	* 可修饰眼型的缺陷，增强眼睛的美感	4

刷睫毛	* 用睫毛夹将睫毛夹得由内向外卷曲，涂睫毛膏	* 可使睫毛显得长密，眼睛明亮有神	4
画眉	* 化妆前先使用眉钳或者剃眉刀将杂乱的眉毛修整一下 * 使用跟发色相近的眉笔勾勒出眉形 * 用眉刷蘸取适量的与发色相近的眉粉，将其均匀地在眉毛上进行涂刷	* 一般来说使用黑色会显得比较帅气，棕色的话则是显得比较温柔。具体情况视个人而定。 * 通常不画眉头，呈两头淡、中间浓，眉峰位于眉毛外 1/3 处	4
画唇线	* 根据脸型和唇形画出唇的轮廓		4
涂口红	* 均匀涂抹口红	* 颜色应与眼影、胭脂为同一色系，并与服装的色泽场合等一致	4
抹腮红	* 用胭脂刷蘸少量腮红从颧骨和颧弓下陷结合处由外向里晕染，呈现自然过渡效果		4
定妆	* 用定妆粉在面部轻压	* 可减淡面部过多的色彩并吸去油光，使妆容持久自然	4
评价	* 妆容自然典雅，显示个人精力充沛		10

项目二　护理人员姿态礼仪实验——姿势训练

【实验目的】

1. 良好的姿态直接反映出人的内在素养，通过姿态训练可以帮助纠正不良的姿势，展现个体从容、稳重的风度。

2. 护理人员在工作中优美的姿态、规范的礼仪可以树立医护人员良好的职业形象，赢得患者对医务工作者的信任。

【实验过程】

实验程序	实验内容	注意事项	分值
评估	* 个体的年龄、身体素质、对姿势训练的了解及重视程度		4
计划			
1. 护士准备	* 进行适当的准备活动，活动全身各部位关节及肌肉		4
2. 用物准备	* 靠背椅、病历夹、治疗盘、治疗车		4

3. 环境准备	* 宽敞、整洁、光线充足、无障碍物		4
实施			
1. 站姿训练	* 靠墙法：训练者按照礼仪规范中站姿的要求站立，站立时其头、双肩、臀、小腿、脚跟九点紧靠墙面，并由下往上逐步确认姿势要领 * 背靠背法：两位训练者按照礼仪规范中站姿的要求背靠背站立，具体要求训练者双方头的后部、双肩背部、臀的后部、双脚跟的后部相贴 * 立腰、收腹，使腹部肌肉有紧绷的感觉；收紧臀肌，使背部肌肉也同时紧压脊椎，感觉整个身体在向上延伸 * 挺胸，双肩放松、打开，双臂自然下垂于身体两侧 * 使脖子也有向上延伸的感觉，双眼平视前方，脸部肌肉自然放松	* 女士脚跟并拢，脚尖分开不超过45°，两膝并拢；男士双脚分开站立与肩同宽 * 不论采用哪种方法训练，每天训练两次，每次训练时间15～20 min * 无论哪种站姿训练法，切忌无精打采、东倒西歪或下意识地做小动作	10
2. 坐姿训练 (1) 入座	* 入座时先转身背对座位，若与座位稍远，可将右脚后退半步待腿触到座位边缘后，再轻轻坐下。女士如着裙装，应用手从身后做抚平裙摆的动作后，轻轻就座	* 讲究顺序：与他人一起就座应讲究先后顺序，礼让尊长 * 讲究方位：左进左出，即从座位背面左侧走向自己的座位，离开时也从左侧离开	4
(2) 基本坐姿	* 抬头颈直，下颌微收，目视前方，挺胸立腰，双肩平正放松，上身与大腿、大腿与小腿均呈90°，两膝自然并拢，两脚平落在地，足尖向前，可坐椅子的1/2～1/3处即可	* 女士落座后，左右手重叠放置于一侧的大腿上；男士可双脚分开，与肩同宽，双手分别置于两腿上	4
(3) 双腿叠放式坐姿	* 上身保持坐姿，两腿交叉叠放垂地，注意悬空的脚尖应向下，不应朝天或朝向他人		4
(4) 双腿叠放平行式坐姿	* 上身保持坐姿，入座后两腿叠放成一条直线，双脚与地面呈45°斜放	* 此法展现出腿的修长美，适用于较低的椅位	4
(5) 双腿斜放式坐姿	* 双腿并拢，两脚同时向左侧或向右侧斜放，与地面呈40°左右的夹角，两手重叠置于左腿或右腿上，形成优美的"S"形	* 适用于较低的椅位	4
(6) 正位脚尖点放式坐姿	* 入座后，双脚自然垂于地面上，脚尖面对正前方，双脚一前一后，后脚脚尖落地，双手叠放在大腿上		4

(7) 侧位脚尖点放式坐姿	* 入座后，双脚一前一后，后脚脚尖落地，双手叠放在大腿上	* 正确的坐姿，除了要保持腿部的美感以外，还应做到：躯干、背部挺直，下颌略内收，挺胸；双膝、双脚并拢，坐位适度	4
(8) 离座谨慎	* 离座前要先有表示，用语言或动作向在座的其他人示意后方可起身离座，不要突然起身惊扰他人	* 起身时动作要轻缓，不要弄出声响或把身边的东西碰翻	4
3. 走姿训练	* 昂首挺胸，全身伸直：在行走时，要面朝前方，双眼平视，头部端正，胸部挺起，肩部展开，梗颈，背部、腰部、膝部要避免弯曲，使全身看上去形成一条直线 * 起步前倾，重心在前：在起步行走时，躯体应稍向前倾，身体的重心应落在反复交替移动的前面脚掌。如此这般，身体就会随之向前移动。即躯干带动大腿，大腿带动小腿而前进，脚跟先落地，然后过渡到脚掌、脚尖。要注意的是，前脚落地、后脚离地时，膝盖一定要伸直，踏下脚时再稍为松弛，并即刻使重心前移，这样走动时步态一定好看 * 脚尖前伸，步幅适中：在行进时，向前伸出的脚应保持脚尖向前，不要向内或向外，同时还应保证步幅大小适中。步幅是行进中一步之间的距离。正常的步幅为一脚之长，即行走时前脚脚跟与后脚脚尖间相距为一脚长。身高超过 1.75 米的人步幅约为一脚半长 * 直线前进，自始至终：在行进时，双侧脚掌内侧缘始终保持以直线的形状行进，身体平稳克服左右摇动 * 双肩平稳，两臂摆动：行进时，双肩、双臂都不可过于僵硬呆板。双肩应当平稳，力戒摇晃。两臂则应自然地一前一后、有节奏地摆动。在摆动时，手要协调配合，掌心要向内，摆动的幅度以 30° 左右为佳。不要双手横摆或同向摆动。更不应双手于腹前摆动 * 全身协调，匀速前进：在行走时，步伐匀速，要有节奏感。另外，全身各个部位的举止要相互协调、配合，表现得轻松、自然	* 行走时忌含胸、驼背、凸腹、颈部前伸、歪头斜肩、耸肩夹臂、甩动手腕、扭腰摇臀、弯膝等，容易给人没有坚定自信的感觉 * 切忌注意力不集中，左顾右盼，反复回头，身体左右摇摆不止 * 在行走时脚落地声响不可过大以免妨碍他人，使人感觉粗鲁而缺乏教养 * 在行走时，内八字步与外八字，两种行姿都很难看。女性在穿高跟鞋时尤其要注意膝关节的挺直，否则会给人"登山步"的感觉，有失美观 * 步行于人行道时，应遵守交通规则，勿与别人争道、占道或止足围观及与人长时间交谈而妨碍交通 * 上楼不宜低头翘臀，下楼不宜连蹦带跳，不要脚蹭地面，不要双手插裤兜，多人一起行走不要排成横队	8

4. 蹲姿训练 (1) 高低式蹲姿	* 下蹲时左脚在前，右脚稍后（不重叠），两腿靠紧向下蹲。左脚全脚着地，小腿基本垂直于地面，右脚脚跟提起，脚掌着地。右膝低于左膝，右膝内侧靠于左小腿内侧，形成左膝高右膝低的姿势，臀部向下，基本上以右腿支撑身体（以上左右可以相互换位）。男士选用这种蹲姿时，两腿之间可有适当距离	* 脊背保持挺直，臀部一定要蹲下来，避免弯腰翘臀的姿势 * 男士两腿间可留有适当的缝隙，女士则要两腿并紧，穿旗袍或短裙时，需更加留意，以免尴尬	4
(2) 点地式蹲姿	* 下蹲时右腿在前，弯曲下蹲；左脚在后，脚尖点地左膝着地，双腿贴紧，臀部向下，身体的重心落在右腿上（左右可以互换）。实际上是半蹲半跪，这种姿势很适合于女士穿短裙时采用	* 不可面对他人下蹲，这样会使他人不便 * 不可背对他人下蹲，这样做对他人不够尊重	4
(3) 双腿交叉式	* 在站姿的基础上，即下蹲时双腿交叉在一起	* 如下蹲时双腿平行叉开，则不够文雅 * 如下蹲时低头、弯背，或弯上身，翘臀部，特别是女性，穿短裙时，这种姿势十分不雅	4
5. 持病历夹	* 用一只手掌握病历夹的边缘中部，放在前臂内侧，持物手靠近腰部，病历夹的上边缘略内收，行走时，另一只手自然下垂，并以肩关节为轴，前后自然摆动		4
6. 端治疗盘	* 双手握于方盘两侧，掌指托物，双肘尽量靠近身体腰部，前臂与上臂成90°，双手端盘平腰，重心保持于上臂，取放和行进都要平稳，不触及工作服，忌掌指分开		4
7. 推治疗车	* 护士位于护栏的一侧，双臂均匀用力，重心集中于前臂，行进、停放平稳。注意：腰部负重不要过多，行进中随时观察车内物品，注意周围环境，快中求稳	注意：腰部负重不要过多，行进中随时观察车内物品，注意周围环境，快中求稳	4
评价	* 护理人员姿态端庄、优雅、大方，体现出良好的风度和高雅的气质		10

项目三　护理人员常用的社交礼仪实验

一、初次见面的礼仪（介绍、递交名片、握手）

【实验目的】

通过反复进行练习，使个体在社会交往过程中，具有态度诚恳、语言礼貌、表情自然、举止得体、仪表端庄的良好个人品质和气质修养。

【实验过程】

实验程序	实验内容	注意事项	分值
评估	＊ 交往者的年龄、性别、职务、社会地位等 ＊ 交往的场合、类别等		8
计划			
1.个体准备	＊ 仪容端庄大方，女性应适当画淡妆，服装得体		5
2.用物准备	＊ 名片	＊ 名片最好放在名片夹里，也可放在上衣口袋里，但不可放入裤袋里	5
介绍			
1.自我介绍	＊ 采取基本站姿，面带微笑，目光亲切柔和，环视在场人员		10
行鞠躬礼	＊ 在标准站姿的基础上，以胯为轴，上半身躯体10°～15°。双腿自然并拢，两腿之间不能留有缝隙，行礼时目光注视前方地面1.5米的地方。女士右手握左手，置于体前；男士则右手握左手背放于身后	＊ 上半身由体后、头的后侧、背部呈一个平面，后腰要有正常的凹形曲线，双肩后展，头正颈直。注意头部与上体保持一条直线	6
	＊ 简单介绍自己的姓名、单位，并请对方予以关照	介绍时声音柔和，表现自然、友善、亲切。不宜过多地吹嘘自己，也不能唯唯诺诺。应镇定、大方，彬彬有礼	6
2.相互介绍 (1)介绍者	＊ 作为介绍者，为人介绍时，应该把手掌伸直并掌心向上，向着被介绍者一方 ＊ 介绍顺序是先将身份低者介绍给身份高者，先称呼尊者，然后介绍其他人员；先将男士介绍给女士；先将主人介绍给客人；先将内宾介绍给外宾；先将年轻者介绍给年长者；如被介绍者多于1人，则应遵循"女士优先"的原则	＊ 不可用手指去指指点点或拍打被介绍者的肩或背 ＊ 介绍时不要忘记被介绍者的重要身份，也不要胡乱吹捧	10
(2)被介绍者	＊ 当别人介绍自己时，要从座位上起立，表示出很愿意认识对方的样子，主动与对方握手，向对方问候"您好"或微笑点头致意	＊ 不要东张西望，心不在焉或是羞怯地不敢抬头	10

递交名片	* 提前准备好名片 * 递名片者身体自然立正，双手递出名片，同时名片的正面朝向对方 * 同时配合礼貌用语如："请多关照""认识一下，这是我的名片"等	* 递交顺序：遵循位"卑"者先递的原则，先客人、下级递交，后主人、上级回赠	10
接收名片	* 应该起身，面带微笑，目视对方，双手接过，仔细阅读，表示重视 * 礼貌回应："很高兴认识您"或"一定拜访" * 将名片郑重地放在上衣上部口袋或放到名片盒中 * 礼貌地将自己的名片递送给对方 * 如没有名片，在接受名片后，告知对方"不好意思，我的名片用完了，请您留下我的联系方式" * 初次认识的朋友，记得在第二天或者过两三天主动联系对方或问候，以加深了解	* 不可将名片放在桌面上，或随意乱放 * 递送方法同前	10
握手礼	* 握手是常见的礼仪，在相互介绍、互递名片后采用 * 伸出右手，虎口张开，四指并拢，稍稍一握，时间以 3s 左右为宜 * 同时，双眼注视对方，面带微笑，上身略前倾，头微低	* 医务人员在工作场所，不宜握手，可改为点头，防止交叉感染 * 握手顺序：讲究"尊者决定"的原则，一般年长者、身份高者、女士可先伸手；若需与多人握手，则应先上级后下级，先长辈后晚辈，先女士后男士	10
评价	* 初次见面礼节合理、规范，运用熟练、自然 * 沟通效果良好		10

二、进出房间的礼仪

【实验目的】

熟练掌握出、入房间时的礼仪。

【实验过程】

实验程序	实验内容	注意事项	分值
评估	* 房间内有、无人员 * 房间主人的年龄、职务等情况		10
实施			

1. 进入房间	* 个人出入房间，若无人在场或是自己的房间，不必过于拘束 * 若进入他人房间则应轻轻敲门，得到允许后方可进入 * 轻推房门后进入房间，始终面向房间内的人	* 如与他人同时进出房间，则请尊长、女士、来宾先进入，并主动替对方开、关门 * 不能以肘推门、以脚踢门、以臀拱门等，也不能听任房门自由开关 * 房内有人，不可反身关门，背向对方	40
2. 退出房间	* 与房间内的人告别后，退出房门时，应尽量面向房内之人，不要以背对他人 * 出门后，面向房内，将门关好同时微笑与房间内的人示意	* 如出入房间时，有他人与自己方向相反，应主动礼让。通常情况下，应让房内之人先出，房外之人后入	40
评价	* 进出房门行为符合礼仪礼貌的规范，尤其在与他人同行时，能顾及他人，先人后己		10

三、乘坐电梯的礼仪

【实验目的】
熟练掌握乘坐电梯时的礼仪。

【实验过程】

实验程序	实验内容	注意事项	分值
评估	* 电梯有无司乘人员		10
实施			
1. 乘坐无司乘人员的电梯时	* 与不相识的人同乘电梯时，进入时要讲究先来后到，出来时则由外向里依次而出 * 与熟人同乘电梯，护士应先进后出，先进后出目的是控制电梯按钮，服务于他人	* 不可争先恐后	30
2. 乘坐有人管理的电梯	* 护士应后进后出 * 进入电梯后，要面带微笑，与同乘人点头示意	* 礼让他人 * 不可只盯住某个人固定的位置上，也不可面无表情	30
3. 乘扶手电梯	* 尽量靠近右侧扶手，上下电梯时要关照他人		10
评价	* 行为规范，符合乘坐电梯礼仪		10

四、接打电话的礼仪

【实验目的】

能够正确拨打、接听电话，符合礼仪规范。

【实验过程】

实验程序	实验内容	注意事项	分值
评估	* 拨打电话的对象、时间		10
计划			
环境准备	* 安静	* 控制环境背景声，如果环境声音嘈杂，应设法把音量控制到最小，如使用移动电话则可以迅速到比较安静的地方通话	5
拨出电话	* 通话时先向对方问候，然后自报家门。常用方法是：① 报本人全名，主要用于私人交往；② 报本人所在单位，用于公务电话；③ 报本人全名和所在单位，多用于公务交往；④ 报所在单位、职位和全名，用于较为正规的公务交往	* 事先想好通话的内容并组织好语言 * 拨打电话的时间，通常选择上午 7:00~12:00、下午及晚上 18:00~22:30，节假日上午应推迟到 9:00 以后	20
通话时长	* 交谈时间视内容而定，一般不应超过 3 min	* 医院病区内的电话随时可能有急诊联系等工作电话拨入，尤其应控制通话时长	15
接听电话	* 通常铃响不过三声就应接听，尤其医院夜间值班 * 自报家门："您好，我是××科，请问您是哪位？"	* 面带微笑，音量适中，语气柔和，语言简明	20
移动电话		* 上班、开会或观看演出等公众场合应调成振动或静音 * 不宜在公共场合大声通话或高声谈笑	10
通话结束	* 道再见后，受话人不先挂断电话，应等对方先挂断电话，以示礼貌	* 与长辈、女士、上级和非常受尊敬的人通话应待对方先挂电话后再挂断电话	10
评价	* 拨打、接听电话符合礼仪规范 * 声音柔和、适中 * 沟通效果良好		10

项目四　护理人员面部表情的礼仪训练

【实验目的】

帮助护理人员寻找最佳的微笑模式，寻找属于自己最佳选择定型的微笑，欣赏并掌握其感觉，以便日后运用。

【实验过程】

实验程序	实验内容	注意事项	分值
计划			
准备	* 镜子		5
实施			
1. 放松肌肉	* 放松嘴唇周围肌肉，从低音哆开始，到高音哆，大声清楚地说三次每个音	* 注意嘴型	5
2. 唇边肌肉的弹性	* 增加唇边肌肉的弹性。伸直背，坐在镜子前面，反复练习最大地收缩或伸张		5
3. 张大嘴	* 使嘴周围的肌肉最大限度地伸张，感受下颌骨受刺激的程度，并保持这种状态10s		5
4. 使嘴紧张	* 闭上张开的嘴，拉紧两侧的嘴角，使嘴唇在水平上紧张起来，保持10s		5
5. 聚拢嘴唇	* 在嘴角紧张的状态下，慢慢地聚拢嘴唇，出现卷起的嘴唇圆圆地聚拢在一起的感觉时，保持10s		5
6. 微笑	* 保持微笑30s。反复进行这一动作3次左右		5
7. 微笑状态	* 用门牙轻轻地咬住木筷子。把嘴角对准木筷子，两边都要翘起，并观察连接嘴角两端的线是否与木筷子在同一水平线上。保持这个状态10s。再拔出木筷，练习维持微笑的状态		5
8. 形成微笑	* 在放松的状态下，练习微笑，关键是使嘴角上升的程度一致。如果嘴角歪斜，表情就不太好看		5
9. 最适合微笑	* 练习过程中对照镜子发现最适合自己的微笑		5
10. 小微笑	* 把嘴角两端一齐往上提。给上嘴唇拉上去的紧张感。稍微露出2颗门牙，保持10s之后，恢复原来的状态并放松		5
11. 普通微笑	* 两端的嘴角一齐往上提，给上嘴唇拉上去的紧张感。露出上门牙6颗左右，眼睛也笑一点。保持10s后放松		5

12. 大微笑	* 拉紧肌肉，使之强烈地紧张起来，同时嘴角两端一齐往上提，露出 10 个左右的上门牙。也稍微露出下门牙。保持 10s 后，放松		5
13. 保持微笑	* 一旦寻找到满意的微笑，就要进行至少维持 30s 的训练	* 微笑常见问题：笑时露出牙龈，可通过嘴唇肌肉的训练弥补	5
14. 修正微笑	* 如果笑容还不是那么完美，就要寻找其他部分是否有问题	* 微笑常见问题：嘴角上升时会歪，可使用木筷进行训练，反复练习就会形成干练的微笑	5
15. 挑选满意的微笑	* 以各种形状尽情地试着笑，在稍微露出牙龈的程度上，反复练习美丽的微笑		5
16. 修饰有魅力的微笑	* 认真练习，就会发现自己拥有有魅力的微笑，并能展现那种微笑。伸直背部和胸部，用正确的姿势在镜子前面边敞开笑，边修饰自己的微笑		5
17. 脸部表情的自我检查	* 面对镜子检查牙齿排列，及表情，如说话时的表情、眼神等，观察后再加以改善表情	* 失败的面部表情有：面无表情、无精打采；眯眼、皱起眉头；眉宇打结，甚至龇牙咧嘴、哭丧着脸	5
评价	* 笑容真诚、亲切、自然，毫无做作之态，使人轻松愉快		10

（赵好聪）

第二章　人际沟通

项目一　语言的魅力

【实验目的】

1.通过情景剧表演，让学生体验语言在人际沟通中的魅力，使学生懂得不同语言在人际沟通中所产生的不同作用，从而激发学生学习丰富语言的积极性，培养和锻炼学生当众说话的能力。

2.通过小组合作，让学生体验团队合作的重要性。

【实验过程】

实验程序	实验内容	实验要求	分值
1.分实验小组（5~10）人	提前一周上交： * 实验小组名单 * 任务分配名单 * 角色分配名单 * 情景剧脚本 * 音乐内容	* 装订整齐，封面写清班级、小组号 * 按期上交	10
2.小组分配任务与角色	* 任务分配到人 * 不同角色的服装要与角色相宜 * 道具的准备	* 服装、音乐、道具齐备并与剧情和角色相配	10
3.改编情景剧为脚本	熟悉脚本的写法	* 脚本规范	10
实验步骤			
1.每个小组的代表介绍表演的主题、本小组成员及角色分配的情况	* 可以采用不同的介绍方法，可以使用PPT * 全体成员集体亮相	* 表情自然、落落大方，介绍清晰	10
2.小组进行情景剧表演	* 表演中情感要充分投入 * 突出角色特点 * 要有场景设计、旁白和音乐	* 团队协作良好 * 有感染力、可以打动人心，角色扮演投入并且准确	20

3. 各小组代表分享表演后的心得与感受	参考： * 围绕此情景剧表演从角色分配到服装道具、音乐的准备，从脚本的撰写到情景剧表演，这个过程中最大的收获是什么 * 体验团队合作中什么是最重要的 * 通过此次团队合作，对个人与团队的关系有了怎样重新的认识	* 表达清楚，有自己独到的想法	15
4. 小组之间讨论	讨论问题： * 语言在人际沟通中的作用 * 语言在人际沟通中的重要性 * 如何使自己的语言丰富生动 * 在护理实践中，我们如何运用语言艺术与患者进行良好的沟通	* 积极发言，有自己的思路和想法	15
评价	* 写作 * 语言表达 * 思维 * 团队合作		10

【附录】

春天到了，可是

　　在繁华的巴黎大街的路旁，站着一个衣衫褴褛、头发花白、双目失明的老人。他不像其他乞丐那样伸手向过路行人乞讨，而是在身旁立了一块木牌，上面写着："我什么也看不见！"街上过往的行人很多，看了木牌上的字都无动于衷，有的还淡淡一笑，便姗姗而去了。这天中午，法国著名诗人让·彼浩勒也经过这里。他看看木牌上的字，问盲老人："老人家，今天上午有人给你钱吗？"盲老人叹息着回答："我，我什么也没有得到。"说着，脸上的神情非常悲伤。让·彼浩勒听了，拿起笔悄悄地在那行字的前面添上了"春天到了，可是"几个字，就匆匆离开了。晚上，让·彼浩勒又经过这里，问那个盲老人下午的情况。盲老人笑着回答说："先生，不知为什么，下午给我钱的人多极了！"让·彼浩勒听了，摸着胡子满意地笑了。"春天到了，可是我什么也看不见！"这富有诗意的语言，产生这么大的作用，就在于它有非常浓厚的感情色彩。是的，春天是美好的，那蓝天白云，那绿树红花，那莺歌燕舞，那流水人家，怎么不叫人陶醉呢？但这良辰美景，对于一个双目失明的人来说，只是一片漆黑。当人们想到这个盲老人，一生中竟连万紫千红的春天都不曾看到，怎能不对他产生同情之心呢？

> **【实验分析和总结】**
>
> 　　语言是人类进行沟通所使用的必不可少的工具。在一个先进的社会中，一般人都必须通过学习才能获得语言能力。语言的目的是交流观念、思想、意见等。语言的魅力可以体现一个人的学识、修养和内涵，可以使人倍感亲切，从而让别人产生好感，引起别人的重视，甚至敬佩。语言缺少了丰富和智慧，便如同大地少了阳光，多了些许暗色，少了些许明媚；就像佳肴少放了盐，枯燥乏味，人们便失去了欣赏的乐趣。只有丰富智慧的语言，才会耐人寻味。

项目二　数字传递游戏

【实验目的】

　　1. 通过数字传递游戏，使学生了解非语言沟通的重要性。

　　2. 通过本次实验使学生获知在团队沟通交流中的计划性、预见性、周密性、控制力的重要性。

【实验过程】

实验程序	实验内容	注意事项	分值
1. 分实验小组（10~15）人	* 实验小组名单 * 选出实验小组组长 * 每组选出一名监督员	* 名单要准时提交	10
2. 教师准备纸和笔	* 队列人数的笔 * 观察员记录的本和笔 * 写数字的卡片，每队至少 3 张		
3. 提前准备场地	* 场地要足够大，可以同时容纳小组列队实验，如果天气好可以考虑室外场地	* 室外场地效果会更好	
实验步骤			
1. 游戏规则	* 每个人不可以讲话。一有人讲话，所在组游戏即告失败 * 每组选派一名组员出来担任监督员，监督员的任务是监督其他小组游戏时是否违规，游戏中一旦有人违规要立即大声汇报，如不举报将扣除所在小组的分数	* 严格遵守纪律，按游戏规则进行	20

2. 游戏进行	* 教师示范游戏规则 * 队列最后一位同学拿到一个数字，通过按摩中仅有的两个动作"捏"与"敲"传递给前一个人，从而传递到队列的第一个人，传递中不可发出任何声音，不可以回头，否则视为游戏失败 * 各组传递结束后，举手示意，观察员3s内递上纸和笔，答案写在观察员的纸上。观察员得到答案后站在原地不动。游戏时间为3 min。时间到后，教师宣布立即停止。注意此时仍不可讲话，观察员向大家报告各组的答案 * 各组队列的最后一位上讲台来看数字 * 第二次、第三次游戏同第一次	* 教师要提示大家数字的组成（0～9），数字的位数（个、十、百、千、万…）以及如何用动作表示出来 * 队列传递中不可发出任何声音，不可以回头，否则视为游戏失败 * 观察员注意：各组数字传到哪，必须跟到哪 * 教师宣布传递停止时，注意此时仍不可讲话 * 第一次游戏之后的每一次游戏开始之前和之后都要有3 min时间来进行总结和讨论 * 共传递数字3次	30
3. 小组评分	* 依据是否遵守游戏规则，三次数字传递是否成功进行评分	* 第一次获胜得10分 * 第二次获胜得10分 * 第三次获胜得10分	30
评价	* 遵守秩序 * 团队合作 * 沟通协调 * 非语言表达 * 讨论交流	每个小组在进行团队合作时互相配合，发现问题及时纠正，对问题有预判断能力，运用肢体语言统一有效	10

【实验分析和总结】

　　我们生活在社会里，我们每一个个体就相当于一个圆心，我们要与周围不同性格、不同文化背景和地域的人进行沟通。如何与身边的人建立起一个有效的沟通渠道，寻找一个高效的沟通方式，是我们在沟通之前必须做好的工作。一个团队、一个部门同样需要建立起一个更为庞大、更为复杂和统一的沟通方式及沟通渠道。在护理人际沟通中我们所要面对的沟通的重要对象是一个复杂的群体，包括医生、患者以及患者的家属。因此，更加需要我们具备良好的沟通能力和沟通方式。

项目三　文学影视作品中的医患与护患关系

【实验目的】
　　1. 通过阅读反映医护的相关文献及影视文学作品，并进行分析和讨论，进一步深刻理解医护与护患之间进行良好沟通的必要性以及相关能力的培养。

2．通过查阅文献资料，撰写观后感和论文来培养学生的自学能力与思考力。

【实验过程】

实验程序	实验内容	实验要求	分值
1．准备医学文学作品	* 每名学生至少准备一篇反映医护关系和护患关系的文学作品 * 教师准备相关讲义	* 准时提交	20
2．影视作品	* 学生提前观看一部反映医护关系的影视作品 * 每人写一篇观后感或读后感 * 制作成PPT，将影视作品中的精彩部分以视频或图片配合以文字的形式呈现出来	* 制作完整，内容丰富	20
实验步骤			
1．文学与影视作品讨论分析	* 教师对相关文学作品与影视作品进行讲解分析 * 学生提出问题 * 讨论 参考问题： * 如何建立和谐的护患关系 * 和谐的护患关系是怎样的一种状态 * 在阅读相关文学作品和观看相关影视作品后有什么样的启示	* 学生要提出问题并要在小组内进行讨论以解决问题；问题的设置针对性要强 * 讨论积极热烈	30
2．小组评分	依据评分原则，综合评价		20
评价：	* 资料收集 * 写作 * 讨论分析		10

【附录】

影视剧推荐：《不嫁则已》《无限生机》《心术》《最后的诊断》《都是天使惹的祸》《护士站的故事》《急诊室的故事》《青年医生》。

文学作品推荐：《鼠疫》《旷野无人》《亲爱的我的脑袋里住了一只山雀》《妞妞：一个父亲的札记》。

【实验分析和总结】

通过阅读相关的文学作品，观看相关题材的影视作品，学生可以生动鲜活地体验到医生和护士之间以及护士和患者之间良好沟通的重要性。通过观察文学影视作品中呈现出来的语气、语调、神态、目光、语言等内容，护士不仅要掌握沟通的技巧，更重要的是来自心底对患者的爱，只有心中有爱了，才能够自然地做到与患者良好的沟通。

项目四　角色扮演

【实验目的】

1. 通过学生扮演护患沟通中的角色，在角色体验中感受良好沟通与不利沟通对护患交流与沟通的影响，从而更加深刻地认识到良好的沟通与表达能力在护理工作中的重要性，以及护理人员对患者发自心底的关爱的重要性。

2. 教学生学会换位思考，培养学生的同理心。

【实验过程】

实验程序	实验内容	注意事项	分值
实验准备			
1. 分实验小组（5～10）人	提前一周上交： * 实验小组名单 * 任务分配名单 * 角色分配名单 * 角色扮演脚本	* 装订整齐，封面写清班级、小组号 * 按期上交	10
2. 小组分配任务与角色	* 任务分配到人 * 不同角色的服装要与角色相宜 * 道具的准备	* 服装、道具齐备，并与剧情和角色相配	10
3. 改编角色扮演内容为脚本	* 熟悉脚本的写法 * 每一个角色的扮演内容要改编为正反两种角色内容	* 脚本规范	10
实验步骤			
1. 选出主持人并进行主持	主持人要提前熟悉每组要表演的主题，写出主持词并主持		
2. 小组代表介绍表演的主题、本小组成员及角色的分配情况	* 可以采用不同的介绍方法，可以使用 PPT。 * 全体成员集体亮相	* 表情自然、落落大方、介绍清晰	10
3. 小组进行角色扮演	* 表演中情感要充分投入 * 突出角色特色	* 团队协作良好 * 有感染力、可以打动人心，角色扮演投入，并且准确	20
4. 从每组选出一名评委组成评委组进行现场打分	* 制订出评分标准和细则 * 现场打分 * 现场出成绩	* 采用 10 分制，去掉最高分和最低分，其余分值进行均分	
5. 小组代表分享表演心得与感受	参考问题： * 对同一个护患沟通情境，由两种不同的沟通表达形式所产生的不同效果有什么样的感受 * 体验团队合作中什么是最重要的	* 表达清楚，有自己独到的想法	15

6. 小组之间讨论	讨论问题： * 什么是护患关系 * 良好的护患沟通需要具备哪些因素 * 护士与患者的沟通交流中最重要的是什么 * 你在这次实验中承担什么角色？有什么感受	* 积极发言，有自己的思路和想法	15
评价	* 写作 * 语言表达 * 思维 * 团队合作	* 其他小组代表对表演小组的优缺点进行评价 * 教师根据学生在各项实验过程中的表现综合评分	10

【附录】

情境一

地点：某心内科病房

人物：冠心病患者老蒋、护士、同病房患者

事件：老蒋是老烟民，在病房抽烟被同病房患者投诉

角色扮演：用正反两种角色模拟护士与老蒋以及同病房患者的沟通。

情境二

地点：某医院妇产科

人物：小梅护士，张先生

事件：张先生从美国回来，他想让自己的太太做水中分娩，因为在美国产妇大多数选择水中分娩，可以减轻痛苦，但小梅护士所在的医院还不能开展水中分娩。

角色扮演：用正反两种角色模拟小梅护士与蒋先生的沟通。

【实验分析和总结】

护患关系是护理工作中最重要的人际关系，良好的护患关系是实施护理工作的重要前提，是提供高护理质量的重要保证，是关系护理人员和病人身心健康的重要条件。然而在实际工作中，由于护患双方在认识和理解上的偏差和矛盾，导致护患冲突难以避免。通过角色扮演的实践体验，我们要深刻认识良好护患沟通的重要性，从而在护理实践中不断提升自我的综合素质，学会尊重患者，提升自我的关爱能力、移情的能力以及沟通表达能力。

（张弘强）

第三章 护理教育

项目一 综合讨论教育学理论知识

【实验目的】

1.通过让学生观看名师的授课视频，让学生从另一种角度感受教育，根据视频内容以评价者的身份从多个角度进行探究和分析，并发表自己的见解。

2.培养和发展学生观察和分析教育现象、发现教育问题、评价教学过程的能力。

【实验过程】

实验过程	实验内容	实验要求	分值
实验准备			
选择视频	* 选择具有一定代表性和知名度教师的授课视频 * 可提供两个视频供学生选择，播放大部分学生感兴趣的视频	* 选择的视频授课内容要涉及学生关注的领域	
实验步骤			
1.观看授课视频	* 在播放视频前要求学生在观看视频的过程中，除了听授课内容、学习授课知识以外，要记录和关注以下几个内容： ①发现和记录授课教师的教学方法、教学手段 ②在教学过程中最喜欢的内容 ③整个教学过程中的优点和缺点	* 建议学生使用笔记本进行记录，以便接下来的分析讨论能顺利进行	20

2.分析授课视频	* 分析教师的教学方法 * 分析教师授课内容的引入方式 * 找出视频中教师使用的教学辅助手段有哪些？各种教学辅助手段的优缺点 * 找出视频中教师讲的各种例子，说出它们发挥的作用 * 分析授课教师的授课风格，评价是否认同教师的授课风格及原因 * 找出视频中的课堂问题行为和教师的处理方法并进行评价 * 分析教师激发学生学习动机的方式 * 分析视频中教师的教学目标是什么，是否达到	* 在分析时注意不要混淆教学方法和教学策略的概念。一般理论授课主要采用讲授法和讨论法 * 分析教师采取的课程引入方法在整个授课过程中起到的作用 * 分析在授课过程中多媒体和黑板应该各自承担什么样的角色 * 重点放在教师所举例子的目的，站在教师的角度思考其选择这样事例的原因 * 从教师的语言、教学方法等方面进行分析 * 从已录制好的授课视频中发现课堂问题行为比较困难，可能需要教师提示并多次观看相关的视频 * 与护理教学的心理学基础中的相关知识点结合 * 运用布鲁姆教学目标分类理论，尝试分析出视频中的教学目标	30
3.讨论	* 如何才能上好一堂课 * 怎样可以更好地激发和维持学生的学习动机 * 教育者应如何为学生创造条件，促进学习迁移的发生 * 护理教育如何促进学生的全面发展 * 教师应具备的基本素质是什么	* 这个问题的讨论时间不宜过长，目的主要为引出接下来的讨论 * 注意与视频中的内容和学生平时的学习生活相结合 * 与理论课程中有关促进学生学习迁移的策略等知识点结合 * 从基础文化知识和思想品德教育如何结合入手，逐个对体育、美育和个性化教育进行讨论 * 由于这个问题是在授课过程中由教师主导进行的讨论，讨论之前需先打消一些不必要的顾虑	40
评价	* 独立评价 * 创新教育		10

【实验分析和总结】

　　护理教育学是研究护理教育现象与规律的一门交叉学科。本项实验以培养学生解决护理教育实际问题的能力为目的，训练学生的自学能力、收集资料的能力、沟通交流能力、应用知识的能力、团队合作能力、综合分析解决问题的能力。在实验过程中应强调学生主动参与课堂教学的整体工作，注重对学生教学能力的培养。在学生讲课结束后，一定要及时地进行反馈和适当的鼓励，以培养学生的自信心，激发其参与和从事护理教育的积极性。

项目二　模拟课堂教学

【实验目的】

1. 本项实验要求学生通过合作学习的方式，完成教师指定题目的课堂教学，包括备课、上课、作业布置等课堂教学环节，培养学生主动求知的能力。

2. 在合作过程中发展学生应对各种社会交往问题的能力，培养学生宽容、友谊、自信的品质。

【实验过程】

实验过程	实验内容	实验要求	分值
实验准备			
1. 分合作学习小组	* 5~8人一组，学生自愿组成，建议以宿舍为单位分组		10
2. 选择授课题目	* 授课题目在理论授课时给出，并留出3周左右的时间供各小组准备 * 授课内容主要涉及最新的教育现象、教育问题以及目前护理教育发展中值得探讨和学习的问题和新知识	* 教师提供备选题目，每组学生可根据自己的喜好自愿选择 * 每组选择的授课题目不得重复	10
3. 备课	* 根据授课题目进行备课，包括收集资料、PPT的制作、设计课堂提问等内容	* 在给出授课题目时，教师应提前将该题目的授课要点进行适当的分析，为学生明确教学目标	2 20
4. 分配任务	* 在小组计划讲课的前一周上交小组成员任务分配，同时预定讲课的时间 * 每组选出一名同学负责讲课	* 任务分配情况以纸质材料的形式上交，写清授课题目、班级、小组成员姓名和学号以及分工情况 * 负责讲课的同学，可额外得到5分的加分	10
实验步骤			
1. 课前简介	* 介绍授课内容、本小组成员分工、选题原因以及授课目标情况	* 语言尽量简练	10

2.模拟课堂讲学	* 教学目标明确，不仅有知识的掌握，还应包括情感和态度的培养 * 重点突出，采用适当的案例，有助于将重点知识讲解清楚。保证教学内容的正确性、科学性和思想性 * 根据教学目标和内容的特点，选择恰当的教学方法 * 授课时应语言流畅、条理清晰、板书工整、多媒体制作规范 * 授课进程有条不紊、结构严密、课堂秩序良好 * 与授课对象之间有良好的互动	* 授课过程中的一切活动应与教学目标一致 * 讲授内容、板书、多媒体等力求少而精，引导学生对重点知识的关注 * 教学方法不应拘泥于形式，鼓励学生创造性地运用和选择教学方法，力求取得更好的教学效果 * 要求学生必须使用普通话授课，音量和语速适中 * 学生应注重揣摩授课对象的学习心理，运用注意规律，并妥善处理课堂问题行为 * 可通过提问等方式，调动授课对象的主动性	20
3.教师评价	* 针对学生的授课情况从教学目标、教学方法、教学组织形式和教学效果等几个方面随堂做出口头评价	* 客观进行评价，明确指出学生的改进方向，对学生给予适当的鼓励	10
评价	* 独立授课 * 合作沟通		10

【实验分析和总结】

　　本次试验以学生分析和讨论为主，为达到更好的教学效果，在实验过程中教师应注意发挥好组织协调者的角色。在讨论开始之前要消除学生对于发言内容对与错的顾虑，帮助学生认识到在护理教育的领域里，没有一种教育原则、教学形式和教学方法是唯一或最好的，我们可以对每一种教育现象有自己不同的理解。在讨论过程中，鼓励学生独立思考，用自己的语言进行分析归纳和表达以更好地促进师生的思想交流，利用群体智慧共同研究问题。在课程结束之前可提出进一步讨论的问题，让学生课下去学习和研究。

（李　翀）

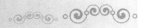

第四章 护理心理实验

项目一 心理评估实验——人格测验

【实验目的】

1. 了解自己的气质和性格。
2. 掌握气质、A 型行为的评估方法。

【实验过程】

实验程序	实验内容	注意事项	分值
评估	* 气质类型、A 型 /B 型行为		
计划			
1.学生 / 教师准备	* 情绪平静 * 教师要熟练掌握施测手续，熟记测验指导语		10
2.用物准备	* 量表：气质量表，气质类型评分统计表——A 型行为量表，A 型行为评分统计表 * 笔 * 计算器		10
3.环境准备	* 环境安静，温度、采光适宜	* 心理测验进行时，务必不能有外界干扰	5
实施步骤			
1. 指导语	* 教师用标准化指导语，向学生阐明测验的基本要求，主要包括测量目的、测量方法、承诺保密等，消除被测试者的顾虑	* 不要暗示学生答案的选择 * 避免学生产生测验焦虑	10
2. 答题	* 学生安静地作答问卷	* 学生作答问卷时不能互相交流，保持安静	20
3. 评分			
(1) 气质测验	* 将各题得分计入《气质类型评分统计表》中进行统计，计算各类型的总分		20

（2）A型行为测验	* 将各题得分计入《A型行为评分统计表》中进行统计，计算各类型总分 * TH计分：表示时间匆忙感（time hurry）。共25个项目，按附表2计算其总和 * CH计分：表示竞争性（competitive）和敌意情绪（hostility）。共25个项目，按附表2计算其总和 * L计分：代表掩饰分（即测谎项目）。L分数高表示被测试者未能真实地回答，可能是认识不清或理解能力不足造成的。共10个项目，按附表2计算其总和。L≥7应考虑答卷无效 * 行为模式类型：TYPE=TH+CH	* 部分题目答"是"计1分，部分题目答"否"计1分，注意区分题目	20
4.分数解释			
（1）气质测验	* 在4种气质类型中，如果某一类的得分明显高出其他3项，且高出4分以上，则可定为该类气质；如果该型气质得分超过20分，则为典型型；在10~20分之间，则为一般型 * 两种气质类型得分接近，其差异小于3分，而且又明显高出其他两种类型4分以上，则可定义为两种气质的混合型 * 3种气质均高于第4种，且得分接近，则为3种气质的混合型 * 气质类型的组合可有以下13种情况：① 胆汁质；② 多血质；③ 黏液质；④ 抑郁质；⑤ 胆汁质-多血质；⑥ 多血质-黏液质；⑦ 黏液质-抑郁质；⑧ 胆汁质-抑郁质；⑨ 胆汁质-多血质-黏液质；⑩ 多血质-黏液质-抑郁质；⑪胆汁质-多血质-抑郁质；⑫胆汁质-黏液质-抑郁质；⑬胆汁质-多血质-黏液质-抑郁质	* 气质无好坏之分，性格有好坏之分，每种气质、性格类型都有其优势与不足，在认识自己人格类型的基础上，要扬其所长，克服不足，完善自己的人格	10
（2）A型行为测验	* A型：TYPE≥36，典型A型行为特征 * A-型：28<TYPE≤35，偏A型行为特征 * M型：TYPE=27或28，中间型 * B-型：19≤TYPE<27，偏B型行为特征 * B型：TYPE≤18，典型B型行为特征 * A型人格的主要特点是：性情急躁，缺乏耐性，成就欲高，上进心强，工作投入，有苦干精神，做事认真负责，时间紧迫感强，富有竞争意识，外向，动作敏捷，说话快，生活常处于紧张状态，但办事匆忙，社会适应性差，属不安定型人格 * B型人格的主要特点是：性情不温不火，举止稳当，对工作和生活的满足感强，喜欢慢步调的生活节奏，审慎思考，有耐性		10

| 评价 | * 熟悉气质类型评估程序，能够分析自己的气质
* 熟悉 A 型行为类型评估程序，能够分析自己的类型 | | 10 |

【附录1】

气质量表

指导语：该量表共有60道题目。在回答下列问题时，如果问题内容完全符合自己的情况，就记2分；如果比较符合，就记1分；介于符合与不符合之间的，记0分；不大符合记–1分；完全不符合的，记–2分。回答时不要考虑应该怎样，而只回答你平时是怎样。注意不要花过多时间去考虑。在进行回答时，记清题号及该题的相应得分。

1. 做事力求稳妥，不做无把握的事。
2. 遇到可气的事就怒不可遏，想把心里话全说出来才痛快。
3. 宁肯一个人干事，不愿很多人在一起。
4. 到一个新环境很快就能适应。
5. 厌恶强烈的刺激（如尖叫、噪声、危险的情景等）。
6. 和人争吵时，总是先发制人，喜欢挑衅。
7. 喜欢安静的环境。
8. 善于和人交往。
9. 羡慕那种善于克制自己情感的人。
10. 生活有规律，很少违反作息制度。
11. 在多数情况下，情绪是乐观的。
12. 碰到陌生人觉得很拘束。
13. 遇到令人气愤的事，能很好地自我克制。
14. 做事总是有旺盛的精力。
15. 遇到问题常常举棋不定，优柔寡断。
16. 在人群中不觉得过分拘束。
17. 情绪高昂时，觉得干什么都有兴趣；情绪低落时，又觉得干什么都没有意思。
18. 当注意力集中于某一事物时，别的事很难使我分心。
19. 理解问题总比别人快。
20. 碰到危险情景，常有一种恐惧感。
21. 对工作、学习、事业怀有很高的热情。
22. 能够长时间地做枯燥、单调的工作。
23. 符合兴趣的事，干起来劲头十足，否则就不想干。
24. 一点小事情就能引起情绪波动。

25. 讨厌做那种需要耐心、细致的工作。

26. 与人交往不卑不亢。

27. 喜欢参加热闹的活动。

28. 喜欢看感情细腻、描写人物内心活动的作品。

29. 工作、学习时间长了，常感到厌倦。

30. 不喜欢长时间谈论一个问题，愿意实际动手干。

31. 宁愿侃侃而谈，不愿窃窃私语。

32. 别人说我总是闷闷不乐。

33. 理解问题总比别人慢些。

34. 疲倦时只要短暂的休息就能精神抖擞重新投入工作。

35. 心里有事宁愿自己想，不愿说出来。

36. 认准一个目标，就希望尽快实现，不达目标，誓不罢休。

37. 学习、工作一段时间，常比别人疲倦。

38. 做事情有些莽撞，常常不考虑后果。

39. 老师讲授新知识时，总希望他讲得慢些，多重复几遍。

40. 能够很快忘记那些不愉快的事情。

41. 做作业或完成一件工作，总比别人花的时间多。

42. 喜欢运动量大的体育活动，或参加各种文艺活动。

43. 不能很快地将注意力从一件事转移到另一件事上去。

44. 接受一个新任务后，总希望把它快速解决。

45. 认为墨守成规比冒风险强些。

46. 能够同时注意几件事物。

47. 当烦闷的时候，别人很难使我高兴起来。

48. 爱看情节曲折、激动人心的小说。

49. 对工作抱认真严谨、始终一贯的态度。

50. 和周围人们的关系总是相处不好。

51. 喜欢复习学过的知识，重复做已经掌握的工作。

52. 喜欢做变化大、花样多的工作。

53. 小时候会背的诗歌，我似乎比别人记得更清楚。

54. 别人说我"出语伤人"，可我并不觉得这样。

55. 在体育活动中，常因反应慢而落后。

56. 反应敏捷，头脑机智。

57. 喜欢有条理而不太麻烦的工作。

58. 兴奋的事常使我失眠。

59. 老师讲课（新概念）我常常不能马上听懂，但是弄懂后就很难忘记。

60. 假若工作枯燥无味，马上就会情绪低落。

附表 1.　气质类型评分统计表

胆汁质	2	6	9	14	17	21	27	31	36	38	42	48	50	54	58	总分
多血质	4	8	11	16	19	23	25	29	34	40	44	46	52	56	60	总分
黏液质	1	7	10	13	18	22	26	30	33	39	43	45	49	55	57	总分
抑郁质	3	5	12	15	20	24	28	32	35	37	41	47	51	53	59	总分

【附录 2】

A 型行为问卷

　　指导语：本问卷用于了解你的个性在 A 型行为上的特点。问卷共 60 题，希望你如实填写，独立完成。请你对每个句子用"是"或"否"两个标准进行评定，符合你情况的选"是"，不符合的选"否"。本问卷各题的答案没有对错之分，请你如实填写。在一个题目上不要耗费太多的时间，尽快作答。

1. 我常常力图说服别人同意我的观点。
2. 即使没有什么要紧事，我走路也很快。
3. 我经常感到应该做的事很多，有压力。
4. 即使是已经决定了的事，别人也很容易使我改变主意。
5. 我常常因为一些事大发脾气或和人争吵。
6. 遇到买东西排长队时，我宁愿不买。
7. 有些工作我根本安排不过来，只是临时挤时间去做。
8. 我上班或赴约时，从来不迟到。
9. 当我正在做事，谁要打扰我，不管有意无意，我都非常恼火。
10. 我总看不惯那些慢条斯理、不紧不慢的人。
11. 有时我简直忙得透不过气来，因为该做的事情太多了。
12. 即使跟别人合作，我也总想单独完成一些更重要的部分。
13. 有时我真想骂人。
14. 我做事喜欢慢慢来，而且总是思前想后。
15. 排队买东西，要是有人插队，我就忍不住要指责他或出来干涉。
16. 我觉得自己是一个无忧无虑、逍遥自在的人。

17. 有时连我自己都晓得，我所操心的事，远超出我应该操心的范围。

18. 无论做什么事，即使比别人差，我也无所谓。

19. 我总不能像有些人那样，做事不紧不慢。

20. 我从来没想过要按照自己的想法办事。

21. 每天的事情都使我的神经高度紧张。

22. 在公园里赏花、观鱼时，我总是先看完，等着同来的人。

23. 对别人的缺点和毛病，我常常不能宽容。

24. 在我所认识的人里，个个我都喜欢。

25. 听到别人发表不正确的见解，我总想立即去纠正他。

26. 无论做什么事，我都比别人快一些。

27. 当别人对我无礼时，我会立即以牙还牙。

28. 我觉得我有能力把一切事情办好。

29. 聊天时，我也总是急于说出自己的想法，甚至打断别人的话。

30. 人们认为我是一个相当安静、沉着的人。

31. 我觉得世界上值得我信任的人实在不多。

32. 对未来我有许多想法，并总想一下子都能实现。

33. 有时我也会说人家的闲话。

34. 尽管时间很宽裕，我吃饭也很快。

35. 听人讲话或报告时，我常替讲话人着急，我想还不如我来讲哩。

36. 即使有人冤枉了我，我也能够忍受。

37. 我有时会把今天该做的事拖到明天去做。

38. 人们认为我是一个干脆、利落、高效率的人。

39. 有人对我或我的工作吹毛求疵，很容易挫伤我的积极性。

40. 我常常感到时间晚了，可一看表还早呢。

41. 我觉得我是一个非常敏感的人。

42. 我做事总是匆匆忙忙的、力图用最少的时间办尽量多的事情。

43. 如果犯了错误，我每次全都愿意承认。

44. 坐公共汽车时，我总觉得司机开车太慢。

45. 无论做什么事，即使看着别人做不好我也不想拿来替他做。

46. 我常常为工作没做完，一天又过去了而感到忧虑。

47. 很多事情如果由我来负责，情况要比现在好得多。

48. 有时我会想到一些坏得说不出口的事。

49. 即使受工作能力和水平很差的人所领导，我也无所谓。

50. 必须等待什么的时候，我总是心急如焚，像"热锅上的蚂蚁"。

51. 当事情不顺利时我就想放弃，因为我觉得自己能力不够。

52. 假如我可以不买票白看电影，而且不会被发觉，我可能会这样做。

53. 别人托我办的事，只要答应了，我从不拖延。

54. 人们认为我做事很有耐性，干什么都不会着急。

55. 约会或乘车、船，我从不迟到，如果对方耽误了，我就恼火。

56. 我每天看电影，不然心里就不舒服。

57.许多事情本来可以大家分担，可我喜欢一个人去干。

58.我觉得别人对我的话理解太慢，甚至理解不了我的意思似的。

59.人家说我是个厉害的暴躁性子的人。

60.我常常比较容易看到别人的缺点而不太容易看到别人的优点。

附表2. A型行为评分统计表

TH 计分：	答"是" 记1分	2	3	6	7	10	11	19	21	22	26	29	TH 总分：
		34	38	40	42	44	46	50	53	55	58		
	答"否" 记1分	14	16	30	54								
CH 计分：	答"是" 记1分	1	5	9	12	15	17	23	25	27	28	31	CH 总分：
		32	35	39	41	47	57	59	60				
	答"否" 记1分	4	18	36	45	49	51						
L 计分：	答"是" 记1分	8	20	24	43	56							L 总分：
	答"否" 记1分	13	33	37	48	52							

项目二 心理评估实验——焦虑测验和抑郁测验

【实验目的】

1.掌握焦虑自评量表（self-rating anxiety scale，SAS）和抑郁自评量表（self-rating depression scale，SDS）的操作方法。

2.能够应用于临床心理评估。

【实验过程】

实验程序	实验内容	注意事项	分值
评估	* 焦虑心理，抑郁心理	* SAS 主要用于状态性焦虑的评定，故在各类神经症鉴别中作用不大 * SDS 对心理咨询门诊及精神科门诊或住院精神病人均可使用。对严重迟缓症状的抑郁病人，评定有困难	
计划			
1. 学生 / 教师准备	* 教师要熟练掌握 SAS、SDS 施测手续，熟记测验指导语		10
2. 用物准备	* 焦虑自评量表（SAS） * 抑郁自评量表（SDS） * 笔 * 计算器		10
3. 环境准备	* 环境安静，温度、采光适宜	* 心理测验进行时，务必不能有外界干扰	5
实施			
1. 指导语	* 主试用标准化的指导语向被试者讲解测验的基本要求，主要包括测量目的、测量方法、承诺保密、注意事项（例如：评定的时间范围，应是"现在或过去一周"）等	* 不要暗示学生答案的选择 * 避免学生产生测验焦虑	5
2. 答题	* 学生安静地作答问卷	* 学生作答问卷时不能互相交流，保持安静	20
3. 评分			
（1）SAS	* 20 个条目中有 5 项（第 5、9、13、17、19）注 * 号者，是用正性词陈述的，反向计分，依次评分为 4、3、2、1 分。其余 15 项是用负性词陈述的，正向计分，依次评分为 1、2、3、4 分 * SAS 的主要统计指标为总分。将 20 个项目的各个得分相加，即得粗分；用粗分乘以 1.25 以后取整数部分，就得到标准分。（标准分 Y= 总粗分 × 1.25 后取整数部分）	* SAS 采用 4 级评分，主要评定症状出现的频度，其标准为："A"表示没有或很少时间有，"B"表示小部分时间有，"C"表示相当多的时间有，"D"表示绝大部分或全部时间都有	10

（2）SDS	* 20个条目中有10项是用负性词陈述的，正向计分，依次评分为1、2、3、4分。其余10项（第2、5、6、11、12、14、16、17、18、20）注*号者，是用正性词陈述的，反向计分，依次评分为4、3、2、1分 * SDS的主要统计指标为总分。将20个项目的各个得分相加，即得粗分；用粗分乘以1.25以后取整数部分，就得到标准分。（标准分Y=总粗分×1.25后取整）	* SDS采用4级评分，主要评定症状出现的频度，其标准为："A"表示没有或很少时间有，"B"表示小部分时间有，"C"表示相当多时间有，"D"表示绝大部分或全部时间都有	10
4.分数解释			
（1）SAS	* 按照中国常模结果，SAS总粗分的分界值为40分。标准分的分界值为50分，其中标准分在50分以下，为正常；50～59分为轻度焦虑，60～69分为中度焦虑，70分以上为重度焦虑	* 关于焦虑症状、抑郁症状的临床分级，除参考量表分值外，主要还应根据临床症状，特别是要害症状的程度来划分，量表总分值仅能作为一项参考指标而非绝对标准	10
（2）SDS	* 按照中国常模结果，SDS总粗分的分界值为41分；标准分的分界值为53分，其中53～59为轻度抑郁，60～69为中度抑郁，70以上为重度抑郁，低于53分属正常群体		10
评价	* 熟练掌握SAS、SDS施测程序 * 熟记测验指导语，能够作为主试，对患者进行焦虑、抑郁心理评估		10

【附录1】

焦虑自评量表（SAS）

指导语：下面有 20 条文字，请仔细阅读每一条内容，把意思弄明白，然后根据您近一星期的实际情况在适当的方格里划"√"，每一条文字后有 4 个格，表示：A 没有或很少时间；B 小部分时间；C 相当多的时间；D 绝大部分或全部时间。

项目	A 没有或很少时间	B 小部分时间	C 相当多的时间	D 绝大部分或全部时间
1. 我觉得比平常容易紧张或着急				
2. 我无缘无故地感到害怕				
3. 我容易心烦意乱或感到恐慌				
4. 我觉得我可能将要发疯				
*5. 我觉得一切都很好，也不会发生什么不幸				
6. 我手脚发抖打颤				
7. 我因为头痛、颈痛和背痛而苦恼				
8. 我感觉容易衰弱和疲乏				
*9. 我觉得心平气和，并且容易安静坐着				
10. 我觉得心跳很快				
11. 我因为一阵阵头晕而苦恼				
12. 我有晕倒发作或觉得要晕倒似的				
*13. 我呼气吸气都感到很容易				
14. 我手脚麻木和刺痛				
15. 我因为胃痛和消化不良而苦恼				
16. 我常常要小便				
*17. 我的手常常是干燥温暖的				
18. 我脸红发热				
*19. 我容易入睡，并且一夜睡得很好				
20. 我做噩梦				

注：标 * 为反向计分。

【附录2】

抑郁自评量表 (SDS)

指导语：下面有 20 条文字，请仔细阅读每一条内容，把意思弄明白，然后根据您近一星期的实际情况在适当的方格里划"√"，每一条文字后有 4 个格，表示：A 没有或很少时间；B 小部分时间；C 相当多的时间；D 绝大部分或全部时间。

项目	A 没有或很少时间	B 小部分时间	C 相当多的时间	D 绝大部分或全部时间
1. 我觉得闷闷不乐，情绪低沉				
* 2. 我觉得一天之中早晨最好				
3. 我一阵阵地哭出来或觉得想哭				
4. 我晚上睡眠不好				
* 5. 我吃得跟平常一样多				
* 6. 我与异性密切交往时和以往一样感到愉快				
7. 我发觉我的体重在下降				
8. 我有便秘的苦恼				
9. 我的心跳比平常快				
10. 我无缘无故地感到疲劳				
* 11. 我的头脑跟往常一样清楚				
* 12. 我觉得经常做的事情并没有困难				
13. 我觉得不安而平静不下来				
* 14. 我对未来抱有希望				
15. 我比平常容易生气激动				
* 16. 我觉得做出决定是容易的				
* 17. 我觉得自己是个有用的人，有人需要我				
* 18. 我的生活过得很有意思				
19. 我认为如果我死了，别人会生活得好些				
* 20. 平常感兴趣的事情我仍然照样感兴趣				

注：标 * 为反向计分

项目三　心理干预实验——渐进性肌肉放松训练

【实验目的】

1. 理解渐进性肌肉放松训练的基本原理。
2. 通过学习渐进性肌肉放松技术，学生可以调控自己的身心及情绪。
3. 能够对患者进行心理干预并应用于临床心理护理中。

【实验过程】

实验程序	实验内容	注意事项	分值
评估	* 身心松弛 - 紧张的程度		10
计划			
1. 学生 / 教师准备	* 教师要熟记渐进性肌肉放松训练的指导语 * 学生要掌握渐进性肌肉放松训练的原理和技术		10
2. 用物准备	* 轻音乐，播放设备 * 椅子 * 钟表		10
3. 环境准备	* 环境安静舒适，室内温度、采光适宜（团体心理治疗实验室）	* 室内面积要求为 $40 \sim 50 m^2$ 适宜，保持空气流通，但不让风直接吹在身上，室内布置要干净整洁	5
实施			
1. 分组	* 进入团体心理治疗实验室 * 以团体游戏的形式分组，3 人一组，角色分别为："护士""患者""观察者"	* 可以以"报数"等团体游戏的形式进行分组	10
2. 基本动作练习	* 学生以舒适的姿势坐下 * 教师指导学生练习基本动作，基本动作包括：① 紧张某一部位的肌肉，注意这种紧张的感觉；② 保持这种紧张感 10s，然后放松 5 ~ 10s；③ 体验放松时肌肉的感觉	* 保持安静，注意体验紧张与松弛的感觉 * 指导时，语速相对要平缓些，声音要清晰	10
3. 整体动作练习	* 依据指导语，教师指导学生练习渐进性肌肉放松训练（见附录）	* 练习之前打开背景音乐	10
4. 学生分组练习	* 学生 3 人一组："护士"指导"患者"练习，"观察者"仔细观察，记录存在的问题，训练治疗完毕后进行讨论，交流经验 * 3 人互换角色进行练习		25

评价	＊掌握渐进性肌肉放松训练的程序 ＊通过训练，学生自身身心放松 ＊能够指导患者进行渐进性肌肉放松的训练		10

【附录】

渐进性肌肉放松训练

指导语："我现在来教大家怎样使自己放松。为了做到这一点，我将让你先紧张，然后放松全身肌肉。紧张及放松的意义在于使你体验到放松的感觉，从而学会如何保持松弛的感觉。"

（1）"深吸一口气，保持一会儿。"（停10s）

"好，请慢慢地把气呼出来，慢慢地把气呼出来。"（停5s）

"现在我们再做一次。请你深深吸进一口气，保持一会儿，好，请慢慢地把气呼出来，慢慢地把气呼出来。"（停10s）

（2）"现在，请伸出你的前臂，握紧拳头，用力握紧，体验你手上的感觉。"（停10s）

"好，请放松，彻底放松双手，体验放松后的感觉。你可能感到沉重、轻松、温暖，这些都是放松的感觉，请你体验这种感觉。"（停5s）

"我们现在再做一次。"（同上）

（3）"现在弯曲你的双臂，用力绷紧双臂的肌肉，保持一会儿，体验双臂肌肉紧张的感觉。"（停10s）

"好，现在放松，彻底放松你的双臂，体验放松后的感觉。"（停5s）

"我们现在再做一次。"（同上）

（4）"现在，开始练习如何放松双脚。"（停5s）

"好，紧张你的双脚，用脚趾抓紧地面，用力抓紧，用力，保持一会儿。"（停10s）

"好，放松，彻底放松你的双脚。"

"我们现在再做一次。"（同上）

（5）"现在开始放松小腿部肌肉。"（停5s）

"请将脚尖用劲向上翘，脚跟向下向后紧压地面，绷紧小腿部肌肉，保持一会儿，保持一会儿。"（停10s）

"好，放松，彻底放松。"（停5s）

"我们现在再做一次。"（同上）

（6）"现在开始放松大腿部肌肉。"

"请用脚跟向前向下紧压地面，绷紧大腿肌肉，保持一会儿，保持一会儿。"（停10s）

"好，放松，彻底放松。"（停5s）

"我们现在再做一次。"（同上）

（7）"现在开始注意头部肌肉。"

"请皱紧额部的肌肉，皱紧，保持一会儿，保持一会儿。"（停10s）

"好，放松，彻底放松。"（停 5s）

"现在，请紧闭双眼，用力紧闭，保持一会儿，保持一会儿。"（停 10s）

"好，放松，彻底放松。"（停 5s）

"现在，转动你的眼球，从上，到左，到下，到右，加快速度；好，现在从相反方向转动你的眼球，加快速度；好，停下来，放松，彻底放松。"（停 10s）

"现在，咬紧你的牙齿，用力咬紧，保持一会儿，保持一会儿。"（停 10s）

"好，放松，彻底放松。"（停 5s）

"现在，用舌头使劲顶住上腭，保持一会儿，保持一会儿。"（停 10s）

"好，放松，彻底放松。"（停 5s）

"现在，请用力将头向后压，用力，保持一会儿，保持一会儿。"（停 10s）

"好，放松，彻底放松。"（停 5s）

"现在，收紧你的下巴，用劲向内收紧，保持一会儿，保持一会儿。"（停 10s）

"好，放松，彻底放松。"（停 5s）

"我们现在再做一次。"（同上）

（8）"现在，请注意躯干部肌肉。"（停 5s）

"好，请往后扩展你的双肩，用力往后扩展，保持一会儿，保持一会儿。"（停 10s）

"好，放松，彻底放松。"（停 5s）

"我们现在再做一次。"（同上）

（9）"现在上提你的双肩，尽可能使双肩接近你的耳垂，用力上提，保持一会儿，保持一会儿。"（停 10s）

"好，放松，彻底放松。"（停 5s）

"我们现在再做一次。"（同上）

"现在向内收紧你的双肩，用力内收，保持一会儿，保持一会儿。"（停 10s）

"好，放松，彻底放松。"（停 5s）

"我们现在再做一次。"（同上）

（10）"现在，请向上抬起你的双腿（先左后右或是先右后左均可），用力上抬，弯曲你的腰，用力弯曲，保持一会儿，保持一会儿。"（停 10s）

"好，放松，彻底放松。"（停 5s）

"我们现在再做一次。"（同上）

（11）"现在，请紧张臀部的肌肉，会阴用力上提，用力，保持一会儿，保持一会儿。"（停 10s）

"好，放松，彻底放松。"（停 5s）

"我们现在再做一次。"（同上）

结束语："这就是整个渐进性肌肉放松的训练过程。现在，请感受你身上的肌群，从下向上，全身每一组肌肉都处于放松状态。"（停 10s）

"请进一步注意放松后的感觉，此时你有一种温暖、愉快、舒适的感觉，并将这种感觉尽量保持 1～2 min。"（停 1 min）

项目四　心理干预实验——音乐疗法

【实验目的】

1. 理解音乐欣赏疗法的基本原理，掌握"音乐欣赏"技术。
2. 通过体验音乐疗法，学生可以调控自己的身心及情绪。
3. 能够对患者进行心理干预，并应用于临床心理护理中。

【实验过程】

实验程序	实验内容	注意事项	分值
评估	* 身心健康水平	* 临床中，音乐疗法可以应用于团体或个案心理干预	
计划			
1. 学生/教师准备	* 学生掌握音乐疗法的相关理论。 * 教师（护士）掌握心理放松疗法技术。	* 教师（护士）至少要掌握两种身心放松的治疗技术	10
2. 用物准备	* 乐曲，播放设备 * 椅子		10
3. 环境准备	* 环境安静舒适，室内温度、采光适宜（团体心理治疗实验室）	* 室内保持空气流通，但不让风直接吹在身上，布置要干净整洁	5
实施			
1. 身心放松	* 教师（护士）依据心理护理计划，为学生（患者）选择播放曲目（参考附录） * 进入团体心理治疗实验室 * 学生（患者）以舒适的姿势坐下 * 教师（护士）指导学生（患者）身心放松 * 学生（患者）尽量调整情绪到平静状态	* 可以应用"放松训练"等方式指导学生（患者）身心放松。 * 情绪对音乐治疗的效果会有影响，因此学生（患者）要尽量将情绪调整到平静状态	30
2. 音乐治疗	* 教师（护士）播放曲目 * 学生（患者）聆听乐曲，感受音乐的旋律、节奏等 * 音乐播放结束	* 保持安静 * 避免外界干扰	20
3. 交流与分享	* 学生交流身体的感觉并分享心理体验		15
评价	* 学生掌握音乐欣赏治疗的程序 * 学生能够进入聆听状态（即聆听时注意力的集中程度） * 学生积极参与交流与分享 * 学生自身身心放松，情绪平静		10

【附录1】

音乐疗法原理及背景介绍

音乐疗法（music therapy）是运用音乐艺术手段所进行的心理、生理、社会性活动的治疗，也是一种康复、保健、教育活动。它的适用范围广泛，包括医疗性的音乐治疗、发展障碍儿童的音乐治疗以及身心康复的音乐治疗（徐光兴，2009）。

依据患者在治疗中的参与方式不同，音乐疗法可分为主动性音乐疗法、被动性音乐疗法和综合性音乐疗法。被动性音乐疗法又叫作音乐欣赏疗法，是音乐治疗中常用的一种方法，其原理是，让病人感受音乐，在欣赏音乐的过程中，通过音乐的旋律、节奏、和声等因素影响神经系统，发挥治疗作用。

世界各国音乐疗法多种多样，中国音乐康复领域里，深受"阴阳五行"理论的支配，传统音乐分为宫、商、角、徵、羽5种民族调式音乐，其特性与五脏相对应，直接或间接影响人的情绪和脏腑功能，可根据5种民族调式音乐的特性与五脏五行的关系及病人的不同心理状况来选定曲目。帮助人体恢复阴阳平衡，以达到康复身心的目的。（蔡光蓉等，2001；吴慎，2014）

【附录2】

吴慎《五音疗疾》曲目列表

吴慎在其著作《五音疗疾——中国传统音乐疗法理论与实践》中解读了《黄帝内经》五音通五脏，五音可以疗疾的传统理论。以下音乐理疗曲目选自吴慎的《五音疗疾——中国传统音乐疗法理论与实践》著作（附表1）。

附表1.　吴慎《理疗养生音乐》初阶理疗养生曲目

日期	理疗音乐	聆听时段	聆听时间	理疗经络
星期一	《木音》	晚间睡前	2 h 以上	梳理肝经与胆经
星期二	《火音》	晚间睡前	2 h 以上	梳理心经与小肠经
星期三	《土音》	晚间睡前	2 h 以上	梳理脾经与胃经
星期四	《金音》	晚间睡前	2 h 以上	梳理肺经与大肠经
星期五	《水音》	晚间睡前	2 h 以上	梳理肾经与膀胱经
星期六	《真情》	晚间睡前	2 h 以上	梳理心包经与三焦经
星期日	《天音》	晚间睡前	2 h 以上	梳理任脉与督脉

【附录3】

中国传统音乐理疗曲目列表

临床相关研究显示，音乐疗法对肿瘤患者的心理状况具有显著的干预效果。以下曲目内容选自蔡光蓉等"音乐疗法在肿瘤临床的应用"研究中（附表2）。

附表2. 中国传统音乐理疗曲目

音乐类型	身心关系	症状	曲目
宫调式	通于脾，五志中属思	多思多虑，多愁善感，纳差，消化不良	《月儿高》《春江花月夜》《平湖秋月》等
商调式	通于肺，五志中属悲	郁闷、悲痛	《黄河》《潇乡水云》《金蛇狂舞》《十五的月亮》等
角调式	通于肝，五志中属怒	肝气郁滞	《江南丝竹乐》《鹧鸪飞》《春风得意》等
徵调式	通于心，五志中属喜	情绪悲观	《吹打乐》《喜洋洋》《步步高》《解放军进行曲》等
羽调式	通于肾，五志中属恐	烦躁、失眠等	《月光奏明曲》《船歌》《梁祝》《二泉映月》《汉宫秋月》等

【附录4】

临床相关研究显示，音乐疗法可以缓解患者的焦虑、抑郁等消极情绪，以下音乐曲目内容选自姚慧梅等"音乐心理干预对溃疡性结肠炎患者焦虑抑郁的影响"研究中（附表3）。

附表3. 抑郁和焦虑的音乐心理干预曲目

心理类型	症状	曲目
抑郁	情绪低落、悲观	莫扎特的《第40号交响曲》、西贝柳斯的《忧郁圆舞曲》，后期用欢快曲目，如《百鸟朝凤》《步步高》等
焦虑	烦躁、紧张、恐慌、失眠	柴可夫斯基的《船歌》以及《汉宫秋月》《梁祝》等

项目五　心理干预实验——冥想训练

【实验目的】

1. 理解冥想治疗的基本原理，掌握"冥想"技术。
2. 通过学习"冥想训练"的心理干预技术，学生可以调控自己的身心及情绪。
3. 能够对患者进行心理干预，并应用于临床心理护理中。

【实验过程】

实验程序	实验内容	注意事项	分值
评估	* 身心健康水平		
计划			
1. 学生/教师准备	* 学生掌握冥想训练的相关理论 * 教师（护士）掌握冥想心理的治疗技术	* 教师（护士）要熟记冥想训练的指导语	10
2. 用物准备	* 轻音乐，播放设备 * 椅子 * 纸、笔		10
3. 环境准备	* 环境安静舒适，室内温度、采光适宜（团体心理治疗实验室）	* 室内保持空气流通，但不让风直接吹在身上，布置要干净、整洁	5
实施			
1. 演示冥想训练	* 进入团体心理治疗实验室 * 教师选取 2 名同学自愿参与冥想训练的演示过程，其中 1 人扮演"患者"，1 人扮演"观察者"，教师扮演"护士"角色 * "患者"、"护士"及"观察者"以舒适的姿势坐下。"患者"调整到最为舒适的坐姿状态 * "护士"对"患者"开始冥想训练（参考附录） * "观察者"仔细观察，记录问题 * 其余同学在旁侧观察、学习 * 冥想训练结束，随即播放轻音乐 2~3 min	* "患者"与"护士"座位角度约 90° * 避免外界干扰 * 学生保持安静	15
2. 提问、交流	* 学生进行提问、交流和分享，教师答疑		15

3. 体验冥想训练	* 学生调整到最为舒适的坐姿状态 * 教师指导学生练习冥想（参考附录） * 冥想训练结束，随即播放轻音乐 2~3 min	* 避免外界干扰 * 切记，学生要保持安静 * 教师指导时，语速相对要平缓些，声音要清晰	15
4. 交流与分享	* 学生交流并分享心灵体验		10
5. 分组练习	* 学生 3 人一组："护士"指导"患者"练习，"观察者"仔细观察，记录存在的问题，练习完毕后进行讨论，交流经验 * 3 人互换角色进行练习	* 如果时间不允许，可以课后练习	10
评价	* 掌握冥想训练的程序 * 学生能够进入冥想状态（即冥想时注意力的集中程度） * 学生自身身心放松，情绪平静 * 学生积极参与交流和分享 * 学生从冥想练习中学习调控情绪	* 冥想技术的掌握需要学生课后大量的实践练习	10

【附录1】

冥想训练原理及背景介绍

冥想是在人的内心世界开展工作，将人们拥有的一切汇聚到一起，通过感官、对自己的感受、呼吸和放松（约翰·贝曼，2013）。冥想起源于东方宗教文化，20 世纪 60 年代，冥想作为一种科学的研究进入到心理学领域当中。根据注意朝向的不同，国际上普遍将冥想分为正念式 (open monitoring) 和聚焦式 (focused attention) 两大类 (Cahn & Polich, 2006)。正念式冥想强调开放和接纳，要求冥想时以一种知晓、接受、不做任何判断的立场来体验自己在此过程中出现的一切想法和感受。聚焦式冥想则强调注意的集中，要求冥想过程中尽力将注意力放在感受呼吸、重复词语、想象图像等心智或感知活动上，而摈弃其余想法和感觉干扰 (Baer, 2003)。在很多冥想训练中，往往两种方式都融合在了其中。

临床研究报告显示，冥想训练有助于缓解和治疗慢性疼痛、术后疼痛、焦虑、抑郁、失眠、高血压和癌症等心身疾病。

【附录2】

呼吸、身体与放松

维吉尼亚·萨提亚（1916-1988）是著名的心理治疗师和家庭治疗师，是美国首席家庭治疗师之一。早在 20 世纪 80 年代以前，维吉尼亚·萨提亚就发展出了"冥想"练习，用来引导其工作坊的开始。以下"冥想"片段摘自于约翰·贝曼著作的《萨提亚冥想》。

冥想练习——与肢体亲密联结：

"现在，请闭上你那美丽的双眼，体会这个美妙的事实：为了闭眼，你需要做的就是保持这样的念头并向你的眼睑发出信息，于是它们就合上了。你能否想象自己与身体的其他部分也可以拥有同样亲密的联结关系？你不仅向它们发出信息，并且也听到了身体各部分向你诉说的话语？此刻，请询问你的眼睑它们对自己所处的位置感觉如何，并聆听它们的回答。

接下来，让自己与呼吸接触，并且关注这个奇迹。你可以毫不费力地吸进空气，而身体各个部分立刻奇妙地运作起来，从吸入的空气中各取所需。对此你什么也不必做，你只要允许气息进入并给予支持就行了，还有当它在体内运行时鼓舞它前进。你的身体无需任何帮助或指导就能够从中汲取成长所需的养分，你所要做的不过是允许空气进入身体。

此刻，带着这份允诺，与你的呼吸接触。当接触到呼吸时，你可以放开自己的感受，看看体内是否有需要关注的紧张之处。如果你发现有任何的紧张，请向它们说声感谢，谢谢它们让你知道了这份紧张。然后放松，让这些紧张力和能量随着呼出的气息一起排出体外。现在，让自己深深地进入内在，并给自己送上一个欣赏的讯号。"

——摘自《萨提亚冥想——与肢体亲密联结》

【附录3】

呼吸、情绪与放松

哈佛大学公开课——《幸福课》视频中应用了一些冥想练习片段，以下资料来源于哈佛大学《幸福课》的教学内容。

冥想练习：

"请闭上眼睛，转移注意的重心，将注意力从思想转移到呼吸上来。把气深吸入丹田，然后呼出，再深吸气，然后缓慢轻柔地呼出。安静地重复呼吸，如果你走神了，只需将注意力带到呼吸上来，深入缓慢地吸气。深入、缓慢、平稳、安静地呼气。

我们总是无暇赞美自己的呼吸、自己的精神、自己的存在、赞美事物之间的联系——联结着我们的身心，联结着我们的感情与思想，联结着我们的大脑与心灵……

继续深呼吸，在深呼吸的同时，将注意力的重心转移到你的情绪上来，此刻你的感觉怎样？将注意力集中到你的情绪上来，无论是什么情绪，无论你感觉到什么，让它自然地流淌在体内……感受自己的情绪，不管是好是坏。或许你现在有一种情绪，下一刻又有了别的情绪。这没关系，不管什么情绪，都接纳并感受它。允许自己做平凡的人，一切都没关系，呼吸就好。请继续注意并感受内心的情绪，无论是平静或是幸福，无论是思虑、疑惑、厌倦或是喜悦……

不管是什么情绪，继续把空气深吸入丹田，然后缓慢平稳地呼出。让你的情绪随呼吸一起流动。在你深呼吸的同时，想象着：你走出了教室（房间），伴随你感受到的情绪走进美丽的校园（庭院／花园／公园），你所有的情绪都是真实的，正常的，是人性的一部分。它们存在着，无所谓好与坏。当你行走于教学楼和树丛之间，你看见了自己的朋友和同学，继续让你的情绪自由而轻盈地流淌……

无论情绪是起伏或平静，你所做的是让自己成为人类，让自己的呼吸和情绪继续流动，自然流露。当你曾允许自己做一个平凡的人的时候，会怎么样？当你正在允许自己做一个平凡的人的时候，你的感觉如何？

请继续想象，生活变得如此轻松，如此简单，我们不试图与自己的人性抗争，我们接受它，我们接受自己。我们接受出现的所有情绪。

轻柔缓慢地呼气，安静地深呼吸几次，拥抱这份平稳和沉静，拥抱自己和自己的情绪。在下一次呼吸的时候，轻柔缓慢地呼气，然后睁开眼睛——你将会体验什么样的生活？如果真正允许自己做一个平凡的人，这是健康生活的支柱之一……"

（田间）

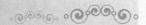

第五章 社会学

项目一 社会化

【实验目的】

1. 通过课前预习、讨论、分析和思考，对社会压力与健康行为的理论有更加深入的认识和了解。

2. 培养学生的综合分析能力、批判性思维能力及创新能力，将社会学理论运用到护理实践之中。

【实验过程】

实验程序	实验内容	实验要求	分值
实验准备			
1.按10～15人分实验小组	* 小组要选出组长，小组长对组员进行任务分配，包括收集资料、撰写预习提纲、讲义、讨论发言等	* 选出要讨论的主题，并围绕主题写出讨论发言稿	10
2.预习相关知识	重点预习： * 什么是社会化 * 社会化的主体是什么 * 社会化对人类的重要意义 * 性别的社会化 * 生命历程中的社会化	* 每小组上交本组的预习提纲	10
3. 对相关知识重点摘录、总结	推荐： *《俄罗斯儿童的社会化》 *《爸爸妈妈的电视形象》 *《互联网的一代》	* 将重点知识进行总结分析后写成讲义上交	20
实验步骤			
1. 讨论分析	讨论分析参考内容： * 社会学家如何评价佛洛伊德关于人格形成的精神分析理论 * 社会化怎样影响我们的情感 * 主要的社会化的主体是什么 * 我们成年后社会化就结束了吗 * 我们是社会化的囚徒吗 * 案例讨论 参考思考题： * 影响你最大的两种社会化主体是什么 * 你能指出它们对你的态度、信仰、价值观或者其他生活取向的影响吗	* 各小组可以任选3题，进行发言并参与讨论	20

	* 你将如何描述当今父母养育子女的实践 * 描述一下晚期病人通常经历的 5 个阶段，对这一过程的理解如何能帮助家庭对待深爱的人的死亡		
2. 论文撰写	* 根据实验主题题目自拟	* 严格按照论文格式书写。 * 题目自拟 * 论文在实验进行完 2 周后上交	30
评价	* 教师评阅：教师根据预习、讨论分析、论文等情况综合计分 * 查阅资料 * 总结分析 * 讨论思考		20

【附录】

老人发现女儿怀孕后惊呆了。自从女儿在两岁失聪以来，他的生活就没有轻松过。她不会说话，只会用手势比比划划。多年来，他已经习惯了这样。但是现在……一想到女儿怀孕，他就感到害怕。他知道没有人愿意娶她。邻居们将一直说三道四。无论他走到哪里，总能听到有人在背后嘀嘀咕咕。要是他的妻子还在人世，可能会有更好的办法。可是他现在应该怎么办？他不可能将女儿踢出门外置之不理。

孩子出生以后，老人动摇了，但是那种羞耻感还没有消失。伊莎贝尔是个很好听的名字，但是每次看到孩子他就会痛苦。

尽管他很不愿意这样，但是没有办法，他的女儿和这个小婴儿将不得不住在阁楼上。很不幸，这是个真实的故事。1938 年，在俄亥俄州发现了 6 岁半的伊莎贝尔，她和她的妈妈住在一个黑暗的房间里。她不会讲话，只会用手势和妈妈交流。长期的营养不良和缺乏阳光使她得了佝偻病。她的腿弯曲着，根本站不直，她走路的时候拖着腿。对陌生人（尤其是男人）几乎就像动物那样表现出明显的恐惧和敌意，她不会说话，只会发出嘶哑的叫声。

【实验分析和总结】

我们人类通过接触和沟通，学会了如何成为一名社会成员，我们这种学习社会行为方式的过程就是社会化。社会化对我们人类的发展具有重要的意义。通过与他人的互动，我们学会了如何思考、推理和感受，其结果是塑造了我们的行为（包括思维和情感），使之符合文化标准。

项目二　病人角色

【实验目的】

1. 通过对病人角色相关理论的综合实验研究，深刻理解疾病与社会之间的关系。
2. 掌握病人与其生活于其中的社会系统的关系。

【实验过程】

实验过程	实验内容	实验要求	分值
实验准备			
1. 预习相关知识	预习： * 社会角色是什么 * 在社会学中对病人角色的定义 * 社会学家塔尔科特·帕森斯与佛力德森的生平 * 塔尔科特·帕森斯病人角色概念的具体内容 * 医生角色与病人角色之间的关系 * 佛力德森的标签理论	* 每个同学都要写出预习笔记	10
2. 对相关的知识重点摘录、总结	* 塔尔科特·帕森斯的选集 * 塔尔科特·帕森斯的经典社会学理论	* 每个小组上交本组的预习提纲	10
3. 按照 10~15 人分实验小组	* 小组要选出组长，小组对组员进行任务分配。包括收集资料、撰写预习提纲、讲义、讨论发言等	* 选出要讨论的主题，并围绕主题写出讨论发言稿	10
实验过程			
1. 讨论分析	讨论： * 塔尔科特·帕森斯病人角色概念的批评 * 佛力德森的标签理论	* 各小组可以任选 3 题，进行发言并参与讨论	20
2. 论文撰写	根据实验主题题目自拟	* 严格按照论文格式书写 * 题目自拟 * 论文在实验进行完 2 周后上交	30
评价	* 教师评阅 * 查阅资料 * 总结分析 * 讨论思考 * 论文撰写	* 教师根据预习、讨论分析、论文等情况综合计分	20

【附录】

重症监护病房里的病人角色

大卫·里尔是一个医学社会学家，因为患了严重的肺炎而被收入到重症监护病房。他在某一天早晨醒来，非常虚弱，他说他不能进行清晰的思考。在发热，打寒战，并且呼吸困难。两天以后，他被一家医院收治。里尔评论说："作为一个医学社会学家，患病为我提供了一个宝贵的机会，以亲身经历的方式进行我的终身事业。"数天以前，在课堂上，他曾经批评过帕森斯的病人角色理论，认为帕森斯对医生的观点过于武断，太轻易地假设患者会信任医生，而且对患者的愿景和能力关注不足，如挑战医生、和医生谈判、主动合作以及回避医生等。帕森斯的医患关系模型关系似乎反映的是20世纪50年代的现实，而不是21世纪的现实。

里尔差一点死掉。实际上，他说他可以感受到生命正在溜走。随着病情越来越严重，他也越来越虚弱，他必须使用呼吸机。这时，他思考了死亡（他对自己说："我从来没有这样做过"），并发现这对他似乎并不是那么困难。他可以放松自己，并让生命离去。不过他想到了自己的家庭，并告诉自己，他会活下来的。他所能做的就是躺在那里继续呼吸，并且依赖医护人员把他从这种状态中救出来。里尔活了下来。对病人角色概念，他的看法更加深刻了。他发现，正像帕森斯所主张的那样，他必须信任他的医生。那时，他对治疗愿景是不重要的，挑战和谈判就更谈不上，他完全被医生掌握在手中，努力和医生合作，以便使病情好转。

【实验分析和总结】

迄今为止，人们发展了两个主要的理论来解释疾病和社会之间的关系。到目前为止，帕森斯的病人角色概念对社会学的理论框架影响最大，佛力德森的标签理论也代表了一个重要的理论贡献。虽然帕森斯的病人角色概念为理解患病行为提供了一个有用的框架，它并不是普遍适用的。因为：①它不能解释患病行为的各种变异；②它不适用于慢性病；③它不能涵盖影响医患关系的各种情境和情况；④它不能解释底层阶级患者的行为。即使我们已经认识到了帕森斯病人角色理论的局限性，我们仍然把它作为一个理想型来使用。佛力德森提出的标签理论为患病行为的问题面向和疾病的社会意义，提供了一个有益的理论取向。不过，结合标签理论的、完善的病人角色理论仍待开发。目前，在社会学的患病行为研究中，这一观点包含了最佳的理论成果。

项目三　社会压力与健康行为研究

【实验目的】

1. 通过课前预习、讨论、分析与思考，对社会压力与健康行为的理论有更加深入的认识和了解。

2. 进一步培养学生的综合分析能力、批判性思维能力及创新能力，将社会学理论运用到医护实践之中。

【实验过程】

实验程序	实验内容	实验要求	分值
实验准备			
1. 按照 10～15 人分实验小组	* 小组要选出组长 * 小组对组员进行任务分配，包括收集资料、撰写预习提纲、讲义、讨论发言等	* 选出要讨论的主题，并围绕主题写出讨论发言稿	10
2. 预习相关知识	* 预习相关内容，包括社会压力与健康、健康行为与生活方式、患病行为 * 搜索相关网站，相关文献资料	重点预习： * 健康的生活方式 * 马克思·韦伯及他的生活方式构成因素理论 * 社会人口学变量——年龄、性别、民族、社会经济地位等 * 萨奇曼的患病经验过程	10
3. 重点知识摘录、总结并制作成讲义	* 将所参阅的有关社会压力与健康行为的相关知识进行总结，撰写讲义	* 内容清晰，有条理	10
实验步骤			
1. 讨论分析	讨论分析参考内容： * 社会压力源主要来自哪里？对健康产生怎样的影响 * 生活方式与地位群体之间的关系 * 关于健康生活方式的理论 健康信念模型的阐释： * 社会人口学变量与医疗服务求助者行为之间的关系 * 各社会阶级接受医生服务的未来模型 * 对疾病症状的认知和应对	* 各小组可以任选 3 题，进行发言并参与讨论	20

2.论文撰写	* 社会紧张与健康行为研究	* 严格按照论文格式书写 * 题目自拟 * 论文在实验进行完 2 周后上交	30
评价	* 教师评阅 * 查阅资料 * 总结分析 * 论文书写	* 教师根据预习、讨论分析、论文等情况综合计分	20

【附录1】

压力、年龄与信用卡债务

高信用卡债务是否会导致焦虑？帕特里西娅·德雷提亚在俄亥俄州的一项全州调查中研究了这一情况。她发现，情况随年龄而改变，因为和老年人相比，年轻人更可能被高信用卡债务所困扰。情况之所以如此，一个重要的原因就是收入。年轻人往往收入较少，而且德雷提亚发现，当债务与收入比例最高的时候，他们的焦虑会相应加重。当一个人已经拖欠债务时，情况更是如此。德雷提亚解释说，美国的年轻人在空前的物质增长中长大成人，这促进了消费主义文化的形成。对他们来说，当下购买商品和服务而后延后付款是很常见的做法。而且，债务焦虑更典型地发生在年轻的成年人身上，部分是因为他们正在经历工作转型和家庭转型——经济困难使这种情况更加艰难。相应地，年轻成人阶段的焦虑可能和所发生的债务的数量有关。德雷提亚的研究有助于我们理解压力、年龄和信用卡债务之间的关系。

【附录2】

生活事件及其加权分值

生活事件	加权分值
配偶死亡	100
离婚	73
分居	65
监禁	63
亲密家人死亡	63
个人受伤或者疾病	53
结婚	50
被解雇	47
夫妻关系缓和	45
退休	45

家人健康状况变化	44
怀孕	40
性生活困难	39
增加新家庭成员	39
财务状况改变	38
亲密朋友死亡	37
工作变动	36
和配偶争吵频率的变化	35
按揭或者为大宗购物负债	31
丧失按揭抵押赎回权	30
工作责任变化	29
儿子或女儿离家	29
姻亲关系出现问题	29
出色的个人成就	28
妻子开始或停止工作	26
开始或者结束学业	26
生活习惯改变	24
和上司关系出现问题	23
工作时间的改变	20
住处改变	20
转学	20
消遣方式改变	19
社会生活改变	18
小件购物负债	17
睡眠习惯改变	16
生活在一起的家庭人数的变化	15
饮食习惯的改变	15
度假	13
轻微违法行为	11

霍尔姆斯和拉赫的社会再适应测定量表（上表）列举了各种社会事件，这些社会事件对平常人的生活扰乱程度各有不同。它是通过下述方法构建起来的：让几百位具有不同生活背景的人对特定生活经历所需要的相对适应程度进行排序。配偶死亡排序最高，其相对压力值是 100；结婚的排序是第 7，压力值是 50；以此类推。霍尔姆斯和拉赫把每一个压力值称为"生活改变单位"。他们提出随着生活改变单位总值的上升，罹患严重疾病的概率就会上升，

特别是在一个人短时间里积累了过多的生活改变单位时。

【实验分析和总结】

压力研究是一项复杂的研究成果。然而这一研究对社会科学和医学科学的潜在贡献是巨大的。正像豪斯指出的那样，压力研究为我们认识一种社会现象提供了很多机会，这一现象不仅对理解疾病过程意义深远，而且也对理解更广泛的人类行为意义深远，如自杀、越轨、社会运动、家庭暴力、虐待儿童、精神健康，以及其他很多重要的社会问题。

（张弘强）

第六章　职业生涯

项目一　职业兴趣探索

【实验目的】

　　兴趣是影响人们工作满意度、职业稳定性和职业成就感的重要因素，同时也是对职业进行分类的重要基础。因此，兴趣是生涯规划中进行自我探索的一个重要方面。本实验就是帮助学生进行兴趣的探索和分类。

【实验过程】

实验程序	实验内容	实验要求	分值
实验准备			
1. 活动资料	* 准备大白纸、画笔		10
2. 活动空间	* 将活动空间分为 6 个供在岛屿选择中使用		
3. 理论准备	* 了解霍兰德的兴趣类型理论 * 霍兰德代码 * 职业环境类型	* 重点掌握霍兰德职业兴趣类型	10
实验步骤			
1. 岛屿的选择	* 教师进入实验情境并进行介绍，详细内容参见附录	* 要求是必须在这个岛上待满至少半年的时间，请不要考虑其他因素，仅凭自己的兴趣按 1、2、3 的顺序挑出你最想前往的 3 个岛屿	10
2. 归类	* 按照第一选择，选择同一岛屿的人归为一个小组，进入同一区域		10
3. 交流讨论	同一岛屿的人交流： * 自己为什么选择这个岛屿，大家有什么兴趣爱好并归纳为关键词 * 根据大家的交流给自己的小组命名并选取一个标志物，在大白纸上制作一张本小组的宣传图 * 每个小组请一位代表用 2 min 时间展示自己小组的图，并在全班分享自己小组成员共同的特点	* 每人将自己的兴趣爱好归纳为一个关键词，然后写在纸上，大家互相对照，找出共同之处	30

4. 职业兴趣探索	* 根据自己所选择的岛屿得出自己最感兴趣的 3 个类型，也就是每个人的霍兰德代码，并对 6 种基本类型的基本特征有所了解	* 每个同学都要做附录 2 兴趣探索练习	10
评价	团队合作		20

【附录1】

我的岛屿计划

恭喜你！获得了一次免费度假游的机会，有机会去下列 6 个岛屿中的一个。

岛屿 R：自然原始的岛屿。岛上保留有原始森林，自然生态保持得很好，有各种各样的野生动物。岛上居民生活状态还相当原始，他们以手工见长，自己种植花果蔬菜、修缮房屋、打造器物、制作工具，喜欢户外运动。

岛屿 I：深思冥想的岛屿。岛上人迹较少，建筑物多僻一隅，平畴绿野，适合夜观星象。岛上有多处天文馆、科技博物馆以及科学图书馆等。岛上居民喜好观察、学习、探究、分析，崇尚和追求真知，常有机会和来自各地的哲学家、科学家、心理学家等交换心得。

岛屿 A：美丽浪漫的岛屿。岛上充满了美术馆、音乐厅、街头雕塑和街边艺人，弥漫着浓厚的艺术文化气息。当地的居民很有艺术、创新和直觉能力，他们保留了传统的舞蹈、音乐与绘画，许多文艺界的朋友都喜欢来这里寻找灵感。

岛屿 S：友善亲切的岛屿。岛上居民个性温和、十分友善、乐于助人，社区均自成一个个密切互动的服务网络，人们重视互相合作，重视教育、关怀他人，充满人文气息。

岛屿 E：显赫富庶的岛屿。岛上居民善于企业经营和贸易，能言善道，以口才见长。岛上的经济高度发展，处处是高级饭店、俱乐部、高尔夫球场。来往者多是企业家、经理人、政治家、律师等，曾数次在这里召开财富论坛和其他行业峰会。

岛屿 C：现代、井然的岛屿。岛上建筑十分现代化，是进步的都市形态，以完善的户政管理、地政管理、金融管理见长。岛民个性冷静保守，处事有条不紊，善于组织规划，细心高效。

【附录 2 】

兴趣探索练习

请具体详细地回答下列问题。这个练习是帮助你回忆并梳理日常生活中有关个人兴趣的一些代表性事件、增进自我觉察，因此仔细思考和讲述的过程非常重要。

（1）我的白日梦：请列举出 3 种你非常感兴趣的职业。这些工作中的哪些特征吸引着你。

（2）请回忆 3 个从事某事件时令你感到快乐（满足）的经历。请详细地描述这 3 个画面，是什么令你感到如此快乐（满足）？

（3）你最喜欢看哪种杂志？这些杂志中的哪些部分吸引着你？或者，如果你到书店看书，你通常会停留在哪类书架前？

（4）除了单纯的娱乐放松以外，你最喜欢看哪类电视节目？节目中是什么吸引着你？

（5）你喜欢浏览哪类网站？你喜欢看网站的哪部分内容？它们属于哪个专业？

（6）你最喜欢的科目是什么？为什么喜欢它们？

（7）我们生活中都有过某些时刻，因为全身心地关注于某件事情而忘记了时间。什么样的事会让你如此专注？

（8）你的答案有什么共同点吗？是否可以归纳为什么主题或者关键词？这些主题或关键词可能和霍兰德的哪些类型相对应？你如何能够让这样的主题在你今后的生活中得到充分的彰显？

【实验分析和总结】

大量的研究表明，兴趣和工作满意度、职业稳定性和职业成就感之间存在着明显的关联。因此，生涯辅导界普遍将兴趣作为自我探索的一个重要方面，并研制出多种量表来测量人们的职业兴趣。我们所做的这个职业兴趣探索只是兴趣探索的一个方法，只能作为一个初步判断。因为霍兰德的兴趣类型理论比较复杂，初学者对霍兰德类型的掌握不深入，再加上社会期望和缺乏自我认识等原因，个人不易准确判断自己的职业兴趣类型，因此还需要通过职业兴趣测试来加以确认。

项目二　职业价值观探索

【实验目的】

1. 个人价值观会深刻影响到我们的生活和职业发展。通过此项实验帮助学生对自己的价值观进行探索。

2. 帮助学生对自己所探索出的初步的价值观进行进一步的澄清，同时使学生理解价值观对自我的生活、工作和学习的重要性。

【实验过程】

实验过程	实验内容	实验要求	分值
实验准备			
1.实验资料	* 50 项重要而常见的价值观卡片（扑克牌大小）	* 可以参照附录	10
2.实验工具	纸和笔		
实验步骤			

1. 使用职业价值观分类卡	* 使用职业价值观分类卡作参考，根据自己的感觉快速将价值观卡片按"总是重视""常常重视""有时重视""很少重视""从不重视"进行分类 * 将每个栏目中的卡片排序，将你感觉最强烈的价值观卡片放在顶端，其他依次按重要的顺序排列 * 思考你此前的职业决策和你的重要价值观，注意你的价值观是支持、否定、刚好匹配，还是与你的职业抉择完全无关，写下你的思考： ①我根据分类卡所挑选出的重要价值观 ②我根据分类卡所挑选出的不重要的价值观 ③我根据分类卡挑选出的居中的价值观	* 在"总是重视"中不能超过8张卡片；要根据自己的感觉进行分类，而不要管你认为别人会怎么说或他们希望你怎么选择，因为需要明确的是什么对你最为重要	20
2. 价值观市场	* 参照价值观列表，挑选出其中5种对你来说最重要的价值观，分别写在5张小纸条上。如果你认为重要的价值观在表中没有列出，也可以另写 * 给每一条对你来说很重要的价值观下定义，并在纸上写下来，即：要达到什么样的水平你才能满意 * 如果你不得不放弃其中的一条，你会放弃那一条？将写有你准备放弃的价值观的纸条与他人交换 * 保留刚才别人给你的纸条，放在一边。现在，如果你不得不继续放弃剩下4条中的1条，你会放弃哪一条？再次与另一个人交换 * 继续下去，直到最后一条。这是否是你无论如何也不愿意放弃的 * 讨论： ①通过这个活动，你对于自己的价值观有什么样的了解和想法 ②你的价值观会对你的职业选择和人生产生什么样的影响	* 价值观列表附后 * 教师可以配以轻音乐 * 个人对同一种价值观的定义可能并不相同，例如，对于物质保障的理解，有的人可能认为是月薪3000元以上，也有人可以接受2000元月薪的工作，但一定要有医疗保险	25
3. 讨论分析	* 通过这个活动，你对于自己的价值观有什么样的了解和想法 * 你的价值观会对你的职业选择和人生产生什么样的影响		20

4. 真实价值观澄清	* 请回想一下过去一两个月内你做出的 10 个相对重要的决定。例如，你是如何运用自己的时间、精力和金钱的？你希望如何运用它们，而实际上又把它们花在了什么方面？你和什么样的人相处？你做了什么样的事情？在一些举棋不定的事情上，你最终做出了什么样的选择 * 当你回顾这些决定时，其中是否浮现出来什么模式？这样的生活形态是你想要的吗？比较一下你在自我探索活动和价值观测评中所得出的价值观，与你在实际做决定时所选择的，是否有什么不同。如果这两者之间有差异，思考一下，你是否需要调整自己的选择，以求更符合自己所宣称的价值观呢，还是说那些反映在你行动中的价值观取向其实才是你真正相信的	* 教师播放音乐，学生闭眼冥想	15
评价	* 实验的合作性 * 参与性 * 逻辑思维性		10

【附录】

价值观列表

人际关系 / 归属感，团队合作，物质保障 / 高收入，稳定、安全、创造性，多样性和变化性，新鲜感，自由独立，被认可，受尊重，能帮助他人，能发挥自己的才能，成就感，成功，名誉，地位，有意义，有学习 / 发展 / 成长的机会，权利 / 领导或影响他人，有益于社会，挑战性，冒险性，竞争，符合自己的道德观，工作环境，工作地点，工作与生活的平衡，健康，家庭，朋友，亲情，亲密关系，爱，信仰，幸福，为社会服务，和谐，平等。

【实验分析和总结】

每个人都有自己独特的价值观，而且不论喜欢与否，生活中重要他人（如父母、同学、家长等）的价值观也常常会对我们产生影响。重要的不是去评判这些价值观的对错，而是去考量它们给自己的生活和职业发展所带来的影响，并适时做出调整。同时也需要认识到，很少有工作能够完全满足一个人所有的重要价值观。因此，我们需要不断地做出妥协和放弃。这是不可避免的、也是必要的。只有对自己的价值观进行澄清和排序，才能知道如何取舍。在价值观探索活动中，可能有人会发现价值的取舍和排序是一个艰难的过程，甚至做完了这个活动仍然不知道自己真正想要的是什么。例如在价值观市场活动中，可能会有人发现留下来的最后一条价值观也不见得是自己真正重要的。出现这样的情况是正常的，因为大学生还处在建立和形成个人价值观的生涯探索期，有一些混乱是必然的。重要的是对自己的职业和生活进行不断地思考和探索。价值观的澄清本身也不是一劳永逸的过程。因此，有必要进行进一步的探索，并在今后的生活中不断反思。

项目三　职业探访

【实验目的】

1. 学生通过走进医院与社区对护士进行采访和交流来获得对护士职业和职业活动的了解。

2. 增强学生对护士职业的了解以及护士所应具备的职业能力、职业价值观的认识。

【实验过程】

实验程序	实验内容	实验要求	分值
实验准备			
1. 分采访小组	* 每3~5人为一小组		5
2. 准备采访工具	* 录音笔、照相机、笔、笔记本等	* 小组成员分工合作	5
实验步骤			
1. 预约采访对象	* 撰写知情同意书 * 与采访单位沟通，预约采访时间和采访地点 * 将知情同意书交与相关采访人员并进行说明	* 采访对象应是我们称为生涯人物的人，在工作岗位上至少工作了3~5年甚至更长的时间 * 至少访谈两人以上，如可以选择成绩卓著和默默无闻者 * 不要担心，大多数有多年工作经验的人是愿意帮助学生认识该工作特点的	10
2. 编写采访提纲	* 根据采访时间的长短编写合适的采访提纲		10
3. 写一篇自我介绍	* 你的职业兴趣和目标 * 对需要提出问题的准备		10
实施			

1. 现场采访	* 要把握采访对象的谈话时间，并适当引导 * 录音之前应征得采访对象的同意 * 注意采访内容的记录，包括表情和语气	* 不要忘记感谢接受访谈的生涯人物，最好在访谈结束当天发一份电子邮件或短信表示谢意	10
2. 资料整理	* 将录音资料与笔录进行综合整理	* 资料整理最好当天完成	10
3. 采访报告的书写	* 根据采访资料撰写采访报告	* 采访报告应符合报告形式，内容详实，思路清晰	15
4. 采访报告汇报	* 制作成PPT，以小组形式向全班汇报	* PPT要有图片与视频，使学生可以更加清晰地了解职业探访的内容	15
5. 小组讨论	* 通过采访对护士这个职业怎么看 * 护士需要什么样的职业能力 * 护士这个职业你喜欢吗？为什么 * 护士工作的主要内容是什么	* 小组代表要组织小组发言并进行记录	10
评价	* 沟通交流 * 资料整理 * 分析总结 * 演说汇报 * 讨论交流		10

【附录】
供参考的采访问题

* 在这个工作岗位上，你每天都做些什么？
* 你是如何找到这份工作的？
* 你是如何看待护理工作将来的变化趋势的？
* 本职业需要什么样的人？
* 在护理领域工作所具备的基本前提是什么？
* 就你的工作而言，你最喜欢什么？最不喜欢什么？
* 这个领域的初级职称与更高一级职称的薪水大约是多少？
* 工作中采取行动和解决问题的自由度如何？
* 这个领域有发展机会吗？
* 这个工作的哪部分让你最满意，哪部分最具有挑战性？
* 什么样的个人品质或能力对本工作的成功来讲是最重要的？

＊ 你在护理工作中遇到了什么问题？
＊ 对于一个准备进入护理工作的人，你愿意提出特别的建议吗？
＊ 本工作需要特别的知识、技能和经验吗？
＊ 护理工作需要什么样的教育或培训背景？
＊ 还有哪些方法能够帮助我深入了解护理工作？

【实验分析和总结】

　　工作世界是一个人实现其生涯理想的外部平台。如何能更好地利用这个外部平台，帮助个人实现理想，是职业生涯中很重要的一部分。探访工作世界的方法很多，职业探访是其中一种。由于我们大部分同学的职业方向是已经基本确定的，因此职业探访是我们探索工作世界比较好的一种方法。

（张弘强）

第七章　护理文献检索

项目一　图书馆资源的利用

【实验目的】

1. 了解图书馆的基本情况、馆藏分布情况以及如何使用图书馆，对学生进行讲解并进行实践，从而提高学生对图书馆馆藏纸质文献的认知度和利用率。

2. 使学生掌握单一图书馆 OPAC 系统和 CALIS 联合目录公共检索系统的功能和使用方法。

【实验条件】

图书馆、阅览室、书库、计算机

【实验过程】

一、图书馆：图书排架

实验程序	实验内容	注意事项	分值
1.实验准备	图书馆、书库		10
2.实验步骤	* 进入图书馆书库 * 快速在本馆书架上找到图书 * 分类、作者 * 索书号	* 国内图书馆的图书大多是按照索书号排架的，由分类号和书次号组成（图 2-7-1）	50
3.记录	* 对检索到的图书文献浏览或备份		20
4.评价	* 进入途径 * 图书文献的呈现：比较顺利进入并取得图书文献资料		20

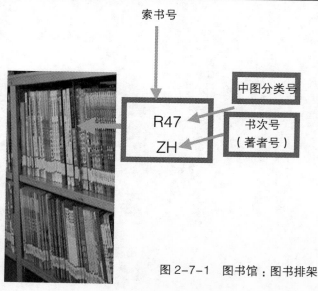

图 2-7-1　图书馆：图书排架

二、图书馆：期刊排架

实验程序	实验内容	注意事项文献检索	分值
1.实验准备	图书馆、阅览室		10
2.实验步骤	* 进入图书馆阅览室 * 应根据各馆不同的期刊排架方式进行实习 * 快速在本馆书架和展示架上找到期刊	* 目前国内各图书馆期刊排架方式没有统一的标准。常见的有：按期刊名称排架、按期刊分类排架、按期刊固定号排架（图2-7-2）。因此，要根据各馆不同的情况进行实习。 * 了解各阅览室的现刊和过刊的馆藏情况	50
3.记录	* 对检索到的期刊文献浏览或备份		20
4.评价	* 进入途径 * 期刊文献的呈现		20

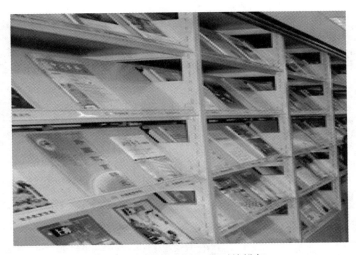

图 2-7-2　图书馆：现刊的排架

三、图书馆：OPAC 系统查询

实验程序	实验内容	注意事项	分值
1.实验准备	图书馆 计算机		10
2.实验步骤	* 进入图书馆 OPAC 系统查询界面 * 应根据各馆不同的 OPAC 系统查询进行实习 具体内容： * 检索途径：题名（书名或刊名）、责任者（著者、编者、译者等）、分类号、主题词、标准编码（如图书的 ISBN 号、期刊的 ISSN 号）等		

	* 检索模式：基本检索、高级检索 * 检索步骤：①选择检索入口；②选择匹配方式；③在检索输入框中输入检索词，单击检索钮；④点击检索结果中的某条记录，查看详细内容；⑤开始一个新的检索，或在结果当中进行再次检索 * 匹配方式：精确匹配、模糊匹配、前方匹配、后方匹配 * 结果显示：简单信息、详细信息、MARC 格式等	* 这是一种通过联机书目检索实现图书馆书目信息资源共享的现代化检索系统。查询印刷型文献馆藏信息是 OPAC 系统最基本的功能，不同的 OPAC 系统提供的检索途径和检索方式不尽相同，一般分为简单检索和高级检索两种方式。一般常用的是金盘和汇文两大系统（图 2-7-3），应以图书馆所用系统进行检索实习	50
3. 记录	* 对馆藏文献进行了解或备份		20
4. 评价	* 进入途径 * 馆藏文献检索结果的呈现		20

（a）

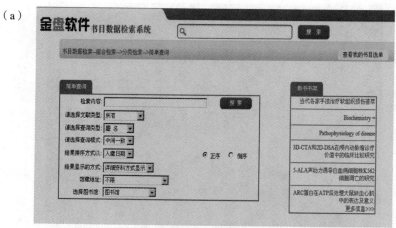

（b）

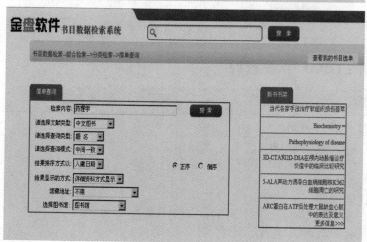

图 2-7-3　金盘系统

四、图书馆：CALIS 联合目录公共检索系统

实验程序	实验内容	注意事项	分值
1.实验准备	图书馆、计算机		
2.实验步骤	* 进入图书馆 CALIS 联合目录公共检索系统界面 操作步骤（图 2-7-4）： * 简单检索：全面检索、题名、责任者、主题、分类号、所有标准号码、ISBN、ISSN * 高级检索：全面检索、题名、责任者、责任者模糊、主题、出版者、出版地、期刊题名、丛编题名、统一题名、个人责任者、团体责任者、会议名称、分类号、所有标准号码、ISBN、ISSN、ISRC、记录控制号	* 对该系统的实习是在检索结果中选择要查询的文献题名，可以查看详细的书目信息及馆藏信息，根据馆藏信息可选择方便的图书馆，通过馆际互借来获取所需的文献	
3.记录	* 学生对其他图书馆馆藏文献进一步了解，对检索到的所需专业文献进行备份		
4.评价	* 进入途径 * 进行馆际互借 * 馆际互借文献数据的呈现		

（a）

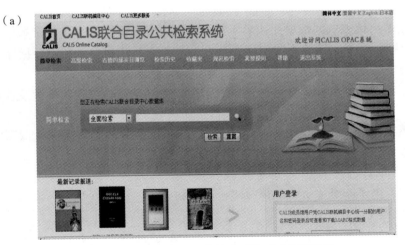

图2-7-4　CALIS 联合目录公共检索系统。(a)简单检索

（b）

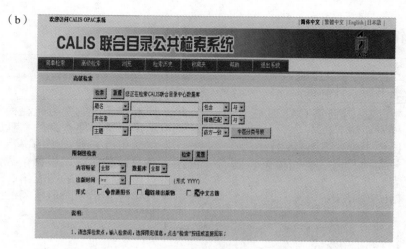

图2-7-4　CALIS联合目录公共检索系统。（b）高级检索

【实践考试对接】

　　通过学生对图书馆纸质文献的了解，在馆藏文献中查找与护理专业相关的图书，阅读后，交一份阅读笔记和心得。

项目二　中文数据库文献资源的利用

【实验目的】

　　1.根据图书馆现有的数据库让学生在计算机上实际操作，进一步了解中国生物医学文献数据库（CBM）、中国知网（CNKI）、万方、维普以及超星电子图书数据库等几大主流数据库的特点及特殊功能的应用。

　　2.运用前期所学的检索方法，使学生掌握初级检索方法、二次检索及检索结果题录的选择、输出以及全文下载方法。

　　3.熟悉期刊导航和整刊检索，同时能应用全文数据库进行护理专业课题资料的查找，并完成检索报告。

【实验条件】

　　图书馆、电子阅览室、多媒体教室、计算机

【实验过程】

一、中国生物医学文献数据库（CBM）

实验程序	实验内容	注意事项	分值
1.实验准备	图书馆、电子阅览室、多媒体教室、计算机		10
2.实验步骤	* 用计算机进入图书馆中国生物医学文献数据库（CBM）主页 * 应根据前期所学的文献检索方法进行实际操作 具体内容（图2-7-5）： * 基本检索：①字段检索；②逻辑运算方法；③著者检索；④主题词检索；⑤限定检索 * 主题检索 * 分类检索 * 期刊检索 * 作者检索 * 浏览器与阅读器的下载（PDF和CAJViewer全文浏览器） * 检索结果的处理：①显示检索结果；②保存检索结果；③打印检索结果	* 中国生物医学文献数据库（CBM）学科覆盖范围涉及基础医学、临床医学、预防医学、药学、口腔医学、中医学及中药学等生物医学各个领域。数据库建库早、收录面广，是目前国内查找中文生物医学文献的首选数据库。学生要熟练掌握CBM的检索方法，应用该数据库查找所需资料，培养自己主动检索信息的意识，提高文献的查全率、查准率	50
3.记录	* 对检索到的护理专业文献进行浏览或备份		20
4.评价	* 进入途径 * 能够熟练掌握不同的检索方法 * 检索数据和结果准确		20

（a）

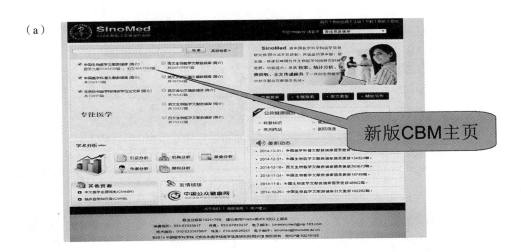

图2-7-5　中国生物医学文献数据库（CBM）

（b）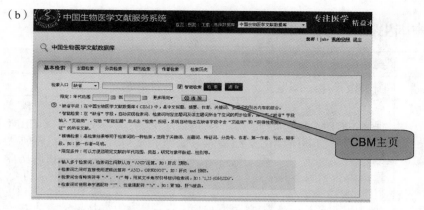

（c）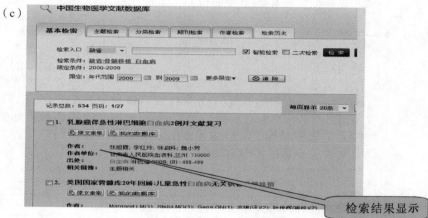

（d）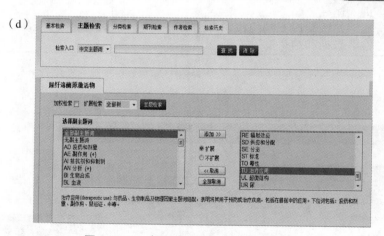

图 2-7-5　中国生物医学文献数据库（CBM）

【实践考试对接】

　　利用相关的检索方法提高文献的查全率、查准率，让学生对护理专业的文献有一个全面的了解，并对相关文献进行简单的文献计量分析。例如：骨髓移植白血病患者的心理康复、老年大面积烧伤患者手术截肢后的护理等。

二、中国知网（CNKI）

实验程序	实验内容	注意事项 文献检索	分值
1.实验准备	* 图书馆、电子阅览室、多媒体教室、计算机		10
2.实验步骤	* 用计算机进入图书馆中国知网（CNKI）主页 * 应根据前期所学的文献检索方法进行实际操作。具体内容（图 2-7-6）： * 初级检索：初级检索为用户提供了最大范围的选择空间，除字段限定检索、二次检索外，还提供多种检索辅助控制（词频控制、检索扩展控制及其他控制功能）。 * 高级检索：高级检索提供多个检索词、检索项目的逻辑组合（有"并且""或者""不包含"3 种，其逻辑关系的优先级相同，即按先后顺序进行组合）检索，可将某些在初级检索中需要通过二次检索完成的操作一次完成。在数据库检索区，点击逻辑选项"＋"增加一检索行（最多可增加 4 行检索行），点击逻辑选项"－"则减少一检索行。检索时，根据检索课题要求在检索项选择检索字段，在检索框内输入检索词，确定词频、是否扩展，并选择检索词之间的运算方式，以及确定选择检索年限与期刊的范围、排序方式和每页显示记录的条数、学科专题范围等，然后点击"检索"按钮，即可得到检索结果 * 专业检索：专业检索为用户提供一个按照自己需求来组合逻辑表达式以便进行更精确检索的功能入口，按照专业检索给出的检索规则说明，在检索条件框中填写检索表达式，再做其他检索条件限定后即可进行检索 * 期刊导航：中国期刊全文数据库镜像站期刊导航除提供刊名检索外，还提供按拼音刊名导航、学科专辑目录导航进行浏览期刊文献。中国知网——中国期刊全文数据库检索界面的期刊导航，除提供刊名首字母导航、刊名（ISSN、CN）检索外，还提供多种其他导航方式：专辑导航——按期刊知识专辑进行分类；数据库刊源——被国内外著名数据库收录的期刊情况；刊期——按出版周期分类；地区——按期刊出版地分类；主办单位——按期刊主办单位分类；发行系统——按期刊发行方式分类；期刊荣誉榜——按期刊获奖情况分类；世纪期刊——回溯 1994 年之前出版的期刊；核心期刊——将中国期刊全文数据库收录的 2004 年被评为"中文核心期刊"的期刊，按核心期刊表进行分类排序。用户可根据需要选择不同的导航方式浏览期刊文献 * 检索结果处理：显示和结果输出 * 全文下载及阅读（CAJ 和 PDF 浏览器的下载）	* 中国知网（CNKI）内容涵盖了我国自然科学、工程技术、人文与社会科学期刊、博硕士论文、报纸、图书、会议论文等公共知识信息资源。实践的主要目的是使学生提高对专业数据库的检索能力，增强发现问题、解决问题的主动检索意识。因此，在实践过程中应掌握初级检索方法、二次检索及检索结果题录的选择、输出，掌握全文下载方法。重点掌握高级检索中选择检索项，多个检索项逻辑组配的方法；熟悉通过期刊的导航对整刊检索	60

3. 记录	* 应用全文数据库检索专业文献，并做出检索报告		10
4. 评价	* 进入途径 * 能够熟练掌握不同的检索方法 * 检索数据和结果准确，以检索报告的形式进行评价		20

（a）
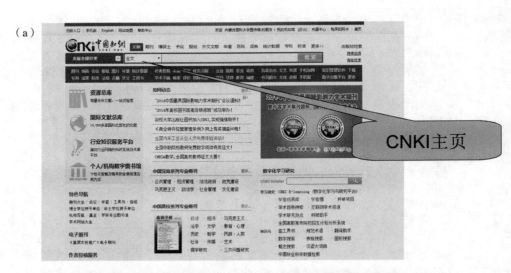

（b）
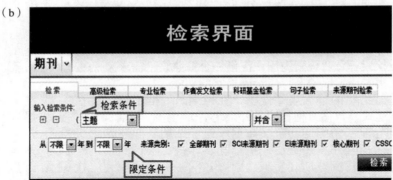

（c）

图 2-7-6　中国知网（CNKI）

【实践考试对接】

通过对该数据库的检索，提交一份与护理专业相关的实习报告：

检索项：　　　　　　　　　　　检索词：

逻辑表达式：

命中文献数：

相关文献篇名、第一作者、所在单位、文献出处等。

三、万方数据库

实验程序	实验内容	注意事项 文献检索	分值
1. 实验准备	* 图书馆、电子阅览室、多媒体教室、计算机		10
2. 实验 步骤	* 用计算机进入图书馆万方数据知识服务平台主页 * 应根据前期所学的文献检索方法进行实际操作具体内容（图 2-7-7 ）： * 简单检索：是系统默认的检索方式，可进行"论文检索"和"刊名检索"的切换 * 高级检索：高级检索比简单检索有更高的查准率。高级检索的功能是在指定的范围内，通过增加检索条件满足用户更加复杂的要求，检索到满意的信息 * 期刊刊名检索：包括检索结果的显示、检索结果的输出、全文的下载	* 实践的主要目的是学会应用数据库从不同的途径，根据不同的需要查找全文。应注意对不同数据库检索结果的对比	50
3. 记录	* 应用全文数据库检索专业文献，根据自己的专业做开题报告，同时有参考文献		20
4. 评价	* 进入途径 * 能够熟练掌握不同的检索方法 * 检索数据和结果准确，以开题报告的形式进行评价		20

（a）

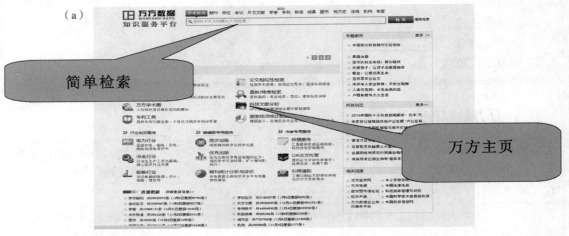

简单检索

万方主页

（b）

（c）

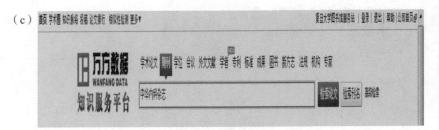

图 2-7-7　万方数据库。（a）简单检索；（b）高级检索；（c）期刊刊名检索

【实践考试对接】

　　学生自拟护理专业相关题目，通过该数据库查找文献，写一篇开题报告，必须附参考文献。

四、维普中文科技期刊数据库

实验程序	实验步骤	注意事项 文献检索	分值
1.实验准备	＊图书馆、电子阅览室、多媒体教室、计算机		10
2.实验步骤	＊用计算机进入图书馆维普中文科技期刊数据库主页 ＊应根据前期所学的文献检索方法进行实际操作 具体内容： ＊基本检索：在期刊文献检索界面默认检索方式为基本检索。在该界面可选择时间范围、期刊范围、学科等检索限定条件 ＊传统检索：传统检索指的是2004年以前所采用的检索方式。传统检索界面设有字段检索区和导航检索区，以及显示检出文献题录的概览区和显示文摘的细览区 ＊高级检索：高级检索提供向导式检索和直接输入检索式两种检索方式（图2-7-8） ＊期刊导航：期刊导航设有期刊搜索、按字顺查找和按期刊学科分类导航三种方式 检索结果的显示： ＊全文获取：点击"在线阅读"和"下载全文"分别可在线阅读全文或将文献下载保存到本地磁盘	＊应注意对不同数据库检索方法和检索结果的对比与总结	50
3.记录	＊应用全文数据库检索专业文献，根据自己的专业获取文献信息用于解决实际问题		20
4.评价	＊进入途径 ＊能够熟练掌握不同的检索方法 ＊检索数据和结果准确，通过实践能够将获取的文献信息用于解决实际问题		20

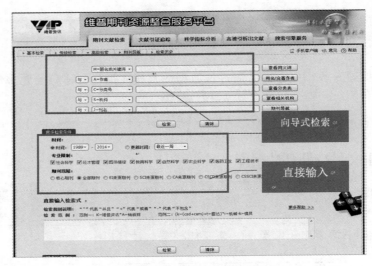

图 2-7-8　维普中文科技期刊数据库

【实践考试对接】

　　用相同的课题在维普、CNKI 和万方三大全文数据库中进行检索，比较检索效果，对三大中文检索工具进行比较评价。

五、超星数字图书馆和读秀知识库

实验程序	实验内容	注意事项 文献检索	分值
1.实验 准备	* 图书馆、电子阅览室、多媒体教室、计算机		10
2.实验 步骤	* 用计算机进入图书馆超星数字图书馆和读秀知识库主页（图2-7-9） * 实习操作内容：从该数据库中寻找自己需要的图书、检索、浏览均可，使用超星浏览器打开找到的图书，通过文字识别复制文档及图片，能够使用采集功能和下载图书	* 应注意期刊数据库和图书数据库检索方法的不同	50
3.记录	* 根据自己所学专业获取相关图书信息，并用于解决实际问题		20
4.评价	* 进入途径 * 能够熟练掌握检索方法 * 通过实践能够获取专业图书文献信息		20

（a）

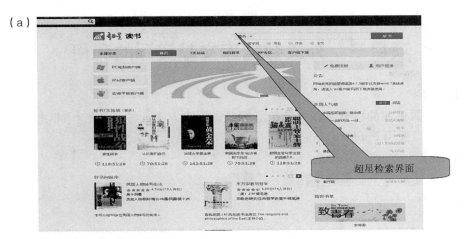

超星检索界面

（b）

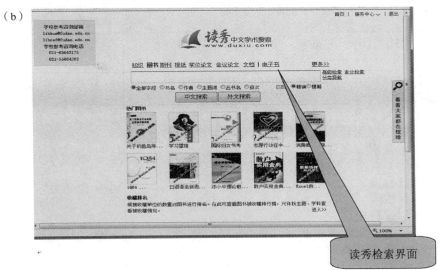

读秀检索界面

图2-7-9 超星数字图书馆（a）和读秀知识库（b）

【实践考试对接】

使用超星数字图书馆的"采集"功能，制作自己的电子书，交至作业邮箱。

项目三　外文数据库文献资源的利用

【实验目的】

通过对外文数据库的检索实践，熟练掌握各种检索方法，并知道它们的基本检索功能。外文数据库主要以使用 PubMed 为主。

【实验条件】

图书馆、电子阅览室、多媒体教室、计算机

【实验过程】

实验程序	实验内容	注意事项 文献检索	分值
1. 实验准备	* 图书馆、电子阅览室、多媒体教室、计算机		10
2. 实验步骤	* 用计算机进入图书馆 PubMed（图 2-7-10） 具体操作内容： * 基本检索方法，如词语（主题）检索、著者检索、布尔逻辑检索等；对检索结果能够进行处理，如显示检索、保存检索、打印检索等 * 词语（主题）检索 * 著者检索 * 刊名检索 * 布尔逻辑检索 * 日期或日期范围检索 * 检索期刊子集（辑） * 检索带文摘的记录	* 应注意中文和外文数据库检索的不同	50
3. 记录	* 根据自己的专业获取相关外文文献资料		20
4. 评价	* 进入途径 * 能够熟练掌握检索方法 * 通过实践能够获取本专业外文文献资料		20

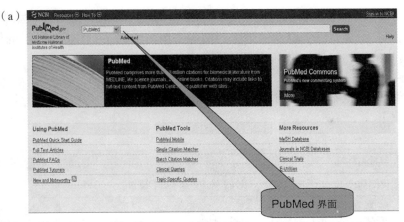

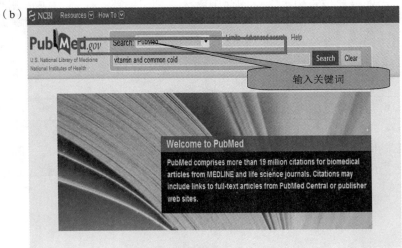

图 2-7-10　PubMed 检索

【实践考试对接】

通过 PubMed 查找两篇你对有关护理专业问题感兴趣的文献。

项目四　搜索引擎的利用

【实验目的】

1.掌握搜索引擎的通用语法、词组搜索、逻辑组配等检索，熟练掌握百度、搜狗等常用综合型搜索引擎（图 2-7-11），获取专业文档。

2. 灵活运用中国医学生物信息网（图 2-7-12），掌握 Medical Matrix（医源）等国内外常用医学搜索引擎（图 2-7-13）以及中国医药网等常用医学网站（图 2-7-14）的使用方法，并能应用到课题的检索，快速、准确地获取所需信息。

【实验条件】

图书馆、电子阅览室、多媒体教室、计算机

【实验过程】

实验程序	实验内容	注意事项	分值
1. 实验准备	图书馆、电子阅览室、多媒体教室、计算机		10
2. 实验步骤	* 具体操作内容： ①能够在搜索引擎上使用通用语法、词组搜索、逻辑组配等进行检索 ②熟练掌握百度、搜狗等常用综合型搜索引擎的网址，同时获取专业文档，如 office 文件、SWF 文件 ③灵活运用中国医学生物信息网、Medical Matrix（医源）等国内外常用医学搜索引擎	* 应注意灵活运用不同的搜索引擎	50
3. 记录	* 根据自己的专业快速、准确地获取所需的信息		20
4. 评价	* 进入途径 * 能够熟练掌握检索方法 * 通过实践能够快速、准确地获取所需的信息		20

(a)

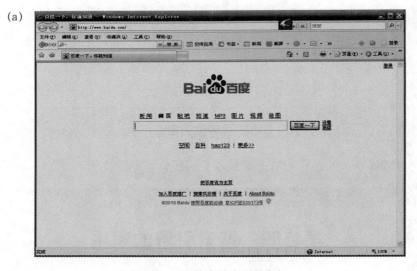

图2-7-11　综合搜索引擎(a)

(b)

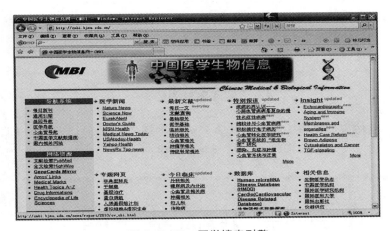

图 2-7-11 综合搜索引擎 (b)

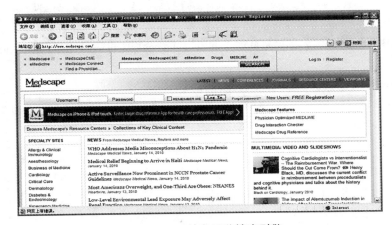

图 2-7-12 医学搜索引擎

图 2-7-13 外文医药搜索引擎

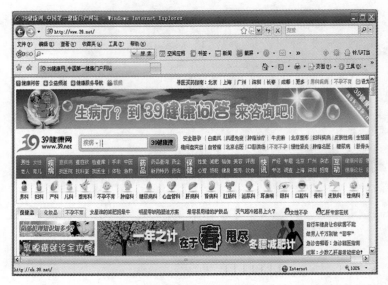

图 2-7-14　医学网站

【实践考试对接】

　　利用综合型搜索引擎查《护理管理学》《内科护理学》《外科护理学》等课程的教学资源，如课件、讲义、大纲等或学习资料，并下载保存。

项目五　特种信息资源检索

【实验目的】

　　1. 应用专利文献、标准文献、会议文献的检索工具，获取和规范使用专利、标准等信息以及会议文献。

　　2. 能够利用网络资源等获取循证医学证据，能将获取的信息用于解决实际问题。

【实验条件】

　　图书馆、电子阅览室、多媒体教室、计算机

【实验过程】

实验程序	实验内容	注意事项	分值
1.实验准备	＊ 图书馆、电子阅览室、多媒体教室、计算机		10
2.实验步骤	具体操作内容： ＊ 掌握特种信息资源检索的网站 ＊ 能够利用专利文献、标准文献的检索工具获取和规范使用专利、标准等信息（图 2-7-15 至图 2-7-18 ） ＊ 能够利用网络资源等获取循证医学证据、国内外会议信息、会议论文、学位论文、科技报告等信息（图 2-7-19 至图 2-7-24 ）	＊ 应注意灵活运用不同的搜索引擎	50
3.记录	＊ 将获取的特种信息资源用于解决实际问题		20
4.评价	＊ 进入途径 ＊ 能够熟练掌握检索方法 ＊ 将获取的特种信息资源用于解决实际问题		20

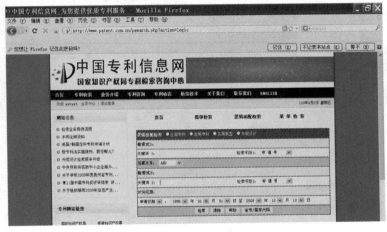

图 2-7-15　专利文献网

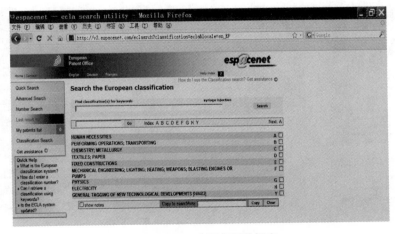

图 2-7-16　欧洲专利数据库

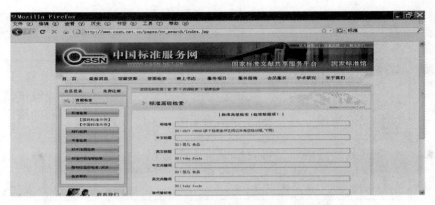

图 2-7-17　标准文献的检索（中国标准服务网）

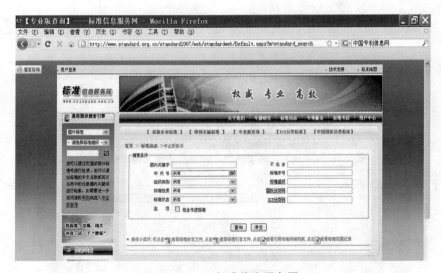

图 2-7-18　标准信息服务网

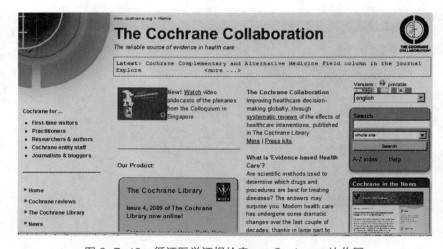

图 2-7-19　循证医学证据检索——Cochrane 协作网

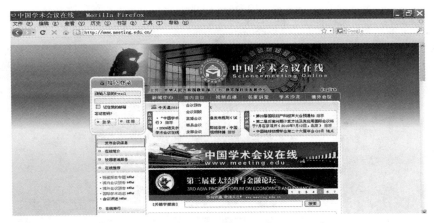

图 2-7-20 会议文献的检索

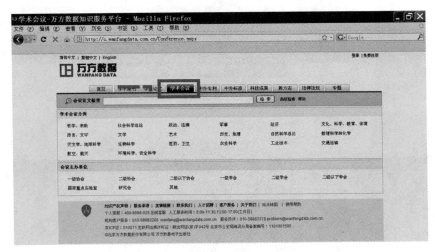

图 2-7-21 专业数据库会议文献的检索

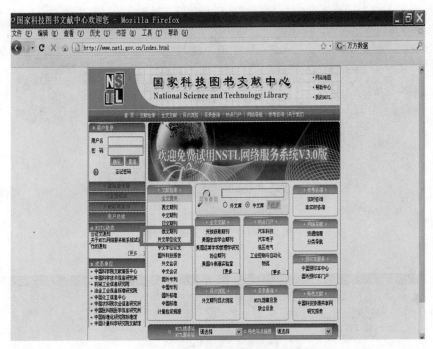

图 2-7-22　科技报告的检索

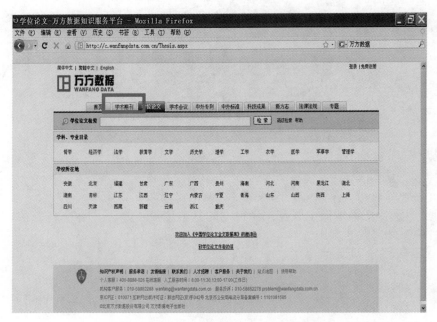

图 2-7-23　万方数据学位论文的检索

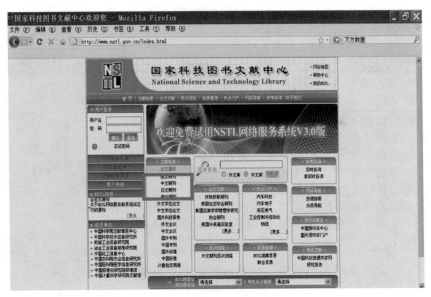

图 2-7-24 学位论文的检索

> 【实践考试对接】
>
> 选择适合的检索工具检索专利文献、标准文献和会议文献的全文，利用网络资源获取护理学相关的循证医学证据，所得结果记录在实习报告中。

项目六 中医文献和民族医学文献的检索

【实验目的】

1. 掌握古代中医药文献和现代中医药文献检索中常用的典籍文献工具书和计算机数据库，重点突出中医典籍、工具书、民族医学典籍的使用问题和导读。

2. 通过实践让学生掌握中医药文献检索的基本途径和方法。同时，通过导读增进对民族医学文献典籍的了解和利用。

【实验条件】

图书馆、电子阅览室、多媒体教室、计算机、特种文献书库

【实验过程】

实验程序	实验内容	注意事项	分值
1. 实验准备	* 图书馆、电子阅览室、多媒体教室、计算机、特种文献书库		10
2. 实验步骤	* 具体操作内容： ①掌握中医药文献检索的方法，掌握中医药工具书的使用方法及中医药文献计算机检索 ②熟悉古代中医药文献和现代中医药文献检索中常用的典籍工具书资源 ③通过导读对民族医学文献典籍有所了解并会利用 ④掌握中医药文献和民族医学检索的网站（图2-7-25）	* 应注意灵活运用不同的搜索引擎	50
3. 记录	* 将中医文献和民族医学文献合理地利用在自己所学的专业中		20
4. 评价	* 进入途径 * 能够熟练掌握检索的方法 * 将中医文献和民族医学文献自如地在自己所学的专业中使用		20

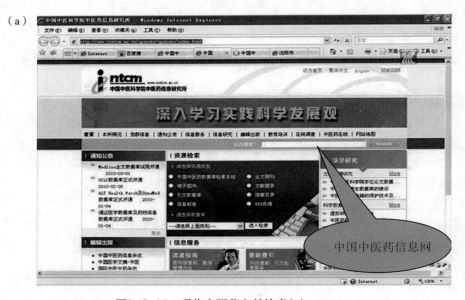

图2-7-25　现代中医药文献检索(a)

（b）

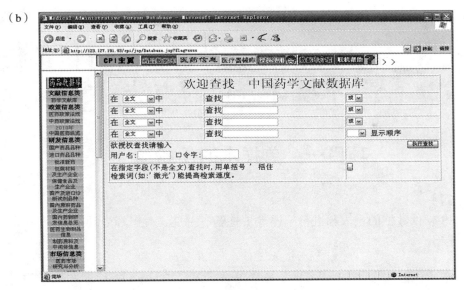

图 2-7-25 现代中医药文献检索（b）

【实践考试对接】

利用网络资源和其他检索方法查找中医护理的特点、蒙医护理的特点以及饮食疗法在蒙医护理中的应用。

（鄂兰秀）

第八章 运用 SPSS 软件对科研资料进行基本统计分析的方法

项目一 单样本的 T 检验

【实验目的】

掌握 SPSS 软件数据的录入和进行单样本 T 检验，并能正确解释处理结果。

【实验过程】

实验过程	实验内容	注意事项	分值
评估	* 资料是否适用于单样本的 T 检验	* 资料是否属于计量资料	10
计划			
1. 资料准备	* 对资料进行初步的整理，剔除不符合要求的资料		10
2. SPSS 启动	* 点击桌面快捷方式，启动 SPSS		10
3. 数据准备	* 将资料录入 SPSS 软件，并保存（图 2-8-1）		10
实施			
1. 调出单样本 T 检验指令	* 点击菜单选项"分析""比较均值""单样本 T 检验"（图 2-8-2），弹出单样本 T 检验对话框		15
2. 设置参数	* 将"因变量"选进"检验变量框"，将"常模"录入"检验值框"，点击确定按钮（图 2-8-3）		15
3. 输出结果	* 根据 T 值和 P 值对假设进行推断（图 2-8-4）		20
评价	* 若在规定时间内完成上述步骤并输出正确结果者为合格		10

【案例分析】

通过大量的调查，已知某地正常女婴的出生体重均数为 3.23kg，某护士随机抽取 19 名难产女婴，测得出生体重如下：问该地难产女婴出生体重均数是否与正常女婴不同？

3.5，3.6，3.2，3.5，3.3，3.0，3.3，3.2，3.4，2.8，3.4，3.6，3.5，2.8，3.4，2.9，3.5，4.0，4.0

解：$t=1.901$，$P=0.073>0.05$，因此可以认为该地难产女婴出生体重均数与正常女婴的差异无统计学意义。

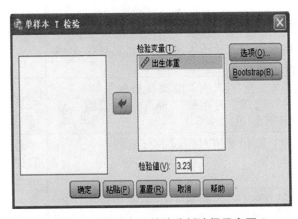

图 2-8-1　单样本 T 检验数据录入

图 2-8-2　单样本 T 检验分析途径示意图 1

图 2-8-3　单样本 T 检验分析途径示意图 2

➡ **T检验**

[数据集0]

单个样本统计量

	N	均值	标准差	均值的标准误
出生体重	20	3.3700	.32943	.07366

单个样本检验

	检验值 = 3.23					
					差分的 95% 置信区间	
	t	df	Sig.(双侧)	均值差值	下限	上限
出生体重	1.901	19	.073	.14000	-.0142	.2942

图 2-8-4　单样本 T 检验结果输出示意图

项目二　独立样本的 T 检验

【实验目的】

掌握 SPSS 软件数据的录入和进行独立样本 T 检验，并能正确解释处理结果。

【实验过程】

实验程序	实验内容	注意事项	分值
评估	* 资料是否适用于独立样本的 T 检验	* 资料是否属于计量资料	10
计划			
1. 资料的准备	* 对资料进行初步的整理，剔除不符合要求的资料		10
2. SPSS 的启动	* 点击桌面快捷方式，启动 SPSS		10
3. 数据的准备	* 将资料录入 SPSS 软件，并保存		10
实施			
1. 调出独立样本 T 检验指令	* 点击菜单选项"分析""比较均值""独立样本 T 检验"（图 2-8-5），弹出"独立样本 T 检验"对话框		15
2. 设置参数	* 将"因变量"选进"检验变量框"，将"分组变量"选进"分组变量框"定义分组，点击确定按钮（图 2-8-6）		15
3. 输出结果	* 根据 T 值和 P 值对假设进行推断（图 2-8-7）	* 注意方差齐性检验结果，来选择合适的 T 值和 P 值	20
评价	* 若在规定时间内完成上述步骤并输出正确结果者为合格		10

【案例分析】

14 名正常人和 14 名病毒性肝炎患者血清转铁蛋白含量（g/L）如下，问病毒性肝炎患者和正常人血清转铁蛋白含量有无差异？

患者：

2.35，2.46，2.23，2.31，2.37，2.25，2.38，2.15，2.57，2.21，2.24，2.29，2.32，2.42

正常人：

2.62，2.71，2.73，2.65，2.69，2.81，2.76，2.55，2.91，2.85，2.71，2.68，2.80，2.66

解：$t=-10.175$，$P=0.00<0.05$，说明病毒性肝炎患者和正常人血清转铁蛋白有差异。

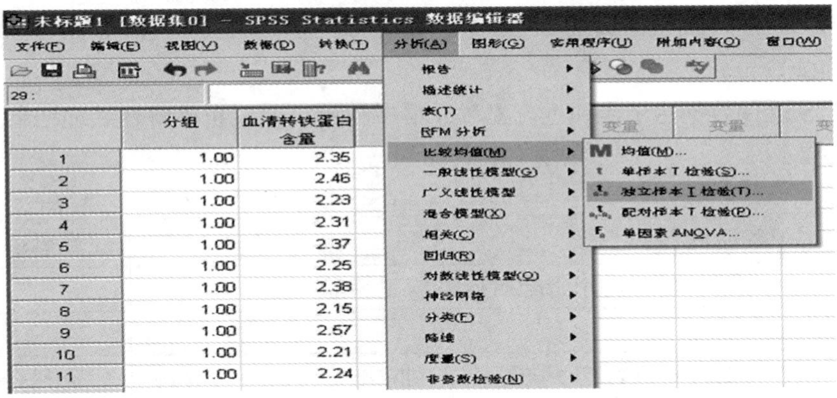

图 2-8-5　独立样本 T 检验分析途径示意图

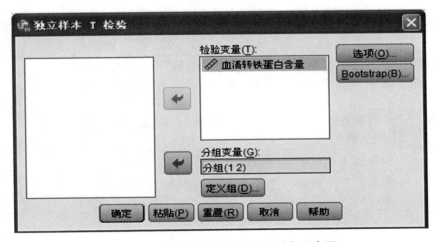

图 2-8-6　独立样本 T 检验分析途径示意图

组统计量

	1=病毒性肝炎患者，2=…	N	均值	标准差	均值的标准误
血清转铁蛋白含量	1.00	14	2.3250	.11099	.02966
	2.00	14	2.7236	.09572	.02558

独立样本检验

		方差方程的 Levene 检验		均值方程的 t 检验						差分的 95% 置信区间	
		F	Sig.	t	df	Sig.(双侧)	均值差值	标准误差值		下限	上限
血清转铁蛋白含量	假设方差相等	.247	.623	-10.175	26	.000	-.39857	.03917		-.47909	-.31805
	假设方差不相等			-10.175	25.451	.000	-.39857	.03917		-.47918	-.31797

图 2-8-7 单样本 T 检验结果输出示意图

项目三 配对样本的 T 检验

【实验目的】

掌握 SPSS 软件数据的录入和进行配对样本 T 检验，并能正确解释处理结果。

【实验过程】

实验程序	实验内容	注意事项	分值
评估	* 资料是否适用于配对样本的 T 检验		10
计划			
1. 资料准备	* 对资料进行初步的整理，剔除不符合要求的资料	* 资料是否适用于配对样本的 T 检验	10
2. SPSS 启动	* 点击桌面快捷方式，启动 SPSS		10
3. 数据准备	* 将资料录入 SPSS 软件，并保存		10
实施			
1. 调出配对样本 T 检验指令	* 点击菜单选项"分析""比较均值""配对样本 T 检验"（图 2-8-8），弹出"配对样本 T 检验"对话框		15
2. 设置参数	* 将两个变量选进"成对变量框"，点击确定按钮（图 2-8-9）		15
3. 输出结果	* 根据 T 值和 P 值对假设进行推断（图 2-8-10）		20
评价	* 若在规定时间内完成上述步骤并输出正确结果者为合格		10

【案例分析】

放松训练前后 13 名不同年龄、不同性别的高血压患者的收缩压改变如下，问放松训练是否有降压作用？

放松前：13.9，14.1，15.7，16.0，15.5，13.9，16.8，18.7，14.9，16.3，13.3，13.9，13.6

放松后：12.0，11.7，14.1，13.6，14.7，12.3，15.2，16.0，12.5，14.7，10.7，12.5，12.5

解：$t=-11.150$，$P=0.00<0.05$，说明放松训练有降压作用。

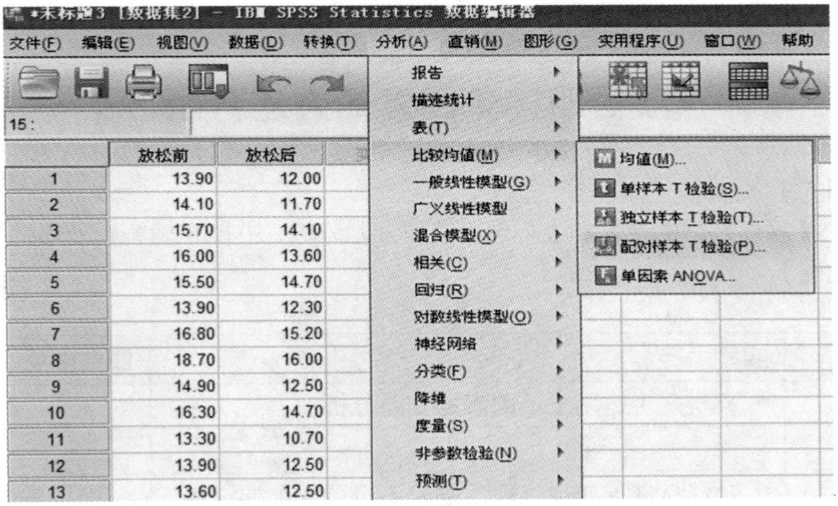

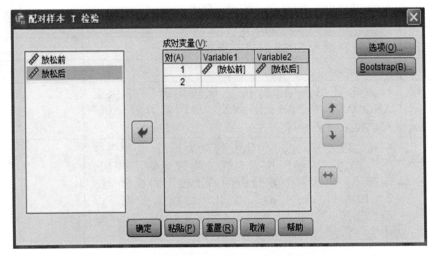

图 2-8-8 配对样本 T 检验分析途径示意图

图 2-8-9 配对样本 T 检验分析途径示意图 2

成对样本统计量

		均值	N	标准差	均值的标准误
对1	放松前	15.1231	13	1.56693	.43459
	放松后	13.2692	13	1.56705	.43462

成对样本相关系数

		N	相关系数	Sig.
对1	放松前 & 放松后	13	.927	.000

成对样本检验

		成对差分					t	df	Sig.(双侧)
		均值	标准差	均值的标准误	差分的95%置信区间				
					下限	上限			
对1	放松前 - 放松后	1.85385	.59947	.16626	1.49159	2.21610	11.150	12	.000

图 2-8-10　配对样本 T 检验结果输出示意图

项目四　单因素的方差分析

【实验目的】

掌握 SPSS 软件数据的录入和进行单因素的方差分析，并能正确解释处理结果。

【实验过程】

实验程序	实验内容	注意事项	分值
评估	* 资料是否适用于单因素的方差分析		10
计划			
1. 资料准备	* 对资料进行初步整理，剔除不符合要求的资料	* 资料是否适用于单因素的方差分析。	10
2. SPSS 启动	* 点击桌面快捷方式，启动 SPSS		10
3. 数据的准备	* 将资料录入 SPSS 软件，并保存		10
实施			
1. 调出单因素方差分析指令	* 点击菜单选项"分析""比较均值""单因素 ANOVA"（图 2-8-11），弹出"单因素方差分析"对话框（图 2-8-12）		15
2. 设置参数	* 将"因变量"选进"因变量列表框"，将"自变量"选进"因子"框，点击"两两比较"按钮，即弹出"单因素方差分析两两比较"对话框（图 2-8-13），勾选"LSD"，点击"继续"按钮，点击"选项"按钮弹出对话框（图 2-8-14），勾选"描述性"选项，点击"继续"按钮		15

| 3. 输出结果 | * 根据两两比较结果对假设进行推断（图 2-8-15和图 2-18-16 ） | | 20 |
| 评价 | * 若在规定时间内完成上述步骤并输出正确结果者为合格 | | 10 |

【案例分析】

某社区随机抽取 30 名糖尿病患者、糖耐量减低（IGT）者和正常人进行载脂蛋白（mg/dl）测定，结果如下，问三种人载脂蛋白有无差异？

糖尿病患者：

85.7，105.2，109.5，96.0，115.2，95.3，110.0，100.0，125.6，111.0，106.4

糖耐量减低者：

96.1，124.6，105.2，76.3，95.4，110.0，95.2，99.1，120.3

正常人：

145.3，117.1，110.4，109.0，103.2，123.0，127.4，121.1，159.2，115.0

解：如图 2-8-16，显示正常人与糖尿病患者、糖耐量减低者都有差异，而糖尿病患者与糖耐量减低者无差异。

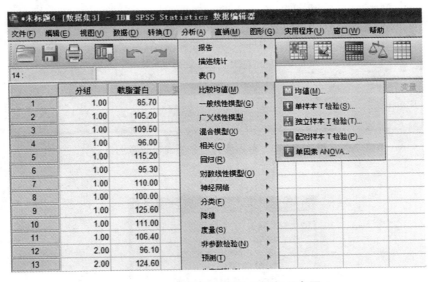

图 2-8-11　单因素方差分析途径示意图 1

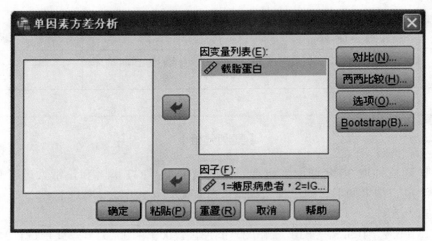

图 2-8-12　单因素方差分析途径示意图 2

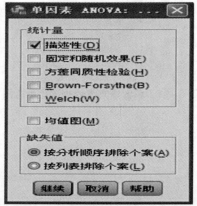

图 2-8-13　单因素方差分析途径示意图 3

图 2-8-14　单因素方差分析途径示意图 4

描述

载脂蛋白

	N	均值	标准差	标准误	均值的 95% 置信区间		极小值	极大值
					下限	上限		
1.00	11	105.4455	10.87220	3.27809	98.1414	112.7495	85.70	125.60
2.00	9	102.4667	14.62635	4.87545	91.2239	113.7095	76.30	124.60
3.00	10	123.0700	17.24420	5.45309	110.7342	135.4058	103.20	159.20
总数	30	110.4267	16.62101	3.03457	104.2203	116.6331	76.30	159.20

ANOVA

载脂蛋白

	平方和	df	均方	F	显著性
组间	2441.730	2	1220.865	5.918	.007
组内	5569.748	27	206.287		
总数	8011.479	29			

图 2-8-15 单因素方差分析结果输出示意图 1

多重比较

载脂蛋白
LSD

(I) 1=糖尿病患者，2=IGT者，3=正常人	(J) 1=糖尿病患者，2=IGT者，3=正常人	均值差 (I-J)	标准误	显著性	95% 置信区间	
					下限	上限
1.00	2.00	2.97879	6.45555	.648	-10.2669	16.2245
	3.00	-17.62455*	6.27551	.009	-30.5008	-4.7483
2.00	1.00	-2.97879	6.45555	.648	-16.2245	10.2669
	3.00	-20.60333*	6.59920	.004	-34.1438	-7.0629
3.00	1.00	17.62455*	6.27551	.009	4.7483	30.5008
	2.00	20.60333*	6.59920	.004	7.0629	34.1438

*. 均值差的显著性水平为 0.05。

图 2-8-16 单因素方差分析结果输出示意图 2

项目五　卡方检验

【实验目的】

掌握 SPSS 软件计数资料的录入和进行卡方检验的过程，并能正确解释处理结果。

【实验过程】

实验程序	实验内容	注意事项	分值
评估	* 资料是否适用于卡方检验		10
计划			
1. 资料的准备	* 对资料进行初步的整理，剔除不符合要求的资料	* 资料是否为计数资料，是否适用于卡方检验	10
2. SPSS 的启动	* 点击桌面快捷方式，启动 SPSS		10
3. 数据的准备	* 将资料录入 SPSS 软件，并保存（图 2-8-17）	* 频数需要加权	10
实施			
1. 调出卡方检验指令	* 点击菜单选项"分析""描述统计""交叉表"（图 2-8-18），弹出"交叉表"对话框（图 2-8-19）		15
2. 设置参数	* 将"分组变量"选进"行"变量框，将"频数变量"选进"列"变量框，点击"统计量"按钮，即弹出"统计量"对话框（图 2-8-20），勾选"卡方"，点击"继续"按钮		15
3. 输出结果	* 根据 P 值对假设进行推断（图 2-8-21）		20
评价	* 若在规定时间内完成上述步骤并输出正确结果者为合格		10

【案例分析】

某卫生局在两所三甲医院中各抽取 60 名护士，进行护理技能操作考试，考试结果如下，问两所医院护士的考试合格率有无差异？

两所医院护士考试合格率表

医院	合格数	不合格数	合计	合格率（％）
A 医院	36	24	60	60.0
B 医院	48	12	60	80.0
合计	84	36	120	

解：X^2=5.714，P=0.017，因此两所医院护士的考试合格率有差异

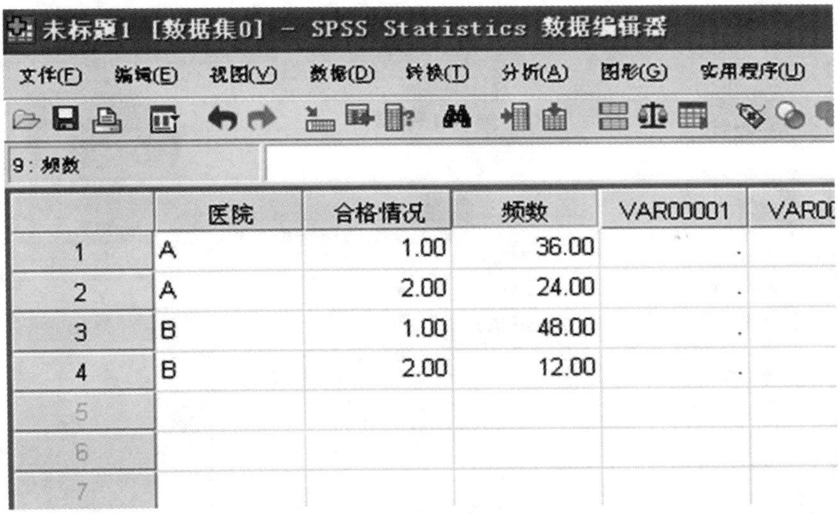

图 2-8-17　卡方检验数据录入示意图

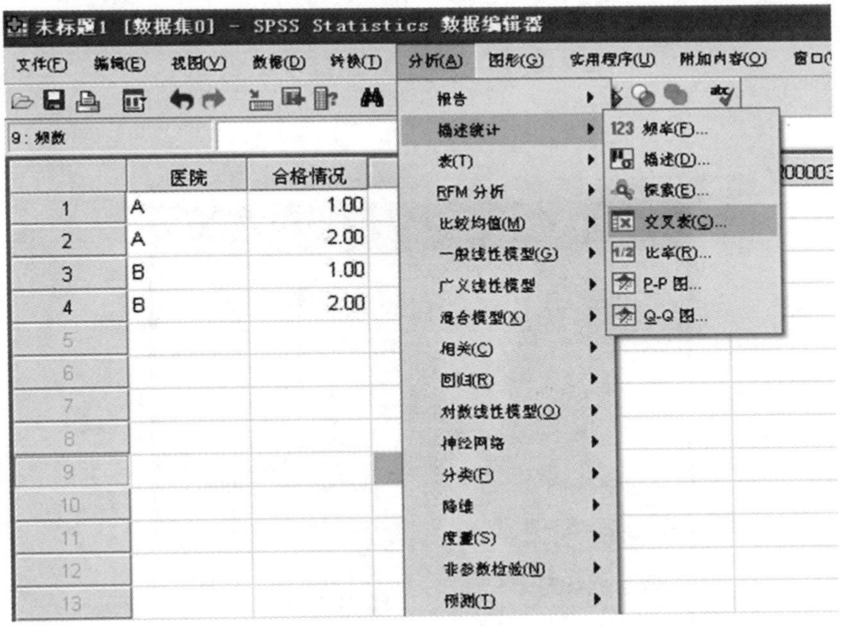

图 2-8-18　卡方检验途径示意图 1

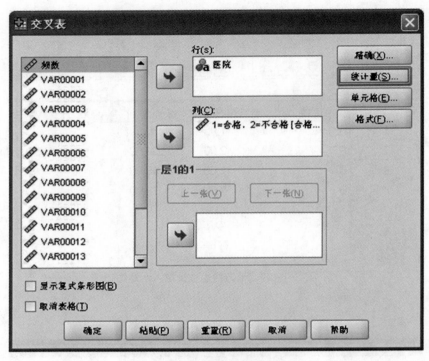

图 2-8-19　卡方检验途径示意图 2

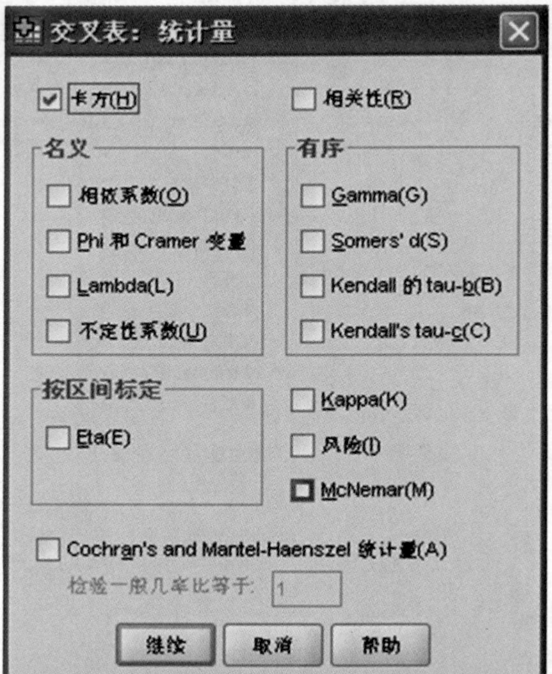

图 2-8-20　卡方检验途径示意图 3

案例处理摘要

	案例					
	有效的		缺失		合计	
	N	百分比	N	百分比	N	百分比
医院 * 1=合格，2=不合格	120	100.0%	0	.0%	120	100.0%

医院 * 1=合格，2=不合格 交叉制表

计数

		1=合格，2=不合格		合计
		1.00	2.00	
医院	A	36	24	60
	B	48	12	60
合计		84	36	120

卡方检验

	值	df	渐进 Sig.(双侧)	精确 Sig.(双侧)	精确 Sig.(单侧)
Pearson 卡方	5.714[a]	1	.017		
连续校正[b]	4.802	1	.028		
似然比	5.798	1	.016		
Fisher 的精确检验				.028	.014
有效案例中的 N	120				

a. 0 单元格(.0%)的期望计数少于 5。最小期望计数为 18.00。

b. 仅对 2x2 表计算

图 2-8-21　卡方检验结果输出示意图

项目六　秩和检验

【实验目的】

掌握 SPSS 软件等级资料的录入和进行秩和检验的过程，并能正确解释处理结果。

【实验过程】

实验程序	实验内容	注意事项	分值
评估	* 资料是否适用于秩和检验	* 是否属于等级资料	10
计划			
1. 资料的准备	* 对资料进行初步整理，剔除不符合要求的资料		10
2. SPSS 的启动	* 点击桌面快捷方式，启动 SPSS		10
3. 数据的准备	* 将资料录入 SPSS 软件，并保存（图 2-8-22）		10

实施			
1. 调出秩和检验指令	* 点击菜单选项"分析""非参数检验""2 个独立样本"（图 2-8-23），弹出"两个独立样本检验"对话框（2-8-24）		15
2. 设置参数	* 将"因变量"选进"检验变量列表"框，将"分组变量"选进"分组变量"框，点击"确定"按钮		15
3. 输出结果	* 根据 P 值对假设进行推断（图 2-8-24）		20
评价	* 若在规定时间内完成上述步骤并输出正确结果者为合格		10

【案例分析】

　　某护士将社区高血压患者随机分为两组，即干预组和对照组。对照组接受社区常规慢性病管理措施，干预组在此基础上实施为期 1 年的家庭干预。1 年后，两组患者服药的依从性如下，问社区慢性病管理措施对提高高血压患者的服药依从性是否有效？

两组高血压患者的服药依从性比较

组别	总例数	依从性		
		好	中	差
干预组	60	31	25	4
对照组	60	20	19	21

　　解：$Z=-3.129$，$P=0.002$，所以社区慢性病管理措施对提高高血压患者的服药依从性有效

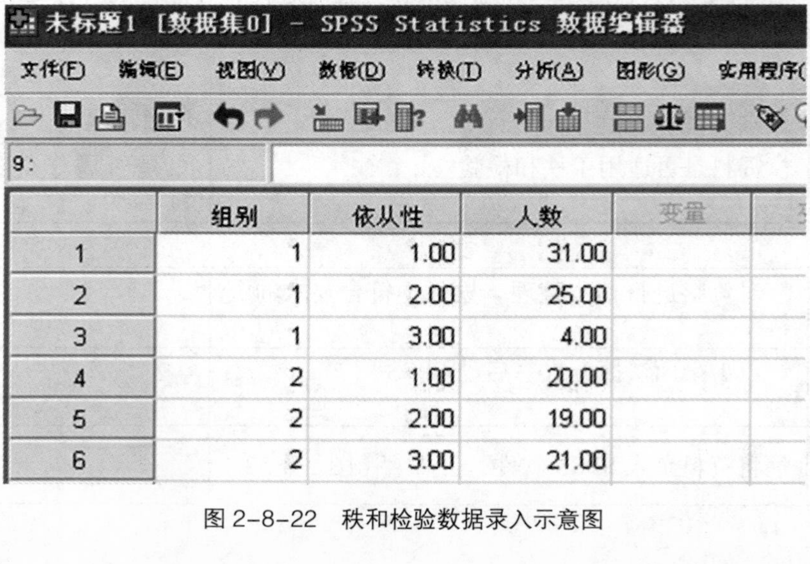

图 2-8-22　秩和检验数据录入示意图

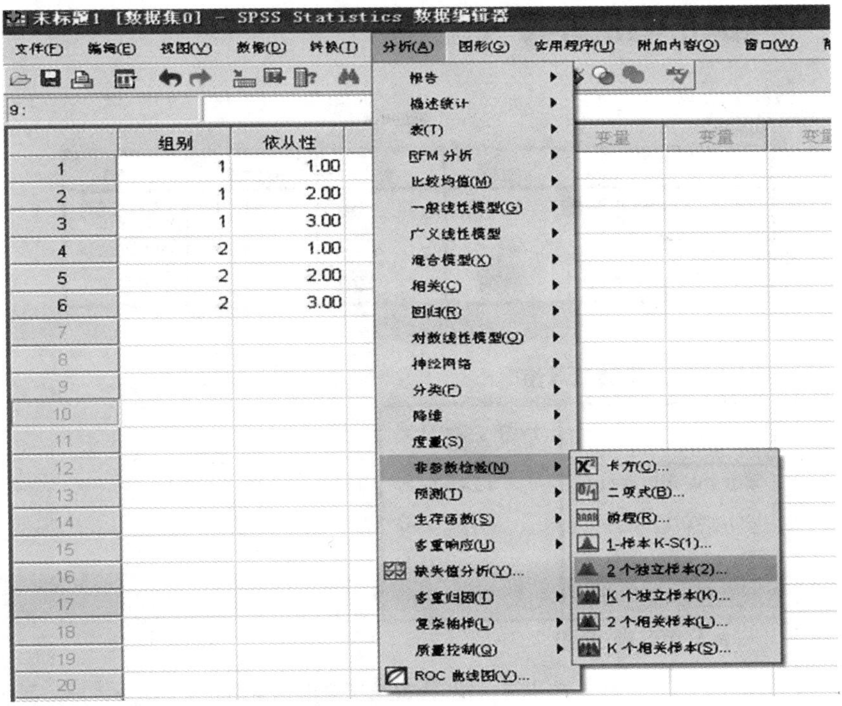

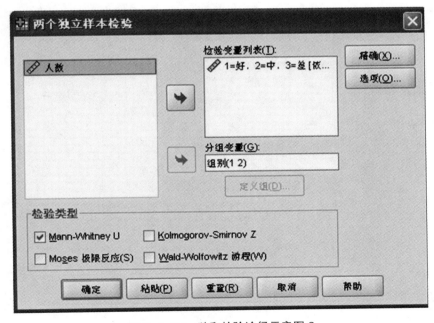

图 2-8-23　秩和检验途径示意图 1

图 2-8-24　秩和检验途径示意图 2

Mann-Whitney 检验

秩

	组别	N	秩均值	秩和
1=好，2=中，3=差	1	60	51.26	3075.50
	2	60	69.74	4184.50
	总数	120		

检验统计量[a]

	1=好，2=中，3=差
Mann-Whitney U	1245.500
Wilcoxon W	3075.500
Z	-3.129
渐近显著性(双侧)	.002

a. 分组变量: 组别

图 2-8-25　秩和检验结果输出示意图

（任贵强）

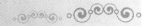

附录　实验书写格式

附录一　护理学基础实验报告

实验　　（实验项目名称）

姓名＿＿＿＿＿＿学号＿＿＿＿＿＿年级＿＿＿＿＿＿班级＿＿＿＿＿＿

小组＿＿＿＿＿＿日期＿＿＿＿＿＿

【操作目的】

【护士准备】

【患者准备】

【用物准备】

【环境准备】

【评　　估】

【操作步骤】

【注意事项】

【操作后感受体会】

成绩：　　　　　　　　　　　带教老师：

附录二　护理学人文综合型实验报告

实验　　（实验项目名称）

姓名_____学号_____年级_____班级_____

小组_____日期_____

【实验目的】

【实验准备】

【实验内容】

【实验总结】

成绩：　　　　　　　　　　　　带教老师：

【护考对接】参考答案

第一篇　护理学基础实验

项目一：1.B　2.B　3.E

项目六：E

项目九：A

项目十：ABCDE

项目十一：E

项目十六：C。解析：吸痰管每次吸痰时间应小于15s，以免造成缺氧。

项目十七：A。解析：口服催吐洗胃法适用于意识清醒且能配合的病人。

项目十八：1.E　2.B

项目十九：E。解析：给氧时，护士应做到"先开后停"，即给氧时先调好流量，再插鼻导管；停氧时，先拔鼻导管，再关流量开关。

项目二十：E

项目二十一：D。解析：为男性病人导尿时，使阴茎与腹壁呈60°可使耻骨前弯消失，便于导尿管顺利通过。

项目二十四：C。解析：水槽内应保持足量的冷水，水槽内无水时切勿开机，否则会烧毁机心。如发现水温超过50℃或水量不足，应关机，更换或加入冷蒸馏水。

项目二十七：

1.E。解析：静脉输液后出现发热的原因有：输入致热物质，见于输液器灭菌不彻底或再次被污染、有效期已过；输入的药液或药物制剂不纯、消毒不彻底或已过期、变质；输液过程中未严格遵守无菌操作的原则等。

2.E。解析：输液过程中出现静脉痉挛主要是由于病人所穿刺肢体长时间暴露在冷环境中，或所输入药液温度过低。

项目二十九：

1.A。解析：新鲜血基本保留了血液中原有的成分，主要适用于血液病病人，可补充各种血细胞、凝血因子和血小板。

2.C。解析：发生溶血反应后，为增加血红蛋白的溶解度，以减少结晶，防止肾小管阻塞，需使尿液碱化，所以一般口服或静脉注射碳酸氢钠。

项目三十一：1.B　2.A。

项目三十二：

1.C。解析：查找癌细胞常用的固定液是10%甲醛或95%乙醇。

2.E。解析：血培养是查找血液中的病原体。

3.E。解析：留取尿培养标本，应在使用抗菌药前或停药5d后。

4.B。解析：因阿米巴原虫在低温下会失活，不易检测出，故为提高检出率，应留取全部粪便，并在排便后30min内保温及时送检。

参考文献

1. 李小寒, 尚少梅. 基础护理学. 4版. 北京: 人民卫生出版社, 2006.
2. 张新平, 杜国香, 曹伟宁. 护理技术. 2版. 北京: 科学出版社, 2008.
3. 尚少梅. 护理学基础. 北京: 北京大学医学出版社, 2008.
4. 张新平, 吴世芬. 护理技术. 2版. 北京: 科学出版社, 2008.
5. 王志红, 刘燕燕. 护士临床思维实例解析. 上海: 上海军医大学出版社, 2004.
6. 李小寒, 尚少梅. 基础护理学. 5版. 北京: 人民卫生出版社, 2012.
7. 陈照坤, 付能荣. 护理技术. 北京: 科学出版社, 2012.
8. 付能荣. 护理技术. 北京: 科学出版社, 2013.
9. 任海燕, 张惊湖. 临床护理技术操作规程. 赤峰: 内蒙古科学技术出版社, 2013.
10. 余大敏. 人际沟通. 北京: 高等教育出版社, 2011.
11. 唐杰峰. 数字传递游戏. http://xsc. d gut. edu. cn/xlzc/webs/, 2012.
12. 姜安丽. 护理教育学. 3版. 北京: 人民卫生出版社, 2012.
13. 杨艳杰. 护理心理学. 3版. 北京: 人民卫生出版社, 2012.
14. 娄凤兰, 曹枫林, 张澜. 护理心理学. 北京: 北京大学医学出版社, 2006.
15. 刘大川, 姬栋岩. 护理心理学. 2版. 武汉: 华中科技大学出版社, 2014.
16. 陈礼翠, 陈劲松. 医护心理学基础. 3版. 北京: 科学出版社, 2012.
17. 戴海崎, 张锋, 陈雪枫. 心理与教育测量(修订本). 广州: 暨南大学出版社, 1999.
18. 徐光兴. 临床心理学——心理咨询的理论与技术. 2版. 上海: 上海教育出版社, 2009.
19. 吴慎. 五音疗疾——中国传统音乐疗法理论与实践. 北京: 人民卫生出版社, 2014.
20. 约翰·贝曼. 萨提亚冥想. 北京: 中国轻工业出版社, 2013.
21. 姚慧梅, 喻瑛, 刘运阳. 音乐心理干预对溃疡性结肠炎患者焦虑抑郁的影响. 临床研究, 2013, 11: 146～147.
22. 蔡光蓉, 乔宜, 李佩文, 等. 音乐疗法在肿瘤临床的应用. 中国心理卫生杂志, 2001, 3: 179～181.
23. 卢银兰, 赖文. 近20年来音乐疗法的研究概况. 上海中医药杂志, 2002, 1:46-49.
24. 任俊, 黄璐, 张振新. 冥想使人变得平和—— 人们对正、负性情绪图片的情绪反应可因冥想训练而降低. 心理学报, 2012, 10:1339-1348.
25. 仁青东主, 华青措, 仁增多杰. 冥想科学研究现状与展望. 医学与哲学, 2013, 2: 146-147.
26. 刘慧莲, 刘群, 谢红英, 等. 冥想训练能有效减轻患儿心脏手术后的疼痛程度. 中华护理杂志, 2011, 8:745-747.
27. 廖红珍, 吴国友, 杨素芬, 等. 冥想训练能有效减轻腹部术后疼痛. 护理管理杂志, 2014, 6: 453-454.
28. Baer RA. Mindfulness trainin g as a clinical intervention: a conceptual and empirical review. Clinical Psychology: Science and Practice, 2003, 10: 125-143.
29. Cahn BR, Polic h J. Meditation states and traits: EEg, ERP, and neuroimaging studies. Psychological Bulletin, 2006.132: 180～211.

30. 戴维·波普诺.社会学.11版.北京:中国人民大学出版社,2007.

31. 威廉·考克汉姆.医学社会学.11版.北京:中国人民大学出版社,2012.

32. 詹姆斯·汉斯林.社会学入门.7版.北京:北京大学出版社,2007.

33. 钟谷兰,杨开.大学生职业生涯发展与规划.6版.上海:华东师范大学出版社,2010.